W0222600

AUTOBIOGRAPHIE

Du même auteur

Dictionnaire de maladies infectieuses, Elsevier, 1998.

Les Nouvelles Maladies infectieuses, « Que sais-je ? », Presses universitaires de France, 1999.

Les Nouveaux Risques infectieux : grippe aviaire, SRAS, et après ?, Lignes de repères, 2005.

Dépasser Darwin, Plon, 2010.

De l'ignorance et de l'aveuglement : pour une science postmoderne, e-book Kindle, Amazon, 2012.

Votre santé – Tous les mensonges qu'on vous raconte et comment la science vous aide à y voir clair, Michel Lafon, 2015.

Arrêtons d'avoir peur !, Michel Lafon, 2016.

Mieux vaut guérir que prédire, Michel Lafon, 2017.

La Vérité sur les vaccins, avec Olivia Recasens, Michel Lafon, 2018.

La Révolution digitale de l'homme : vers une nouvelle espèce, e-book Kindle, Amazon, 2019.

Épidémies : vrais dangers et fausses alertes, Michel Lafon, 2020.

La science est un sport de combat, humenSciences/Humensis, 2020.

Carnets de guerre COVID-19, Michel Lafon, 2021.

Au-delà de l'affaire de la chloroquine : comment l'industrie pharmaceutique pervertit nos systèmes de santé et met la nôtre en péril, Michel Lafon, 2021.

Chroniques pour une humanité en quête de repères, Michel Lafon, 2021.

Carnets de guerre COVID-19 – Volume 2, Michel Lafon, 2022.

Didier Raoult

AUTOBIOGRAPHIE

Avec la collaboration de Hervé Vaudoit

Michel Lafon

*Tous droits de traduction, d'adaptation
et de reproduction réservés pour tous pays.*

© Éditions Michel Lafon, 2023
118, avenue Achille-Peretti – CS 70024
92521 Neuilly-sur-Seine Cedex

www.michel-lafon.com

À Natacha, ma femme,
sans qui rien n'aurait été possible.
Et à Mohamed Ali,
le héros résistant de ma jeunesse.

AVANT-PROPOS

Sans peur, désobéissant, incassable

Je n'ai pas toujours été le Didier Raoult que l'on décrit aujourd'hui : créatif dans de nombreux domaines, avançant sans crainte et dans le plaisir de contredire, le chercheur et le découvreur inassouvi, l'ogre toujours affamé de tout, cet homme de la démesure, travailleur forcené, habité par le devoir et toujours prêt à prendre la barre dans la tempête.

Mais au fond, peut-être que si.

Parce que cet homme que je suis fait peur malgré lui et l'a compris un peu tard. Je sais que cela est dû à mon apparence et à une certaine dureté dont je n'ai pas conscience, mais j'aime me bercer de l'illusion que je fus un temps un être doux, tendre et délicat. Je me souviens qu'à Dakar, où je suis né, je passais des heures caché sous ma couverture avec ma petite gazelle, mon animal de compagnie, lorsque les terrifiants orages tropicaux faisaient trembler nos murs.

Mais cela n'a pas duré longtemps. Ma tendre enfance s'est arrêtée à l'âge où mon héros, avant de s'appeler Bayard, portait le prénom d'Amidou. C'était le cuisinier de la maison et il croquait des araignées vivantes devant moi juste pour m'effrayer, puis partait dans de grands fous rires. Ce rire africain… c'est là-bas que j'ai appris à rire et, c'est vrai, ce rire est bruyant. J'ai intégré très vite que les modèles dans la construction d'un petit homme étaient d'une aide considérable et qu'ils pouvaient se situer dans un écosystème plus large que celui de la famille stricto sensu. Je ne criais pas, je ne pleurais pas, car j'avais déjà intégré le tabou maternel : chez les Raoult, dès l'âge de cinq ans, les garçons n'avaient plus le droit de pleurer. J'avais juste deux ans d'avance…

Mon père et ma mère vivaient au Sénégal quand je suis né. Je suis un Africain blanc. Mais je suis aussi un Français typique, avec des racines bretonnes et normandes bien profondes qui remontent à l'origine même de la France, des ancêtres corsaires, des aînés résistants pendant l'Occupation, mon père inclus, et des femmes qui n'ont pas eu besoin de libération pour affirmer leur position familiale et sociale. Certaines d'entre elles se sont aussi mises en danger pour la France. Dans ma famille, cette famille de héros, j'ai trouvé ma place, j'ai été très fier quand je suis devenu officier de la Légion d'honneur, j'étais la quatrième génération d'officier de la Légion d'honneur. Quand Napoléon l'a créé, il disait qu'après deux ou trois générations le titre était définitivement acquis à la famille. Ce qui correspond à un titre de noblesse. Cela explique en grande partie ce besoin que j'ai d'avoir un engagement permanent. Ma famille a lutté, parfois perdu, dans les grandes batailles, aussi bien dans l'affaire Dreyfus que pendant la dernière guerre, mais renoncer n'était pas possible. J'ai retenu d'eux tous ces enseignements.

Il faut pourtant savoir que la France a toujours entretenu une ambivalence, faisant naître en son sein de purs génies avant de les condamner dans une espèce de folie destructrice. Entre la fin du XVIIIe siècle et le début du siècle suivant, au nom d'un illusoire modèle égalitaire, elle a ainsi tué le plus grand savant du monde, Lavoisier, le plus grand juriste, Condorcet, et le plus grand poète vivant à cette époque, Chénier. Tout cela moins de dix ans avant le sacre de Napoléon, qui reste à mes yeux l'un des conquérants les plus glorieux de l'humanité. Voilà la France telle qu'elle est, oscillant entre son goût pour la grandeur et sa haine destructrice de cette même grandeur.

Comme ceux de tous les humains, ma nature et mon être sont issus d'un métissage. C'est une des raisons pour lesquelles j'ai toujours considéré que la description darwinienne de l'évolution était un contresens absolu. Les scientifiques sont en train de réaliser que nous sommes un mélange lié aux circonstances du moment. Nous n'avons pas une origine unique. Pour ma part, j'ai une origine historique de l'ouest de la France, une partie génétique scandinave et bretonne et un écosystème fabriqué à Marseille et en Afrique. Je suis comme tous les humains un être mosaïque, et j'ai cultivé cette diversité en épousant une femme d'une autre origine et en ayant des enfants qui ont fait leurs propres choix et construit leur propre écosystème. Des choix que je respecte, car la vision univoque et unidirectionnelle du darwinisme est celle qui a permis au racisme de prospérer, justifiant les élans les plus destructeurs de l'histoire de l'humanité[1].

Ces origines diverses, associées à ma curiosité naturelle, expliquent mon goût quasi anthropologique pour les endroits du monde que j'ai visités sur les cinq continents : chez les Quechuas pour chercher les poux, dans la brousse africaine, au Laos, en Amazonie, en Chine, au Vietnam, en Thaïlande, en Australie… Partout, j'ai pu observer la manière de vivre des humains sans les juger, avec pour seule boussole la curiosité et la soif d'apprendre. Et sans considérer que les différences de mœurs et de comportements rendaient ma culture supérieure à celle des gens qui vivaient sur place.

Mes origines, mes voyages et mes histoires familiales m'ont amené à regarder toute chose avec curiosité et neutralité. Cela fait partie intégrante de mon être et c'est un élément majeur

---

1. Cf. *Dépasser Darwin*, du même auteur, aux éditions Plon, 2010.

de ma recherche. Car j'aime découvrir. Je suis un observateur, et la plupart du temps je ne cherche pas à expliquer pourquoi. Quand au cours de conférences on me demandait pourquoi, j'expliquais que j'étais un homme du quoi et non du pourquoi.

En pratique, je n'ai pas de tabous anthropologiques ou sociologiques, ni face aux vérités affirmées, qu'elles soient politiques, médicales, comportementales ou scientifiques, ni dans aucun autre domaine. Je ne crois pas être détenteur d'une quelconque vérité définitive, car j'ai depuis longtemps la conviction que toute vérité peut être remise en cause. Ceux qui prétendent le contraire sont à mes yeux sortis de la connaissance pour basculer dans la croyance.

Le métier que j'ai pratiqué, je ne l'ai pas choisi pour la gloire qu'il était susceptible de m'apporter. Car les maladies infectieuses et tropicales sont avant tout des maladies de pauvres. Tout au long de ma carrière, j'ai donc soigné des émigrés, y compris des clandestins et des dizaines de SDF avec lesquels mon équipe et moi-même avons travaillé pendant vingt ans pour éradiquer les maladies chroniques mortelles dont ils souffraient. Nous les avons aussi débarrassés de la gale et des poux, y compris en utilisant des médicaments hors AMM[2], ce que personne ne nous a alors reproché.

Pour ce qui concerne ma pratique médicale, je tiens à souligner que je n'ai jamais fait de médecine privée et jamais facturé quoi que ce soit pour des soins. Quand j'ai pris ma retraite, à la fin de l'été 2022, le tarif de ma consultation était celui de la sécurité sociale, soit 25 euros facturés pour l'Assistance publique-Hôpitaux de Marseille (AP-HM), quelle que soit l'origine des patients. Et il en venait du monde entier.

De même, je n'ai jamais eu de liens avec l'industrie pharmaceutique, car je n'ai jamais accepté de faire des travaux de commande pour elle. Cela ne veut pas dire que j'ai une

---

2. Autorisation de mise sur le marché.

aversion pour l'argent, mais j'ai toujours pensé que ces ressources financières-là étaient incompatibles avec la manière dont je travaillais et ma liberté de chercheur. Je ne déteste rien tant que les fils à la patte.

Le confort matériel, auquel je ne suis pas insensible, n'a pour autant jamais été une obsession pour moi. Nos parents nous avaient élevés ainsi, plutôt comme d'anciens riches, avec des valeurs plus proches de celles de la noblesse que de celles de la bourgeoisie, teintées de tradition, d'originalité et d'un certain mépris pour l'argent facile. J'accorde toujours beaucoup d'importance à ce qu'ils nous ont légué, que ce soit leur histoire ou leur façon de concevoir la vie. Ils ont façonné notre être, avec des exigences non négociables comme le courage, vertu première dans notre fratrie, où l'égalité des filles et des garçons était une évidence. Ma mère m'a ainsi raconté qu'après ma naissance, elle avait quelque peu râlé d'avoir une nouvelle fois souffert durant l'accouchement, elle qui n'osait pourtant jamais se plaindre. En l'écoutant, mon père plaisanta d'un « tu enfanteras dans la douleur » et pour toute réponse, elle lui envoya une gifle. Une façon de me faire vite entendre que chez nous, le féminisme n'avait jamais eu besoin de militantes pour s'exprimer. Aujourd'hui comme hier, les femmes de ma famille sont belles, dominantes, assurées, éduquées et combatives, mais jamais serviles ou craintives.

Avec mon statut de « petit dernier », j'ai tout de suite été confronté à la nécessité de lutter pour défendre mon territoire, et les capacités hors normes dont la nature m'avait doté m'y ont bien aidé, même si elles m'ont aussi confronté à un défi qu'il n'a pas été simple de relever pour l'enfant que j'étais : celui de me dompter moi-même. Pour cela, il m'a fallu comprendre de quoi j'étais effectivement capable, ce qui a évidemment pris un peu de temps et a fait de moi un enfant qui a plus subi ses capacités qu'il ne s'en est servi, quasiment jusqu'à l'âge adulte. Comme c'est le cas, je pense, pour chacun d'entre nous, la compréhension de moi-même est venue très progressivement, car un enfant ou un adolescent ne peuvent appréhender ce dont ils sont faits qu'avec le temps et l'expérience.

Mon être était déjà très encombrant pour l'enfant questionneur et agité que j'étais. Il l'est devenu plus encore à l'adolescence, après que mes parents se sont inquiétés de mon comportement particulièrement rebelle en classe. Pour comprendre et se rassurer, ils m'avaient fait subir toute une série d'examens psychologiques, afin de cerner ma personnalité. C'est à ce moment-là qu'ils ont compris que je possédais les capacités et le potentiel pour faire ce que je voudrais de ma vie, à condition que je travaille. Car ils me l'ont suffisamment répété : à lui seul, le talent n'est rien.

Outre ces facultés dont je mesurais mal l'étendue et ce qu'elles me permettraient plus tard, j'ai été un enfant tonique et bien portant, doté d'une robustesse à toute épreuve, au point de me donner le sentiment que j'étais incassable, immortel, invulnérable… En prenant de l'âge et sans faire d'efforts particuliers, j'ai aussi pris des centimètres, du coffre et du muscle, au point d'impressionner mon entourage, et particulièrement les gens qui ne me connaissaient pas. Faire peur, impressionner, prendre toute la place… je ne l'ai pourtant jamais cherché durant mes jeunes années, plutôt consacrées à me chercher moi-même. Adolescent, je voyais bien que j'avais des facilités d'orateur et que je n'avais peur de rien ni de personne. Tout cela, c'est mon être, je n'y peux rien, et le moins que je puisse dire, c'est qu'il m'a causé quelques ennuis au cours de ma vie. Ce n'est pas un ego surdimensionné, comme certains l'ont moqué, mais ce que la psychologie appelle simplement le moi. Chez moi, ce moi est effectivement surdimensionné. Je le constate, parfois je le regrette, car aussi loin que je me souvienne, cela a souvent suscité les pires jalousies à mon égard.

On ne peut comprendre ma vie si on ne saisit pas que l'union de tout cela à une robustesse elle aussi hors normes était improbable à vivre. Le dire peut paraître choquant, car on ne peut pas se plaindre d'avoir reçu tous ces atouts à sa naissance. Et tout ce qui m'est arrivé pendant la crise Covid ne peut se comprendre si on n'intègre pas cela. La question m'a pourtant empoisonné depuis l'enfance : que faire de tout cela, qui compliquait mon rapport aux autres ? Au bout du compte, j'ai fait ce que j'ai pu avec ce que la vie m'a offert, mais j'ai conscience que c'était plus facile pour moi que pour d'autres. Au fond, j'ai moins de mérite pour ce que j'ai fait, sauf celui d'avoir beaucoup travaillé.

À plusieurs reprises au cours de cette crise du Covid, les commentateurs ont pourtant affirmé à propos de notre travail : « C'est impossible. » Impossible de publier autant d'articles chaque année, impossible qu'on maîtrise mieux le Covid à Marseille qu'à Paris, impossible de soigner une nouvelle maladie avec de vieux médicaments, impossible de s'en sortir sans confiner et vacciner tout le monde… Ce que nous disions à l'IHU n'était pourtant que le fruit du travail acharné de toute une équipe à la compétence incontestable.

Au fond, je ne suis pas un être normal, ni normé. Et si je devais définir mon profil, je dirais que de tous temps j'ai été un anarchiste amoureux de la grandeur.

– 1 –

UNE FAMILLE PLEINE DE BRUIT ET DE FUREUR

> « *Tout ce qui commence a une vertu*
> *qui ne se retrouve jamais plus.* »
> CHARLES PÉGUY

Je suis né le 13 mars 1952 à l'hôpital de Dakar, au Sénégal, où mon père était médecin militaire. Comme pour beaucoup de Bretons pauvres qui réussissaient leur scolarité, l'accès aux études supérieures se limitait alors à deux filières : l'École navale ou l'École de santé navale. Lui a choisi la seconde voie, qui se concluait par un embarquement sur l'un des navires de guerre de la Royale ou par un poste outre-mer, dans l'une des nombreuses colonies que la France possédait encore dans les années 1930. Là encore, mon père a choisi la seconde voie et, après s'être formé à la médecine tropicale à Marseille, il a donc découvert l'Afrique dès sa première affectation.

Quand la Seconde Guerre mondiale a éclaté, début septembre 1939, il se trouvait au Sénégal, à Kaolack. C'est là qu'il reçut l'ordre de rentrer en France avec un régiment de tirailleurs sénégalais mobilisé pour participer aux combats.

Après la déroute des armées alliées, en juin 1940, il a embarqué pour rentrer d'Afrique avec son régiment, alors que l'armistice n'était pas encore signé. Plus tard, il me racontera avoir appris la reddition de la France alors qu'il était en mer. Il décida alors de ne pas faire escale à Bordeaux, comme prévu avant l'appareillage, afin de protéger les soldats sénégalais qu'il savait promis au massacre si les Allemands leur mettaient la main dessus. Bordeaux était en zone occupée et le sort funeste réservé aux combattants de « race » jugée inférieure par les nazis n'était déjà plus un secret pour les officiers français. Je ne sais pas dans quel port il a finalement fait escale ni comment il s'est retrouvé à Marseille, alors en zone libre, mais c'est là qu'il a été affecté durant l'été 1940. Et là également qu'il rencontra ma mère, qui était infirmière à l'hôpital Michel-Lévy, dans le service qu'il allait diriger.

Marseille, c'est aussi la ville où a été emprisonné mon grand-père maternel, qui s'était engagé une troisième fois dans l'armée au moment de la mobilisation générale de septembre 1939, alors même qu'il approchait de la soixantaine et que rien ne l'y obligeait, si ce n'est le patriotisme qu'il avait solidement chevillé au corps.

Sur le plan militaire, il eut une destinée assez semblable à celle de l'écrivain Louis-Ferdinand Céline, quittant tout à 18 ans pour s'engager dans l'armée comme simple soldat à la fin du XIXe siècle. L'excellente éducation qu'il avait reçue lui permit de gravir les échelons très rapidement et de devenir officier, avant de démissionner au moment de l'affaire Dreyfus, écœuré par l'attitude de l'armée envers cet officier qu'il jugeait totalement innocent. Son père, Paul Le Gendre, était alors un médecin parisien connu et réputé, dreyfusard forcené comme son fils, franc-maçon et académicien. Quelques années plus tôt, il avait été à l'origine de la création de l'hôpital des contagieux édifié près de la porte d'Aubervilliers, à Paris. Il était aussi l'auteur d'un livre que j'ai dévoré au début de mes études médicales. Intitulé *Du Quartier latin à l'Académie*, cet ouvrage publié début 1930 retraçait tout son cursus. Notamment les polémiques de l'époque, qui ne concernaient pas les médicaments, les tests PCR ou les prescriptions hors autorisation de mise sur le marché, mais les querelles entre calotins et laïcards au début du XXe siècle, alors que le débat faisait rage autour de la loi sur la séparation des Églises et de l'État qui sera finalement adoptée en 1905. Anticlérical convaincu, mon arrière-grand-père maternel se méfiera jusqu'au bout de la capacité de nuisance des prélats catholiques, ce qui ne l'empêchera pas d'être élevé au grade d'officier dans l'ordre de la Légion d'honneur.

Paul Le Gendre était évidemment navré que son fils ait choisi de s'engager dans l'armée aussi jeune et dans de telles conditions. Et à peine moins navré qu'il se réengage chez les spahis après la réhabilitation du capitaine Dreyfus et la condamnation des militaires responsables de sa disgrâce. C'est ainsi que mon grand-père a participé à la Première Guerre mondiale, obtenant la croix de guerre et la Légion d'honneur pour ses faits d'armes, avant d'aller combattre durant la guerre du Rif, entre 1920 et 1927 au Maroc, puis de mettre un terme à sa carrière militaire à la fin des années 1920. Revenu à la vie civile, il exercera divers métiers, puis dirigera un casino. Il avait rencontré ma grand-mère en 1910, et l'a engagée comme pianiste-concertiste et chanteuse d'opérette dans son établissement.

Née peu de temps après leur mariage, ma mère n'a pas beaucoup vu ses parents durant son enfance. Souvent par monts et par vaux, ils savaient pouvoir compter sur la solidarité familiale pour s'occuper d'elle quand ils étaient absents. C'est ainsi qu'elle retrouvait tous les jeudis de l'année scolaire son grand-père, qui était le beau-frère de Gustave Lançon, célèbre historien de la littérature et précurseur des sciences du langage, qui dirigeait à l'époque l'École normale supérieure de la rue d'Ulm, à Paris, où elle déjeunait avec lui. Dès son plus jeune âge, ma mère a donc baigné dans ce milieu d'intellectuels lettrés, côtoyant éditeurs, enseignants, écrivains…

C'est comme ça que, dans l'entre-deux-guerres, elle a fait la connaissance d'Henri de Montherlant, dont elle est tombée amoureuse, avant de se fiancer très officiellement avec lui et d'envisager le mariage. Jusqu'à ce que l'écrivain et poète rompe brutalement les fiançailles au retour d'un voyage en Algérie, prétextant qu'il était atteint de syphilis et devait donc renoncer à l'épouser. Une façon de ne pas lui avouer son homosexualité, ce dont ma mère n'était pourtant pas dupe, et quand bien même Montherlant ne cesserait de cultiver l'ambiguïté sur son orientation sexuelle jusqu'à sa mort. Avec élégance, il lui a tout de même laissé la bague de fiançailles qu'il lui avait offerte, et tous deux sont toujours restés en contact par la suite, s'envoyant régulièrement lettres et cartes postales sans que je sache jamais si mon père était indifférent ou non à la persistance de ces amours anciennes dans la vie de sa femme.

Bien plus tard, dans les années 1970, ma mère a été contactée par l'un des biographes de Montherlant qui souhaitait l'interroger sur sa relation avec l'écrivain. Elle a poliment décliné, soulignant que dans l'intervalle elle s'était mariée, avait eu six enfants et ne tenait pas à ce que cette histoire de jeunesse remonte à la surface, au risque de l'exposer à des questions et commentaires qu'elle préférait s'épargner.

Après le suicide de Montherlant, en 1972, cet amour s'est néanmoins réinvité dans notre vie de famille, puisque l'écrivain avait laissé comme instruction à son exécuteur testamentaire de faire publier leur correspondance. Lui avait conservé toutes les lettres de ma mère et une copie des siennes, alors qu'elle n'en avait gardé que trois de Montherlant, que nous avons encore. À l'époque, l'avis de tous les membres de la famille avait été sollicité et si j'étais personnellement d'accord, mes frères et sœurs ne l'étaient pas tous et s'étaient donc opposés à cette publication – je crois d'ailleurs que, de leur côté, les ayants droit de Montherlant étaient également divisés sur l'opportunité de cette publication de correspondances intimes. Pour mon usage et celui de mes enfants, j'ai tout de même fait imprimer et relier ces lettres, qui appartiennent aujourd'hui à l'Histoire et donnent à connaître une facette inédite de la vie de Montherlant et de son rapport aux femmes.

Mais revenons à l'été 1940. Alors que mon père s'efforçait de séduire l'infirmière qui allait devenir ma mère, son futur beau-père se morfondait non loin d'eux, dans une épouvantable cellule de la prison Saint-Pierre de Marseille, où ma mère allait régulièrement lui porter des oranges. Mon père la suivait comme un amoureux transi, ce qui lui permit d'ailleurs d'engager la conversation. Longtemps réservée aux femmes délinquantes ou criminelles – certaines y furent même guillotinées –, cette ancienne prison avait été rouverte au début de la guerre et mon grand-père y avait été incarcéré pour désobéissance. Après la signature de l'armistice, ordre avait en effet été donné à tous les officiers se trouvant en zone occupée de se rendre aux troupes allemandes avec leur unité. Des dizaines de milliers de soldats français se retrouvèrent ainsi prisonniers sans avoir tiré la moindre balle ni vu le moindre Allemand.

Après avoir survécu aux horreurs de la Première Guerre mondiale et tenu tête aux rebelles marocains, mon grand-père maternel ne put se résoudre à la reddition pure et simple et ordonna une marche forcée à ses hommes, afin de passer en zone libre plutôt que de se livrer à l'ennemi.

Une fois à Marseille, il fut évidemment convoqué par sa hiérarchie, tout acquise à Vichy, et on lui fit payer son insoumission en l'incarcérant dans une prison qui, par un curieux hasard de l'Histoire, deviendra après guerre le siège de l'Assistance publique-Hôpitaux de Marseille. D'où mes états d'âme lorsque je franchis les portes de ce bâtiment, qui a plus été source de souffrances que de bonheur pour moi et ma famille depuis quatre-vingts ans.

Quand j'ai osé l'écrire, cela n'a pas eu l'heur de plaire à l'actuel directeur de l'AP-HM, qui a porté plainte contre moi au nom de l'institution qu'il dirige. Sauf que c'est l'Histoire et qu'il n'y peut rien si cette réalité recoupe douloureusement le parcours de vie de ma propre famille, qui, c'est le moins que je puisse dire, n'a pas vécu entre ces murs de la rue Brochier ses heures les plus agréables.

Une fois libéré, mon grand-père n'a pas courbé l'échine pour autant. Il a immédiatement rejoint le réseau de résistance Mithridate, créé dès juin 1940 à la requête des Anglais et qui restera l'un des réseaux les plus actifs et les plus importants de l'Hexagone jusqu'à la fin du conflit. Mon père et ma mère s'y sont aussi embarqués. Parce qu'à leurs yeux, comme à ceux de mon grand-père, la France avait alors un seul ennemi, l'Allemagne, et en tant que Français, on avait le devoir de combattre cet ennemi sans relâche, quelles que soient les positions prises par le pouvoir pétainiste.

Beaucoup plus tard, quand j'ai eu l'âge et la curiosité d'en discuter avec lui, mon père m'a confié qu'à cette époque la famille politique dont il se sentait le plus proche était le radical-socialisme, alors que mon grand-père, comme ancien militaire, avait de son côté flirté avec les Croix-de-Feu dans les années 1930.

Au cours de ces conversations, mon père – qui était d'une grande honnêteté intellectuelle –, m'a ainsi avoué que s'il n'avait pas rencontré et épousé ma mère, il ne serait peut-être pas entré dans la Résistance. Trop jeune et trop peu impliqué dans la vie politique de l'époque, il se sentait incapable de porter un jugement éclairé sur l'attitude de Pétain et la volonté de De Gaulle de poursuivre le combat depuis l'Angleterre. Le vieux maréchal avait-il vraiment « sauvé l'essentiel », comme il le prétendait, ou avait-il bradé l'honneur de la France en fléchissant le genou devant Hitler ? A contrario, l'appel de De Gaulle était-il réellement porteur d'un espoir de reconquête, ou était-ce seulement le cri désespéré d'un homme aux ambitions de grandeur fatalement vouées à l'échec ? Finalement, ses interrogations ne le tourmentèrent que quelques jours. En entrant dans la famille de ma mère, il n'eut d'autre choix que d'entrer lui aussi en résistance.

Mes parents se marièrent en 1942 et mon frère aîné, André junior, vint au monde l'année d'après. Fidèle à une tradition alors très ancrée en Bretagne – et qui persiste encore aujourd'hui chez certains Anglo-Saxons –, il reçut en tant qu'aîné le même prénom que notre père, qui l'avait lui-même hérité de son père pour les mêmes raisons.

Jusqu'à l'arrivée des Allemands à Marseille, dans la foulée du débarquement allié en Afrique du Nord, fin 1942, les résistants de la zone sud ont pu conduire leurs activités sans trop de difficultés et sans prendre de risques inconsidérés.

À partir de début 1943 et avec l'arrivée d'Ernst Dunker – qui se faisait aussi appeler Delage – à la tête de la Gestapo marseillaise, ça n'a plus été la même musique. Avec la collaboration de plusieurs voyous marseillais, ce sinistre personnage a livré une guerre sans merci aux réseaux de résistance, qu'il a fini par réduire quasiment à néant, avant de remonter la piste d'autres groupes de résistants du sud-est de la France et de la région lyonnaise, jusqu'à mettre la main sur le chef des mouvements unifiés de la Résistance, Jean Moulin. C'est ce que les historiens appellent l'affaire Flora, du prénom de la jeune résistante dont l'arrestation a permis de remonter tout le réseau.

Après la chute successive des premières petites mains de la résistance marseillaise, mon grand-père a vite compris qu'il ne tarderait pas à être repéré. Il a donc confié les dossiers en cours à ma grand-mère, Lucienne, une petite bonne femme de 1,50 m et 40 kilos dotée d'une force de caractère hors du commun, avant de quitter Marseille pour Paris. Une fois dans la capitale, il intègre l'Orchestre rouge, seul groupe de résistants qu'il réussit à approcher. Lui, l'ex-nationaliste fervent des années 1930, embarqué dans un réseau soutenu par Moscou, voilà un autre hasard de l'Histoire sur lequel il aurait été difficile de parier. En dépit de ce passé pas très à gauche, il a très vite sympathisé avec l'agent russe de l'Orchestre rouge, un certain Ozols.

Entre-temps, la Gestapo marseillaise avait poursuivi son travail de sape contre la Résistance, finissant par identifier ma grand-mère. Arrêtée, elle avait été interrogée par les sbires de Dunker, rue Paradis, avant d'être incarcérée à la prison Saint-Pierre, comme son mari – d'où, une fois de plus, mon aversion pour ce bâtiment –, puis d'être déportée à Ravensbrück, le camp de concentration des femmes.

Quand il a appris le sort de son épouse, mon grand-père n'a plus eu qu'une seule idée en tête : la faire libérer. Via son ami Ozols, il est ainsi parvenu à décider les Russes de procéder à un échange de prisonniers incluant ma grand-mère, qui retrouvera donc la liberté – et la France – début 1944.

Cet épisode vaudra tout de même à mon grand-père quelques soucis au moment de la Libération. Du fait de son appartenance à l'Orchestre rouge, il fut en effet soupçonné d'être un agent double, et de ce fait brièvement emprisonné, avant que les Russes n'interviennent pour obtenir son élargissement. De retour à Marseille, il retrouvera sa femme et mes parents, qui avaient déjà deux enfants nés pendant le conflit. Reconnu pour son rôle de résistant, il fut ensuite nommé responsable du comité d'épuration des Bouches-du-Rhône. C'est dire si la guerre a fortement marqué ma famille.

Durant toute mon enfance, j'entendrai d'ailleurs parler d'histoires de batailles et de conflits armés tous les dimanches autour de la table familiale. Cette glorification de la force et du goût du combat marquera durablement mon éducation et celle de mes frères et sœurs. Nous avons en effet tous été élevés comme des soldats, promis à lutter un jour ou l'autre pour défendre la patrie, avec tout ce que cela implique en termes de discipline, de maîtrise de soi et de gestion émotionnelle. Paradoxalement, cette éducation que nous avons reçue impliquait aussi de développer à la bonne mesure nos capacités de rébellion et de désobéissance. Les héros de nos parents étaient en effet de purs combattants, et non des soldats promis à l'abattoir. Ma mère et mon père possédaient tous deux le goût du panache à la française et n'admiraient rien tant que les grands conquérants du monde. Ils exécraient en revanche les suiveurs obéissants et nous avaient ainsi appris à ne pas respecter les moutons… Ils savaient que pour être grand, il fallait avoir la capacité de dire non. On a tous appris cela et c'est certainement dans cette voie-là que je fus le meilleur élève.

Dans notre histoire familiale, dans le roman familial, peut-être, il est dit aussi que mon arrière-grand-mère était la descendante d'une enfant bâtarde d'Henri de La Rochejaquelein, général des armées vendéennes, tué à 22 ans. De quoi mieux comprendre la devise que j'ai fait placarder sur les murs de l'IHU et qui était celle de notre ancêtre putatif : « Si j'avance, suivez-moi ; si je meurs, vengez-moi ; si je recule, tuez-moi. » Ainsi avons-nous été éduqués.

Nous étions donc six enfants, tous nés en l'espace de dix ans. Ensemble, nous formions comme une petite armée de gamins au caractère bien affirmé. En dépit de ce qui a pu faire nos différences au cours du temps, nous avions en commun ce courage qu'on nous avait enseigné et, en contrepoint, la honte terrible qu'aurait suscitée le fait d'en manquer. Nous six serions morts plutôt que de reculer. Cela fut et restera le testament de nos parents.

En cela, ceux-ci ont contribué à nous forger une capacité de résistance aux événements assez exceptionnelle, que je reconnais chez chacun de nous, mais aussi à nous faire mépriser la plainte, la peur et la fuite. On nous a ainsi appris à affronter, à faire face, quitte à nous faire massacrer, mais sans jamais fléchir. Dans ce sens, nous étions une drôle de meute comparée aux familles autour de nous. Car aucune ne fonctionnait comme les Raoult et je me demande bien, soixante ans plus tard, ce que pensaient de nous les autres parents. Pour nous garder, ma mère n'avait ainsi rien trouvé de mieux qu'un chien-loup plutôt féroce. Nous en avons d'ailleurs tous conservé de belles cicatrices, ce qui ne nous empêchait guère d'aimer cet animal et de le considérer comme un membre de la fratrie. Car bien que mon père ait tenté régulièrement de nous faire voter sa mort, la famille était démocratique et notre Yogi mourut bel et bien de vieillesse, comme l'avait décidé la majorité.

Ce qui a été complexe à gérer pour moi, c'est d'avoir été doté par la nature de capacités physiques bien supérieures à la moyenne. Cela m'est tombé dessus alors que je n'avais rien demandé et j'ai longtemps eu du mal à m'en accommoder, même si j'ai toujours eu conscience que c'était un atout plutôt qu'un handicap. À la frontière entre l'adolescence et l'âge adulte, j'étais un jeune homme très costaud, avec une structure que je croyais alors incassable. Au moindre effort, je faisais du muscle en deux temps, trois mouvements, de sorte qu'à 20 ans j'avais un physique qui n'engageait pas à me chercher querelle. Je ne souhaitais évidemment pas faire peur, mais la réalité, c'est que j'ai dû composer avec cette crainte quasi animale que provoquaient ma taille, ma carrure et ma voix. J'ai compris bien plus tard, lors d'une mission en Afrique, sur quels ressorts reposait cette peur physique en observant le comportement des grands singes entre eux.

Quoi qu'il en soit, les petites fées qui se penchent sur notre berceau à la naissance ont été généreuses avec moi. Peut-être même trop car, j'ai presque honte de le dire, ce que j'ai reçu m'a parfois encombré dans la vie de tous les jours et dans mes rapports aux autres. On ne choisit ni sa taille, ni sa corpulence, ni sa capacité à faire du muscle. On ne choisit pas non plus l'énergie dont on dispose chaque matin pour la journée, ni la vitesse à laquelle « tourne » notre cerveau. Enfant, je ne le mesurais pas encore, mais le mien a toujours fonctionné très vite, parfois même trop vite. Idem pour la mémoire, qui m'a toujours permis d'emmagasiner beaucoup d'informations en très peu de temps, à quelque époque de ma vie que ce soit. C'est certes une chance et je ne m'en plains pas, mais à cela je ne pouvais pas grand-chose. Comme je ne pouvais rien au caractère de résistant qui s'est exprimé chez moi dès le plus jeune âge… et persiste aujourd'hui encore, à 70 ans passés.

Pour autant, il n'a pas été simple de grandir dans ces conditions, avec le feu au corps et à la tête, en quête perpétuelle de toujours plus, toujours trop, toujours vite… car vivre avec ce corps trop brutal qui me donnait des allures de boxeur poids lourd m'a longtemps pesé. Cela m'a mis terriblement mal à l'aise et c'est finalement cette crise du Covid qui m'a, dans une large mesure, obligé à parler et à me livrer sur ce point.

*

* *

Aussi vrai qu'on ne choisit ni sa taille, ni sa force, ni son intelligence, on ne choisit pas non plus la famille où l'on vient au monde, pas plus que les principes d'éducation qui y ont cours. Chez les Raoult, le courage physique et la résistance psychologique en étaient deux des piliers fondamentaux. Chez nous, je l'ai dit, les garçons n'avaient plus le droit de pleurer à partir de leur cinquième anniversaire et je n'ai moi-même pas échappé à cette obligation. Très tôt, j'ai également été convaincu par la froide analyse de mes parents et grands-parents concernant l'attitude du peuple et des élites françaises pendant la guerre et leur responsabilité écrasante dans la destruction d'une partie de

Marseille par les forces d'occupation et leurs auxiliaires français, sous les ordres de René Bousquet. Lequel fut également à l'initiative des rafles et de la déportation des juifs de Marseille, que les Allemands n'avaient pas réclamées, comme la rafle du Vél'd'Hiv à Paris.

L'analyse de mes parents et grands-parents concernait aussi les Américains dont les bombardements, à ce point peu précis qu'ils en devenaient inutiles, ont détruit des quartiers entiers et tué des centaines de Marseillais, sans le moindre impact sur la suite de la guerre. Ceux qui y ont réchappé s'en sont d'ailleurs souvenus et ils étaient nombreux à siffler les Américains et applaudir tous les autres lors du défilé de la Libération, fin août 1944 sur le Vieux-Port de Marseille.

Ce que l'on oublie d'ailleurs très souvent aujourd'hui, c'est que ce sont majoritairement des troupes de soldats africains issues des colonies, avec un aristocrate français à leur tête, qui ont effectivement libéré la ville au prix de leur vie. Mais comme le disait Aragon dans son poème « Nuit et brouillard », « le sang sèche vite en entrant dans l'Histoire ».

On le mesure aujourd'hui à chaque élection.

Au moment de la libération de Marseille, mon père n'était pas présent. Début 1944, il avait été affecté au sanatorium de Lanmary, en Dordogne, pour s'occuper des soldats atteints de tuberculose. Une fois en poste, il avait très vite pris contact avec la résistance locale, qui avait besoin de médecins pour soigner ses blessés et signer les faux certificats qui permettaient aux hommes du secteur d'échapper au STO, le service de travail obligatoire mis en place par les Allemands. Une des techniques qu'il employait pour établir ces certificats sans prendre le risque d'être démasqué consistait à faire aspirer aux hommes concernés une allumette phosphorée juste après l'avoir craquée, afin de provoquer de micro-brûlures du pharynx et leur faire cracher du sang, comme s'ils souffraient d'une tuberculose à un stade avancé. Via la résistance du coin, il avait également noué des contacts avec les maquis actifs de Dordogne, où étaient engagés un grand nombre d'Alsaciens et de Lorrains qui s'étaient enfuis de chez eux après la débâcle pour échapper à l'enrôlement de force dans la Wehrmacht. C'est ainsi qu'un beau matin de l'été 1944 il a vu André Malraux débouler dans son bureau. L'écrivain souhaitait le convaincre de rejoindre la « brigade Alsace-Lorraine » qu'il était en train de constituer dans la région et pour laquelle il avait besoin d'un médecin.

Mon père sera ainsi, jusqu'à la Libération, le seul officier français d'active de la brigade Alsace-Lorraine, qu'il accompagnera jusqu'en Allemagne. Ce qui n'empêchera pas sa convocation après la Libération, ses supérieurs lui reprochant d'avoir abandonné sans autorisation son poste en Dordogne, faisant de lui un déserteur.

Il n'a évidemment pas été condamné, mais si cela avait été le cas, il aurait été le seul officier français puni pour avoir préféré monter au front plutôt que rester tranquillement à l'abri dans un sanatorium situé loin des combats.

Au lieu d'être disgracié et emprisonné, il a été promu au grade de lieutenant-colonel, puis muté à Dakar, au Sénégal, en 1945.

Toute la petite famille a donc migré fin 1945 en Afrique, où ma mère a poursuivi son travail d'infirmière aux côtés de mon père, comme la fidèle assistante qu'elle était.

Avec ses antécédents familiaux, pourquoi n'était-elle pas elle-même devenue médecin ?

Du fait, justement, de ses antécédents familiaux.

Son grand-père, Paul Le Gendre, s'y était en effet formellement opposé, au motif qui si sa petite-fille réussissait médecine, le qu'en-dira-t-on ne manquerait pas de suggérer que c'étaient ses origines familiales et non ses capacités qui lui avaient permis d'y parvenir, à une époque où les étudiantes en médecine étaient encore l'exception.

Il n'empêche : prenant prétexte d'un éventuel procès en népotisme que ses ennemis pourraient instruire contre lui, ce grand-père se montra plus préoccupé par sa propre image que par l'avenir de sa petite-fille, qui avait pourtant le talent et la pugnacité nécessaires pour décrocher un doctorat en médecine.

Mais, même s'il l'a sans doute privée d'une carrière exaltante, ma mère n'a jamais exprimé de rancœurs particulières à l'endroit de son aïeul, préférant s'investir dans les travaux que conduisait mon père dans son laboratoire plutôt que de se morfondre dans les regrets. Pour lui être utile, elle avait d'ailleurs passé avec succès un certificat de technicienne de laboratoire. Elle a ainsi pu travailler à ses côtés tout au long de leurs carrières respectives, ce qui a sans doute contribué à la solidité des liens qui les ont unis jusqu'à ce que la mort les sépare.

À l'époque où mon père fut affecté à Dakar par le service de santé des armées, les séjours outre-mer des officiers étaient limités à trois ans, renouvelables une fois, histoire d'éviter que les familles de militaires s'enracinent trop profondément quelque part. Les états-majors avaient alors besoin de personnels très mobiles pour couvrir l'ensemble du territoire de ce qui était encore l'empire colonial français, qui n'allait d'ailleurs pas tarder à se désagréger sous la pression indépendantiste de la plupart des peuples autochtones, en Afrique comme en Asie.

Je suis donc né durant le second séjour de mon père au Sénégal, sixième et dernier enfant de la fratrie. En toute logique, nous aurions tous dû quitter le Sénégal quelques semaines après ma naissance, puisque mon père bouclait à ce moment-là son second – et théoriquement dernier – séjour à Dakar. Sauf qu'entre-temps il avait proposé à sa hiérarchie de créer sur place un laboratoire de recherche en nutrition, qu'il considérait alors à juste titre comme le problème n° 1 à résoudre en Afrique. La proposition fut acceptée et c'est ainsi qu'il fonda le premier institut français de recherche spécialisé en nutrition tropicale, un bâtiment dont il avait lui-même dessiné les plans et qui fut construit en face de l'Institut Pasteur de Dakar et de l'hôpital général, devenu depuis le CHU Le-Dantec. L'essentiel du chantier se déroula durant son absence forcée, entre la fin de son second séjour et le début de son parcours de chercheur. Baptisé Orana, l'immeuble est toujours debout aujourd'hui. Quand mon père l'a investi, il y avait au rez-de-chaussée les salles de consultation et les laboratoires, et au premier étage l'appartement dans lequel nous habitions, de sorte que la famille vivait littéralement H24 dans l'unité de recherche de mon père.

Mon tout premier souvenir remonte d'ailleurs à cette époque, sur le bateau qui nous ramenait à Dakar. Nous avions embarqué à Marseille et j'ai toujours en mémoire cette image du ciel étoilé et de ses reflets à la surface de l'eau que j'apercevais à travers le hublot de notre cabine. J'avais alors 2 ans et c'était le début de mon histoire d'amour avec l'Afrique.

Là-bas, nous vivions extrêmement bien et les rapports que mes parents entretenaient avec les Sénégalais étaient absolument normaux, frappés au coin d'une saine humanité, loin du cliché de ces Blancs dominateurs traitant les autochtones comme des sous-hommes.

De mon côté, je garde de cette époque le souvenir ému d'une vie très douce, très libre, entre notre appartement de l'Orana, la chambre où, dès l'âge de 5 ans, je me rêvais en chevalier Bayard sans peur et sans reproche, et la merveilleuse plage de l'anse Bernard, à 50 mètres de la maison, où j'allais me baigner dès que j'en avais envie et où mon goût pour l'eau salée s'est développé le plus naturellement du monde.

Cette parenthèse enchantée a duré jusque fin 1957, quand mon père a été rappelé à Paris, une mutation qu'il a prise comme une punition. Cantonné à un travail de bureau, il a alors sérieusement songé à quitter l'armée pour faire autre chose de sa vie. Car il se sentait trahi. Trois ans après l'avoir convaincu de construire l'Orana, sa hiérarchie revenait en effet sur la promesse tacite qui lui avait été faite dès l'origine, à savoir qu'il dirigerait cette nouvelle unité de recherche qu'il avait imaginée et que cette mission pourrait s'étendre sur trois mandats, soit quasiment dix ans. Las, au bout de trois ans, ces engagements volèrent en éclats et mon père eut les plus grandes difficultés à l'accepter.

Début 1958, notre famille s'installe donc à Maisons-Laffitte, où nous resterons jusqu'en 1960. Deux années très difficiles pour tout le monde, car après notre paradis sénégalais, la banlieue parisienne, aussi chic soit-elle, nous paraissait bien terne. Il faut dire qu'à l'époque l'État français choyait les militaires et fonctionnaires en poste dans ses outre-mer, particulièrement les officiers et les administrateurs, avec des salaires très confortables et de vrais privilèges en termes de résidence, de voiture de fonction avec chauffeur et de personnel de maison. Ce train de vie très luxueux, nous ne l'avons évidemment pas retrouvé à notre arrivée en région parisienne. Ma mère n'avait jamais fait le ménage de sa vie et nous, les enfants, n'avions plus qu'une chambre pour trois sans personne pour faire notre lit. Ce fut un changement radical dans nos conditions de vie, qui se termina en grand foutoir.

Mais ces deux années ont été plus difficiles encore pour mon père, qui enrageait d'imposer cela à sa femme et de ne plus faire le travail qu'il aimait, reclus dans le bureau où on l'avait relégué. Hors ce marasme existentiel, il trouvera tout de même quelques satisfactions au contact d'un de ses bons amis, Marcel Autret. En 1960, ce pharmacien et chercheur sera nommé chef de la division de nutrition et des politiques alimentaires de la FAO, le bras armé de l'ONU pour la lutte contre la faim dans le monde. Grâce à lui, mon père commencera alors à obtenir des missions à l'international, en lien avec ses compétences, missions qui ont été pendant ces deux ans ses seuls ballons d'oxygène professionnels.

En 1960, retour à Marseille où, de guerre lasse, mon père a réussi à se faire muter. Avec son expérience africaine, il est vrai qu'il disposait de solides arguments pour convaincre ses chefs qu'il serait plus utile à l'Institut de médecine tropicale que partout ailleurs en France métropolitaine. Sitôt arrivés, mes parents acquièrent une toute petite maison dans le quartier de La Blancarde, où je partage là encore une chambre avec trois de mes frères et sœurs. Le sentiment de déclassement que nous éprouvons tous depuis notre départ du Sénégal est tout de même plus supportable sous le soleil de Marseille, où je retrouve avec bonheur la proximité de la mer.

*

* *

Mon père est donc affecté là où il souhaitait : à l'Institut de médecine tropicale des armées, alors installé dans les dépendances du palais du Pharo. Là, il enseigne sa spécialité aux jeunes médecins en formation mais n'y trouve a priori pas grand intérêt. Il se passionne en revanche pour les missions que lui confient la FAO et l'Organisation mondiale de la santé (OMS), le plus souvent en Afrique.

Deux ans plus tard, alors que la guerre d'Algérie vient tout juste de se terminer, l'OMS l'envoie ainsi à Alger pour dresser le bilan de l'état nutritionnel du pays. Ce qu'il découvre là-bas le bouleverse, avec une ration quotidienne par habitant d'à peine 1 200 calories – à comparer aux 2 500 calories par jour recommandées par l'OMS – et une espérance de vie moyenne autour de 40 ans, alors qu'elle dépassait déjà les 70 ans en métropole. Une claque invraisemblable pour lui, persuadé qu'il était des bienfaits de l'œuvre civilisatrice accomplie par la France dans ses colonies. Dans son esprit, une misère aussi épouvantable dans un pays longtemps considéré comme un vrai bout de France était juste inenvisageable. Les médecins algériens étaient alors confrontés à de très nombreux cas de noma, cette maladie de la malnutrition sévère qui provoque des trous dans les joues au point de pouvoir découvrir les dents de celui qui en est atteint.

Dans le rapport qu'il rédigea pour l'OMS au terme de cette mission, il préconisait de revenir aux fondamentaux, notamment de relancer l'allaitement maternel, que les délires hygiénistes et modernistes de l'après-guerre avaient peu à peu marginalisé. Il préconisait également de repousser le sevrage des nouveau-nés autant que possible et de développer une poudre nutritive à partir de ressources locales, plutôt que d'importer à grands frais du lait lyophilisé produit dans les usines européennes. Il composa ainsi une formule à base de pois chiches, la Superamine, très riche en protéines, et recommanda de la faire fabriquer sur place. Il recommanda aussi de la distribuer largement via le système scolaire et de rendre obligatoire le repas (gratuit) du midi à la cantine pour tous les petits Algériens, afin de couvrir leurs besoins nutritionnels quotidiens avec ce repas, le seul de la journée qu'ils prendraient avec certitude.

Quand Ahmed Ben Bella, le premier chef d'État algérien, a lu son rapport, il a aussitôt demandé à l'OMS le détachement de mon père pour qu'il mette lui-même en œuvre ses préconisations.

C'est comme ça qu'il s'est retrouvé à diriger les chantiers des quatre usines de Superamine que l'État algérien avait décidé de construire, dont le premier à Mostaganem, à côté d'Oran. Le produit était conditionné en paquets de 400 grammes vendus 40 centimes pièce. Il garantira pendant plus de vingt ans l'autonomie alimentaire de l'Algérie et fera reculer durablement la malnutrition dont souffrait une part non négligeable de la population avant l'indépendance.

Aujourd'hui, quand je me rends en Algérie et que je discute avec des gens de ma génération et de celle qui a suivi, ils se souviennent encore du goût de la Superamine avec laquelle ils ont grandi.

Cet aliment « de combat » n'est pas le seul fait d'armes de mon père dans cette Algérie post-coloniale. Avec la même ambition et la même détermination, il créera en effet une école de diététique à Alger, où seront formés les professionnels dont le pays avait alors besoin pour mettre en œuvre la politique de lutte contre la malnutrition dont mon père avait dessiné les principaux contours. Ce centre de formation, il le couplera à une école et à une crèche, afin de pouvoir tester in situ la Superamine et évaluer son impact sur l'état de santé des enfants. Sa première préoccupation n'était d'ailleurs pas que d'ordre nutritionnel, mais aussi d'ordre gustatif. Il s'était en effet assuré non seulement de la valeur nutritionnelle du produit, mais aussi de son bon goût. Car il savait qu'il n'était guère utile de concevoir un super produit super nourrissant si personne ne le mangeait parce qu'il n'était pas bon.

Très vite rassuré sur ce plan, il enfoncera le clou en faisant réaliser de petites affiches avec un symbole partout reconnu au Maghreb : la main de Fatma. Dans sa version « André Raoult », chaque doigt de cette main représentait l'un des cinq piliers de la nutrition : lipides, glucides, protéines, vitamines et oligoéléments. Il fera apposer cette affiche dans chaque classe de chaque école algérienne. Les adultes d'aujourd'hui s'en souviennent tous très bien.

Son programme eut un tel succès en Algérie que mon père fut ensuite appelé en Tunisie, où il mit au point un aliment similaire à base de tournesol, puis en Turquie.

Durant toute la période où mon père était en Algérie, le reste de la famille n'a plus bougé de Marseille, qui est ainsi devenu notre port d'attache. J'allais néanmoins le voir à Alger très régulièrement et, au fil du temps, un lien indéfectible s'est tissé entre moi et l'Algérie, un pays où je me sens comme chez moi. Pendant mes études de médecine, j'ai même passé un mois dans le désert algérien et j'y retourne toujours volontiers, pour profiter de cette atmosphère particulière autant que des nombreux amis que j'ai sur place.

*
* *

Mon père est finalement resté en Algérie jusqu'à sa retraite, en 1973. Mais il n'est pas rentré dans ses pénates marseillais pour autant. Toujours curieux, toujours en quête de quelque chose, il est reparti presque aussitôt pour Nouméa, en Nouvelle-Calédonie, avant de rejoindre la Polynésie, où il a travaillé sur… l'obésité ! Certains de mes frères et sœurs y vivaient déjà et mon père s'y est donc installé. D'autant plus volontiers qu'il faisait partie de ces gens qui avaient vécu une part trop importante de leur existence outre-mer et s'accommodaient mal d'un retour en métropole, où la vie quotidienne était devenue bien trop pesante pour un jeune retraité. Il revenait toutefois chaque été passer trois mois avec ma mère, le plus souvent dans sa Bretagne natale, auprès de sa famille qu'il aimait beaucoup.

Il était né à Loudéac, où ses parents instituteurs étaient alors en poste, mais son père était originaire de Rostrenen, où les Raoult étaient établis depuis le XVIIe siècle. C'est la branche des terriens de la famille et nombre de mes ancêtres exerçaient le métier de meunier. La famille de ma grand-mère paternelle, les Leroux, était quant à elle originaire de Paimpol et de Bréhat. C'est la branche des marins de la famille et, selon mon père, les Leroux auraient fourni plusieurs corsaires au royaume de France, comme d'ailleurs beaucoup d'autres familles de Bréhat.

L'été 1978, mon père était au volant de sa voiture avec ma mère sur le siège passager quand il s'est engagé sur un rond-point et a calé au milieu de la chaussée. Un camion est alors arrivé, trop vite pour l'éviter. Mon père est mort sur le coup et ma mère a miraculeusement survécu, mais avec des blessures si graves qu'elle a mis des années à s'en remettre.

L'étrangeté de cette tragique histoire, c'est que le rond-point où cela s'est passé est situé sur la commune de Loudéac, où il n'avait sans doute jamais remis les pieds depuis sa naissance. Le destin fabrique parfois d'improbables scénarios.

– 2 –

À TÂTONS VERS MON DESTIN

« Mais quoi, je fuyais l'école,
comme fait le mauvais enfant. »
FRANÇOIS VILLON

Après l'Afrique et Maisons-Laffitte, la famille Raoult s'est donc installée à Marseille en 1960.

Mes premières années d'écolier, je les ai passées sur les bancs de l'école des Chartreux, celle que dirigeait le père de Marcel Pagnol au début du XXe siècle, puis sur ceux du lycée Saint-Charles, à la période la plus compliquée de ma vie pour mes parents : l'adolescence. Depuis tout petit, j'avais il est vrai une aversion particulière pour l'autorité et pour les adultes qui en faisaient preuve à l'excès vis-à-vis de moi ou de mon entourage. De même que je n'ai jamais supporté qu'on me manque de respect, aussi loin que je me souvienne. D'où les tensions que mon esprit rebelle a toujours créées et entretenues avec mon environnement, qu'il s'agisse de grandes personnes ou de gamins de mon âge.

Dès mon entrée en sixième, j'ai observé un phénomène étrange qui m'a poursuivi toute ma vie – et s'est même renforcé dans la période récente : le penchant des autres à émettre une opinion sur moi, y compris lorsqu'ils ne me connaissent pas. Je ne me le suis jamais vraiment expliqué durant mes jeunes années, car même si je pense avoir toujours été capable d'ouverture d'esprit et d'empathie, je n'ai pour autant jamais fait preuve d'une sociabilité extraordinaire envers mon prochain. Gamin, j'étais plutôt sur la réserve, pas très enclin à me mettre en avant, mais cela n'a jamais empêché les commentaires et les remarques sur mon compte, des plus pertinents aux plus extravagants. Il m'a donc fallu attendre d'être étudiant en médecine et de toucher à l'éthologie pour comprendre que cet intérêt que je suscitais malgré moi était sans aucun doute lié au fait que j'étais un mâle alpha-alpha, un mâle dominant. Cela n'est pour moi ni un choix ni un titre de gloire, mais une réalité hormonale que certains courants de pensée actuels voudraient nier, comme si les êtres humains étaient réductibles à leur éducation et à leur conscience. Je crois au contraire que les clés de compréhension de la nature humaine sont plutôt à chercher dans le métabolisme des individus, plus facilement gouvernés par leurs hormones que par les injonctions successives et parfois contradictoires d'une société en constante évolution – et pas toujours vers le mieux.

Quoi qu'il en soit, c'est en découvrant cela que j'ai vraiment compris qui j'étais et pourquoi, jusque-là, les questions que je me posais sur moi-même et ma santé mentale étaient restées sans réponse. Elles m'ont pourtant longtemps taraudé, car je ne comprenais pas pourquoi les autres n'osaient pas faire des choses qui, de mon point de vue, semblaient parfaitement naturelles, comme la résistance à l'autorité et le refus de l'injustice. Ainsi, à Maisons-Laffitte, alors que j'avais 7 ou 8 ans, j'ai demandé un jour à aller aux toilettes parce qu'une envie pressante pesait sur ma vessie. Face au refus catégorique de l'instituteur, j'ai ouvert ma braguette au milieu de la classe et uriné par terre pour me soulager.

Très tôt, ces marques d'autoritarisme imbécile m'ont en effet insupporté, comme si j'avais déjà conscience que l'autorité d'un individu est quelque chose de parfaitement naturel, une force de conviction qui s'impose aux autres, sans brutalité ni artifice.

Sur le plan purement scolaire, on peut presque dire que je suis une sorte de survivant. En primaire, je m'amusais encore, mais à partir de la sixième, je me suis emmerdé comme on n'a pas idée. Je n'étais pas motivé, je ne trouvais aucun intérêt aux cours qu'on nous dispensait, je ne travaillais pas. Il faut dire que je savais déjà beaucoup de choses et que j'avais beaucoup lu. À 7 ans, j'avais déjà lu l'*Iliade* et l'*Odyssée* dans une version pour enfants, et à 12 ans, dans la version originale… Mes années lycée ont été une longue catastrophe pour moi et un motif de désespérance pour mes parents. J'ai même redoublé ma cinquième, tant j'exaspérais mes professeurs. Cette année-là, je me souviens d'avoir souffert d'ennui encore davantage, mais aussi d'avoir rencontré dans ma classe celui qui allait être mon copain d'infortune, Bernard Marandat, qui deviendra ensuite chirurgien orthopédiste et siégera en politique sur les bancs du Front national, dont il est l'un des « historiques » à Marseille. Il est d'ailleurs toujours conseiller municipal RN de la ville.

À la fin de ma seconde cinquième, j'ai fini par passer en quatrième, mais Bernard, lui, s'est fait virer, et l'année suivante ses parents l'ont collé chez les maristes pour le remettre dans le droit chemin. Je ne suis pas sûr que cette expérience ait été neutre dans la construction ultérieure de ses opinions politiques.

La quatrième, c'est l'année où je me suis mis à écrire, principalement des nouvelles et de petits textes pour le journal du lycée. Et l'année de ma fausse tentative de suicide, inconsciemment destinée à alerter mes parents sur mon mal-être et sur le calvaire que je vivais au quotidien sur les bancs du collège. Ce jour-là, j'avais croqué deux comprimés de Merinax, un somnifère, et bien dit à mon copain qu'il prévienne ma mère, ce qu'il a fait. Avec pour conséquence non pas une hospitalisation en urgence – ma mère savait parfaitement que je ne risquais rien –, mais un séjour de deux semaines chez un pédopsychiatre où j'ai enchaîné les tests, les examens et les entretiens.

Au cours de mes conversations avec ce praticien, je lui ai avoué me sentir en complet décalage avec le reste du monde et ne pas comprendre pourquoi je m'ennuyais autant alors que la plupart des autres élèves avaient plutôt du mal à suivre le rythme. Il m'a écouté sans rien me dire en retour. Mais quand il a convoqué mon père pour lui révéler les résultats des tests qu'il m'avait fait subir, il ne lui a dit qu'une chose : qu'avec mes capacités hors normes je m'en sortirais toujours et qu'il fallait me ficher la paix. Et mon père a suivi ses recommandations : à compter de ce jour, il m'a laissé tranquille. On a toujours échangé, confronté nos points de vue. Il a joué son rôle avec constance en me conseillant, mais il ne m'a plus jamais rien imposé par la contrainte. Y compris quelques mois plus tard, quand je me suis fait virer du lycée Saint-Charles, moins à cause de mes résultats que de mon comportement. Curieusement, cette année scolaire-là avait été l'une des meilleures de ma jeune « carrière » de collégien, puisque je l'avais achevée en étant premier en français et en maths. Mais c'est aussi à cet âge-là, 14 ans, que j'étais entré en adolescence, avec la ferme intention de semer la panique à tous les étages de l'établissement et de prendre en défaut mes professeurs à chaque occasion qui se présenterait. Comme je n'étais pas mauvais en maths, même sans faire beaucoup d'efforts, il m'était arrivé de me lever de ma chaise en plein cours, d'aller jusqu'au tableau et de prendre la craie pour corriger ce que le prof venait d'écrire. C'était évidemment très irritant pour lui, d'autant qu'il avait parfaitement conscience que je ne fichais rien par ailleurs et que les seules choses sur lesquelles j'étais capable de le reprendre, c'était ce qu'on appelait à l'époque les maths modernes, qui n'étaient rien d'autre que des exercices de logique. Mais dès qu'il fallait plonger dans les cours et les bouquins pour apprendre quelque chose, comme en géométrie ou en trigonométrie, j'étais aux abonnés absents. En revanche, j'excellais en français, où mon goût déjà très prononcé pour la littérature me permettait de faire illusion, et en histoire, un domaine qui me passionnait. Pour le reste, c'était très inégal. Si quelque chose m'intéressait suffisamment, dans quelque matière que ce soit, j'étais capable d'être le meilleur du lycée. Mais si, dans la foulée, on passait à une partie du programme qui ne me passionnait guère, je redégringolais au rang des pires cancres aussi vite que j'étais monté au sommet.

Bref, en fin de troisième, c'est la porte qu'on me montra d'un doigt résolu, mon inconstance, mon insolence et mon indiscipline ayant fini par épuiser la patience des enseignants à mon endroit.

C'est comme cela que je me suis retrouvé pensionnaire, pour une seconde année de troisième, au lycée de Briançon, dans les Hautes-Alpes, où mon père m'avait inscrit avec l'espoir que je rentrerais dans le rang. Mais aussi parce qu'il avait sur place un copain d'Algérie venu soigner sa tuberculose dans l'un des nombreux sanatoriums que comptait encore la ville. Quand je n'étais pas en cours, je vivais dans un centre d'accueil pour enfants atteints de maladies respiratoires, d'où je me suis fait virer au bout de trois mois, obligeant mes parents à me trouver un autre lieu d'hébergement pour que je continue à aller au lycée.

Ma deuxième année là-bas, c'était l'année scolaire 1968/1969. J'étais pensionnaire au lycée et je venais de passer en seconde. Quelques jours après la rentrée, j'avais été élu chef de classe à ma grande surprise, alors que je n'avais rien demandé. En décembre, quand les premières grèves étudiantes ont éclaté, je me suis ainsi retrouvé parmi les représentants des élèves de Briançon, que j'allais défendre dans les conseils de discipline et dont je portais la parole dans les assemblées générales, avec déjà une certaine éloquence, ce qui finira d'ailleurs par me porter préjudice. Car dans la foulée, j'avais été moi-même traîné devant le conseil de discipline, officiellement pour trois motifs : parce que j'avais jeté une boule de neige dans la cour, parce que j'étais sorti de classe d'étude avant la sonnerie et, plus insolite, parce que j'avais assisté à un cours auquel je n'avais pas droit. En fait, comme j'avais déjà dans l'idée d'abréger mes souffrances en quittant le lycée le plus vite possible, j'avais résolu de passer la totalité des épreuves du bac à la fin de la première. C'est pour cela que j'avais besoin d'assister aux cours de maths de première, alors que j'étais encore en seconde. J'avais donc convaincu un prof de m'accepter dans sa classe, mais un pion nous avait dénoncés, précipitant ainsi ma comparution. Je ne m'étais finalement pas fait renvoyer, comme je le craignais, mais j'avais tout de même reçu un blâme que j'estimais injuste, ce qui eut le don de me mettre en furie.

Vexé comme un pou, j'ai donc fugué. Je suis parti de Briançon pour rentrer en stop chez moi, à Marseille, sans prévenir quiconque, même pas mes parents. Ma mère a ainsi passé deux jours morte d'inquiétude, sans savoir où j'étais. Il faut dire que la première voiture qui m'avait pris à son bord m'avait emmené jusqu'à Grasse, où j'avais passé la nuit dans une ferme, chez des gens qui m'avaient accueilli très gentiment. Le lendemain, un samedi, rebelote : je suis monté dans une voiture qui allait jusqu'à Aix-en-Provence. C'est comme ça que je me suis retrouvé à la sortie du lycée où ma sœur était élève. Mon frère était venu la chercher et il eut la surprise de me trouver là aussi. Dans la voiture, entre Aix et Marseille, ils semblaient tous les deux plus inquiets que moi. « Tu vas voir, m'a dit mon frère, maman n'est pas contente du tout et tu vas te faire méchamment engueuler. » Mais quand je suis arrivé, au lieu de ça, ma mère a éclaté de rire et m'a pris dans ses bras, trop contente de me voir entier et en bonne santé. « Alors, tu as encore fait l'imbécile ? » est la seule question qu'elle m'a posée sur l'instant.

Le lendemain, elle a pris contact avec la mère du fiancé de ma sœur, dont les parents vivaient à Nice. C'était une femme charmante et quand ma mère lui a demandé si elle accepterait de garder un œil sur moi si elle m'inscrivait dans un lycée de Nice, cette dame a bien entendu dit oui. Je me suis donc retrouvé pensionnaire au lycée du Parc-Impérial, dont ma mère avait convaincu le proviseur de m'accepter en plein milieu de l'année scolaire. Il faut préciser qu'entre-temps mon père avait été élevé au grade de médecin général et c'est donc précédée de cette qualité nouvelle que « madame le général » avait pu réussir ce tour de force diplomatique. Dans la France gaullienne, ce titre on ne peut plus officieux avait toujours quelque valeur et suffisait encore à impressionner un chef d'établissement. Je ne suis pas certain que ce serait toujours le cas aujourd'hui.

Quoi qu'il en soit, c'est au lycée du Parc-Impérial de Nice que j'ai rencontré Christian Estrosi, l'actuel maire de la ville, qui a trois ans de moins que moi et n'était donc pas dans la même classe, mais aussi Hugues de Samie, mon meilleur copain de ces années-là, qui allait ensuite devenir commando parachutiste, puis colonel de la Légion étrangère, avant d'être assassiné en 2012 à Tripoli, dans des circonstances assez troubles, peu de temps après la fin du règne de Kadhafi. C'est lui qui m'avait appris à jouer au bridge, un jeu que sa mère enseignait pour arrondir les fins de mois de cette famille d'aristocrates désargentés.

Pour autant, en dépit des recommandations de ma mère, je ne me suis pas calmé en arrivant à Nice. Assez rapidement, j'ai recommencé à enchaîner les conneries, ce qui m'a valu d'abord un renvoi d'une semaine, puis de passer l'essentiel de mes week-ends en colle, le plus souvent avec Hugues, qui n'était pas le dernier à inventer des blagues. Nous jouions tous les deux au tennis des heures entières dans la cour du lycée en attendant que le week-end se termine. Mais mon indiscipline m'a une nouvelle fois joué des tours. À la fin de l'année scolaire, j'ai en effet été renvoyé du lycée une nouvelle fois, mais en sauvant l'essentiel. « Didier peut passer en première, avaient écrit les professeurs sur mon bulletin, mais pas dans cet établissement. » Au bout du compte, je me suis retrouvé inscrit au lycée Saint-Charles de Marseille dès la rentrée suivante, deux ans après en avoir été viré une première fois. Mais si j'y avais quelques solides adversaires, j'y avais aussi quelques supporters, des gens qui m'aimaient bien sans que je sache pourquoi, comme le censeur.

Cette année-là, j'avais deux très bons copains à Saint-Charles : Roger Bentata, qui a ouvert un site internet sur les médecines douces au Canada, et Dominique Tichadou, qui fera plus tard de la politique au Parti socialiste, passant à deux doigts de remporter la mairie de Vitrolles en 2001 face à Catherine Mégret, dont le mari venait de quitter le Front national pour créer un parti encore plus à droite, avec le succès que l'on sait. Quelques semaines après la rentrée, Bentata, qui avait une âme d'entrepreneur, s'était piqué d'ouvrir une boîte de nuit rue Dragon, Le Madrigal, et nous avait demandé, à Dominique et à moi, d'en être les DJ. Mais l'aventure n'a pas duré plus de trois mois, le temps qu'une soirée finisse en bagarre générale et que Bentata décide de jeter l'éponge.

*

* *

Dans la foulée, c'est moi qui ai décidé de jeter l'éponge, non pas en tant que DJ du défunt Madrigal, mais en tant qu'élève à nouveau saisi par l'ennui scolaire et l'envie de vivre ma vie d'adulte avec un peu d'avance sur l'horaire. En février 1970, j'ai donc claqué la porte du lycée Saint-Charles – c'était la première fois que je quittais un établissement sans y avoir été invité – et je suis parti à Cannes avec la ferme intention de m'embarquer sur un paquebot. Avant mon départ, avec un seul trimestre de première au compteur, j'avais toutefois pris la précaution de m'inscrire au bac, section littéraire, en candidat libre, histoire de tenir la parole donnée à mon père et de ne pas compromettre un possible avenir alternatif fait de travail et d'études, ce que j'avais alors du mal à imaginer, mais que je n'excluais pas complètement.

Au mois de juin suivant, ma première expérience dans la marine marchande ayant tourné court, je me suis donc présenté à l'examen avec ce que beaucoup considéraient comme un handicap insurmontable, puisqu'en guise de préparation j'affichais un seul petit trimestre de première et quelques cours de maths suivis clandestinement. Il n'empêche : même en y étant allé les mains dans les poches sans avoir rien révisé, j'ai eu mon bac sans difficulté.

Le jour des résultats, je n'ai tout de même pas résisté à l'envie de faire une blague à ma mère et je suis entré dans la cuisine la tête basse, en tirant une mine de six pieds de long. Voyant cela, ma mère a tout de suite pensé que j'avais échoué. Et quand je lui ai finalement avoué que je l'avais, ce bac, elle était évidemment très heureuse, mais pas vraiment surprise. Comme mon père, elle avait une telle confiance en moi qu'elle ne s'inquiétait jamais vraiment pour mon avenir, convaincue que je m'en sortirais toujours, comme le pédopsychiatre l'avait certifié à mon père trois ans plus tôt.

Durant cette période, de l'adolescence à l'entrée dans l'âge adulte, j'ai ainsi toujours baigné dans un climat particulier, avec d'un côté des parents qui me faisaient une confiance aveugle, à un point que j'ai seulement réalisé quand je suis moi-même devenu père, et de l'autre une personnalité, un charisme bizarre que je ne comprenais pas, mais qui me permettait de séduire sans effort, d'emmener des gens avec moi, de leur faire aimer mon sillage.

Avec mes parents comme avec le reste de mon petit monde, cela m'amusait ainsi beaucoup de chercher les limites et de réussir à transformer en exploit ce que j'obtenais en un claquement de doigts et que la plupart des autres ne pouvaient espérer que par la besogne. C'était étrange à vivre pour un garçon de 18 ans, mais cela m'a armé pour le reste de mon existence.

Le jour du bac, donc, ma mère, tout à sa joie, voulait évidemment me récompenser. Comme j'avais toujours en tête mes rêves de bateau, je lui avais demandé de me payer une école de voile, pour acquérir les rudiments de la navigation, ce qui me serait toujours utile pour ce que j'imaginais être ma future carrière d'aventurier des mers. C'est comme ça que j'ai appris à manœuvrer, d'abord le long des côtes sur des dériveurs, puis plus au large sur de vrais bateaux. Consciente que je me fourvoyais sans doute, ma mère insista pour que je fasse malgré tout des études véritables en me laissant le choix de la filière. Mon père, lui, poussait depuis longtemps pour que je fasse médecine, son ultime espoir d'avoir un héritier professionnel mâle, puisque mes deux frères aînés n'avaient pas fait d'études supérieures, au grand regret de mes parents. Seule l'une de mes sœurs était déjà en fac de médecine, mais cela ne suffisait manifestement pas à satisfaire leur désir de réussites familiales. Sans passion ni raisons véritables, si ce n'est ma conviction que la Chine était promise à un brillant avenir – je n'imaginais alors pas que ce serait à si longue échéance, même si cela finirait par arriver –, j'ai cédé à ma mère en lui disant que je me voyais bien apprendre le chinois.

Me voilà donc en « langues O » à la faculté de lettres d'Aix-en-Provence, où je débarque en septembre 1970. Et là, grosse claque. Les locaux étaient pourris, délabrés, les étudiants faisaient cuire leurs merguez dans le hall… c'était un bordel sans nom où je me suis très vite senti comme un extraterrestre. Au bout de quelques semaines, c'en était assez. J'ai tourné les talons et j'ai annoncé à mes parents que cette fois, c'était décidé, j'allais faire du bateau, point à la ligne.

Ma mère était à moitié catastrophée et, avant que son fils ne prenne effectivement le large, elle avait jugé bon de prévenir mon père de ma décision de quitter la fac et de mes projets maritimes.

Avec toute la gentillesse et la prévenance qui le caractérisaient, mon père me demanda donc de le rejoindre à Alger avant de prendre la mer. On ne s'était pas beaucoup vus depuis que j'étais entré au lycée et il voulait que l'on discute de mon avenir en tête à tête. Sans doute parce qu'il avait compris avant moi que mes velléités maritimes ne tarderaient pas à se fracasser contre le mur des réalités. Sans jamais chercher à me dissuader de quoi que ce soit, il m'a gentiment prévenu que des décisions comme celle que je m'apprêtais à prendre ne se prenaient pas à la légère, sans avoir réfléchi à toutes ses conséquences, personnelles comme professionnelles.

J'ai donc embarqué sur un bateau, mais direction Alger, où je suis finalement resté presque trois mois. Quand je suis arrivé, mon père m'a dit aussitôt : « Laisse-moi essayer de te convaincre. Tu prends le temps d'analyser la situation et tu décides, mais pas sur un coup de tête. » Durant cette période, il m'a d'abord fait prendre des cours de maths, avec l'espoir que je repasserais un bac scientifique (à l'époque le bac D), puis que j'entrerais en fac de médecine armé de façon adéquate. Dans la même veine, il m'a régulièrement envoyé dans le service de pédiatrie de l'hôpital Mustapha, afin que je me familiarise avec les enfants malades. Il m'a également fait lire un bouquin d'un biologiste qu'il admirait, Jean Trémolières, ainsi que *Le Hasard et la Nécessité*, de Jacques Monod, qui m'a profondément marqué. Comme m'a marqué la première et seule vraie engueulade que j'ai eue avec lui de toute ma vie. Tout ça parce que j'avais entrepris de lire *Le Cycle breton*, du roi Arthur, un ouvrage qui heurtait sa sensibilité d'agnostique férocement anticlérical. Il faut dire que son propre père était ce qu'on appelait un hussard noir de la République, cette catégorie d'instituteurs laïcards capables de faire une poussée d'urticaire géant à la seule vue d'un crucifix. Sans compter qu'il avait dû divorcer pour épouser ma mère, ce qui en faisait une sorte d'excommunié de fait. Au contraire de ma mère, qui est, elle, restée une fervente catholique toute sa vie.

Il n'empêche : quand il m'a vu avec un tome du *Cycle breton* dans les mains, il a d'abord réagi positivement, par fierté bretonne et parce qu'il ne connaissait pas l'ouvrage. Mais quand, à sa demande, je lui ai prêté *La Quête du Graal*, il n'a pas mis longtemps à revenir furax à la porte de ma chambre, en me reprochant de lui faire lire d'insupportables bondieuseries. Il était tellement énervé que je suis allé me réfugier dans les toilettes en attendant que l'orage passe, mais il a continué de longues minutes à hurler derrière la porte avant d'enfin aller se recoucher. Tout ça pour *La Quête du Graal*, ce qui ne manque, dans le contexte, ni de sel, ni de sens.

Pour autant, cette engueulade n'a rien changé dans mon approche des religions, auxquelles je n'ai pas eu la grâce de croire. Et si je dis la grâce – je pourrais dire aussi la chance –, c'est parce que l'immense majorité des ministres du culte que j'ai rencontrés dans ma vie, qu'il s'agisse de prêtres, de pasteurs, de moines bouddhistes, de rabbins ou d'imams, avaient en eux une joie, une grâce justement, que je leur ai toujours enviée.

Moi, ma seule religion, mon substitut aux croyances divines, c'est le stoïcisme. Je suis en quête de l'estime de moi-même dans un monde que je sais ne pas maîtriser, comme d'ailleurs les croyants des grandes religions monothéistes qui postulent toutes, avec plus ou moins de fatalisme, que les voies du Seigneur sont impénétrables. Là où je les rejoins, dans ce monde qu'on ne maîtrise pas, c'est sur le devoir d'y faire du mieux que l'on peut avec les moyens que l'on a.

Mon père n'avait, je crois, pas d'autre ambition en m'invitant à le rejoindre à Alger : faire en sorte que je trouve mon talent et que j'en fasse quelque chose. Lui était déjà convaincu que ce talent-là, c'était la médecine.

Était-ce parce qu'il était lui-même médecin ? Était-ce parce qu'il avait perçu chez moi des dispositions dont je doutais encore ? Était-ce parce qu'une de mes sœurs aînées avait déjà suivi cette voie avec un certain succès ? Toujours est-il qu'un soir il s'est planté devant moi et m'a dit : « Puisque tu aimes la mer et les bateaux, je voudrais que tu fasses santé navale et que tu deviennes médecin militaire. »

À ce moment-là, je n'avais pas encore réalisé à quel point les métiers de la mer, aussi exaltants qu'ils me paraissaient, restaient intellectuellement pauvres. Mais mon envie de naviguer était encore trop forte et je lui opposai un refus catégorique. Il eut alors l'intelligence de ne pas se braquer et de me faire une habile contre-proposition avec, je crois, déjà la conviction que le temps finirait par lui donner raison. Il me mit donc ce marché en main : « Si tu entres maintenant à l'université, je te paye tes études, quelles qu'elles soient, parce que c'est normal. Si, en revanche, tu décides de ne pas faire d'études, je t'émancipe pour que tu puisses faire ce que tu veux, mais je ne te donne plus d'argent et tu te débrouilles pour gagner ta vie. Dernière hypothèse : si tu changes d'avis dans les mois qui viennent et que tu veux faire des études, alors je ne te les payerai que si tu fais médecine. Ce sera le prix à payer pour t'être trompé. » Je lui ai dit d'accord, on fait comme ça.

*
* *

Pour le reste, ces quasi-vacances auprès de mon père m'ont permis de lire encore plus que j'en avais l'habitude et, surtout, de perfectionner mon anglais, car j'avais conscience que, quelle que serait ma voie, j'aurais besoin de maîtriser cette langue pour m'accomplir. J'avais déjà eu la chance de faire un premier séjour à Londres l'année précédente, en 1969. Sitôt sur place, j'avais planté ma tente dans Hyde Park pour le fameux concert des Rolling Stones entré depuis dans la grande histoire du rock'n roll. Jusqu'à ce qu'un bobby me réveille en sursaut à 4 heures du matin le jour du concert, en me demandant si je n'étais pas fou de m'être installé là. De longues années plus tard, j'ai d'ailleurs reçu un des Rolling Stones en consultation – je ne dirai pas lequel, secret médical oblige – et je lui ai raconté la scène. Ça l'a évidemment fait marrer.

De retour à Marseille après ce tête-à-tête avec mon père, j'ai donc embarqué comme mousse sur le *Renaissance*, un paquebot de la compagnie Paquet. Je suis resté quatre mois à bord à nettoyer les ponts, ranger les chaises longues… mais j'ai vu du pays comme je le souhaitais : Spitzberg, Oslo, Leningrad… Les croisières de luxe étaient un univers très agréable, mais moins passionnant que je l'imaginais avant de m'embarquer.

Dans les semaines qui précédèrent cet appareillage, mon envie de marine marchande avait beaucoup étonné la plupart des amis que j'avais alors, dont l'état d'esprit était assez proche de celui de la jeunesse d'aujourd'hui. Dans la foulée de mai 1968, beaucoup de gens de ma génération rêvaient en effet d'une autre vie, en marge de la société, plus proche de la nature, parfois en communauté, à l'image de la jeune génération actuelle, ébranlée par l'évolution de la situation au niveau mondial, la pandémie, la dégradation de l'environnement… Un demi-siècle plus tard, j'ai le sentiment que les questionnements d'alors n'ont pas disparu ; ils ont seulement été anesthésiés par l'idée qu'une société plus juste, plus vivable, plus humaine était en train de se construire.

La fin des illusions a été brutale.

Quoi qu'il en soit, c'est bien parce que j'avais envie de vivre ma vie et que je croyais dur comme fer à ma destinée de marin que je suis resté sourd à toutes les mises en garde, toutes les propositions, toutes les « meilleures idées » que les autres, et pas seulement mes parents, s'efforçaient d'avoir pour moi.

Pourquoi une telle obstination ? J'imagine que c'était par dévotion au mythe breton dans lequel je me reconnaissais et que je n'avais eu de cesse d'alimenter par mes lectures. Sans compter mes origines paimpolaises et le mythe familial côté Raoult, qui avait a priori compté plusieurs corsaires auxquels il m'était très facile de m'identifier. Ce n'est d'ailleurs pas un hasard si mes deux frères sont devenus marins et ont convoyé des voiliers aux quatre coins du monde une bonne partie de leur vie. À la fin des années 1970, ils ont même monté une affaire de charters à Tahiti avec un de leurs amis, financée par Liliane Bettencourt, à une époque où le tourisme en Polynésie en était à ses balbutiements. Mon frère aîné, André Junior, a même fait partie de l'équipage de *Palynodie*, le ketch avec lequel Gaston Defferre, alors maire de Marseille, s'essayait à la régate quand ses activités politiques lui en laissaient le loisir.

Avec le recul, j'ai réalisé à quel point, enfant puis adolescent, j'avais été perméable à ce mythe de la famille de marins bretons qui sillonnent les mers à l'aventure et ne reviennent au port retrouver leur famille que de façon très intermittente. Puis, quand on grandit et que l'on fait soi-même l'expérience de la vie et de ses réalités, on s'écarte peu à peu des mythes familiaux et des domaines dans lesquels on constate que l'on n'est pas compétent. Parcourir ce chemin n'a pas été facile pour moi. J'ai tâtonné, je n'ai pas suivi la voie directe, mais j'ai fini par me rendre compte qu'en dépit de mes fausses certitudes je n'étais pas fait pour la navigation au long cours. J'y ai néanmoins trouvé quelques satisfactions – la découverte de nouveaux pays, de nouvelles langues, de gens nouveaux –, mais trop peu de nourritures intellectuelles à mon goût. J'ai donc fini par rentrer à Marseille et c'est penaud que je suis allé voir mon père pour lui dire qu'il avait raison et que je me sentais prêt à remplir ma part du deal conclu à Alger.

– 3 –

Devenir un « workaholic »

« Je suis un homme et rien de ce qui est humain
je crois, ne m'est étranger. »
Térence

Sans aucune certitude que je m'y accomplirais, j'ai donc intégré la faculté de médecine de la Timone, à Marseille, en septembre 1972. Mais je ne suis pas rentré dans le rang pour autant, à tout le moins pas tout de suite. Jusqu'à l'internat, mon parcours a en effet été assez acrobatique, car j'avais du mal à renoncer à toutes les autres activités qui me donnaient du plaisir, comme la peinture, la voile ou la plongée sous-marine. Il faut dire qu'à l'époque, même si le numerus clausus venait d'être institué, les efforts à fournir pour réussir la première année étaient sans commune mesure avec le travail auquel doivent aujourd'hui s'astreindre les étudiants pour franchir cet écueil. En clair, c'était beaucoup plus cool.

In fine, c'est seulement pour préparer le concours de l'internat, à partir de la sixième année, que je me suis réellement mis à travailler. Jusque-là, je n'en avais pas réellement eu besoin, que ce soit à l'école, au collège, au lycée ou même en médecine. Mais l'internat, c'était autre chose. Aussi doué que je pouvais l'être, il était, pour la première fois de ma vie, impératif que je me mettre au boulot pour avoir une chance de passer la barre, celle qui sépare les internes du *vulgum medicus*, autrement dit la frontière entre la plèbe et l'aristocratie médicale.

Cette dure réalité, je l'ai finalement comprise, et je savais qu'il fallait en passer par là si je voulais réellement décider de la suite de ma vie.

Moins d'un an avant le concours, j'ai donc intégré ce qu'on appelle une écurie, c'est-à-dire un groupe d'étudiants motivés par ce concours et encadrés par des internes en fin de cursus, prêts à faire bénéficier les jeunes carabins de leur expérience, de leur méthodologie et de leur talent.

Quand je suis arrivé dans cette écurie, on m'a d'abord ri au nez. Tous les autres étudiants l'avaient intégrée deux ans auparavant et moi, je débarquais la bouche en cœur, huit ou dix mois avant les épreuves, avec la foi du charbonnier. Pour m'entendre dire immédiatement que je courais à l'échec, étant donné la somme de travail nécessaire et le temps compté pour en faire complètement le tour. Salutaire provocation : je me suis mis à bosser comme un forcené, sans même savoir si je tiendrais le rythme sur la durée, dans la mesure où le travail était jusqu'alors pour moi un concept totalement étranger. Et comme je ne faisais jamais les choses à moitié et que j'avais parfaitement conscience du retard accumulé, je me suis attelé à la tâche quinze à seize heures par jour, jusqu'à me rendre malade d'épuisement.

Aujourd'hui, d'ailleurs, je peux dire que c'est en préparant l'internat que j'ai trouvé mes limites en termes de temps de travail utile, en l'occurrence douze heures par jour et pas une minute de plus. Au-delà, mon cerveau ne fonctionne plus de la même manière et ce que je produis dans ces conditions n'atteint que rarement les standards que je me suis toujours imposés. Mais j'aurai l'occasion d'y revenir.

Paradoxalement, c'est durant cette période de travail plus qu'intense à préparer l'internat que j'ai ressenti, pour la première fois, ce qu'était le sentiment d'être vraiment heureux. Car pour moi, c'est toujours un vrai bonheur que d'apprendre, d'acquérir des connaissances nouvelles, de se forger des armes pour mieux comprendre et mieux appréhender le monde dans lequel on vit et le métier que l'on souhaite exercer. Il n'y a, à mon sens, rien de plus exaltant que le savoir. Lire, comprendre, réfléchir, c'est plaisant, mais le savoir, c'est autre chose. Quand on sait, on se sent armé, on se sent solide, on s'élève au-dessus de la mêlée… Pour moi, préparer ce concours a donc été une révélation. C'est la première fois de ma vie où j'ai mobilisé en même temps la mémoire exceptionnelle dont la nature m'a doté, ma capacité à comprendre les choses vite et bien, ainsi que mon énergie et ma concentration, deux qualités que je n'avais jusqu'alors pas eu besoin de solliciter pour avancer.

Ce moment a été d'autant plus fondateur pour moi que c'est à cette époque que j'ai eu ma première fille et que j'ai vraiment débuté ma vie d'adulte, suite logique de mon entrée en faculté de médecine, qui découlait du fait que j'avais enfin décidé d'être sérieux. Comme Shakespeare, je crois en effet qu'une vie est composée de sept pièces. En renonçant à la vie de marin et en revenant à Marseille, j'avais clos la première. En entrant en fac de médecine, en me mariant avec une femme un peu plus âgée que moi et déjà installée comme dentiste, j'ouvrais la deuxième, celle de l'entrée dans l'âge adulte, avec ce que cela suppose en termes de responsabilité et de sérieux. Ce n'était pas l'amour fou, la passion, mais à l'époque, à tout cela, je n'y croyais guère. L'amour fou, il faut le vivre pour savoir qu'il existe. Et c'est quand je l'ai vécu, quelques années plus tard, que j'ai enfin compris ce qu'était la vraie passion amoureuse. Sur cela aussi, je reviendrai.

Au bout du compte, malgré l'état d'épuisement dans lequel je m'étais mis, j'ai réussi l'internat avec une bonne marge dès ma première tentative. À l'inverse de beaucoup d'autres étudiants de mon écurie, même s'ils s'étaient mis au boulot bien plus tôt, mais sans forcément y consacrer autant d'énergie que moi. Et à la grande surprise des internes qui nous avaient cornaqués.

À l'époque, moins de 10 % des étudiants en médecine réussissaient l'internat, mais tous savaient, moi y compris, que franchir cet obstacle ouvrait une voie royale vers une carrière médicale prestigieuse. Mon père le savait aussi et ma réussite, quelques mois avant sa mort, a sans doute été l'un des grands bonheurs de sa vie, ce qui ajoute encore à ma fierté. Dans la foulée de ce succès, il avait d'ailleurs essayé de me convaincre de marcher dans ses traces et de m'intéresser à la nutrition. Quand il était au Sénégal, il avait fait un travail remarquable sur les grosses parotides, ces glandes que nous avons derrière la mandibule inférieure et qui jouent un rôle dans les désordres alimentaires qui conduisent aussi bien à la malnutrition qu'à l'obésité. Je sentais qu'il y tenait et j'avais même commencé de travailler sur une thèse qu'il m'avait donnée, afin de pousser plus loin mes connaissances sur ces parotides. C'est aussi dans cette perspective que j'avais choisi Tahiti, où il était alors en poste, comme destination pour mon service militaire. Sauf qu'il est mort à l'été 1978, quelques semaines avant mon arrivée là-bas.

*
* *

En Polynésie, où je suis tout de même parti après les obsèques de mon père, j'ai d'abord « bouffé du malade », comme on dit vulgairement, dans des conditions très difficiles. En dépit de mon passé africain, de mon héliophilie et du climat méditerranéen dans lequel je baignais depuis mes 10 ans, j'ai en effet beaucoup souffert de cette chaleur humide qui règne là-bas et qui rend le travail particulièrement épuisant. Surtout qu'à la fin des années 1970 les seuls locaux climatisés de l'hôpital de Papeete étaient les blocs opératoires. Partout ailleurs, c'est la sueur qui prédominait, chez les soignants comme chez les malades. Le soir, quand je sortais de l'hôpital pour rentrer chez moi, j'allais me tremper une bonne heure dans les eaux du lagon, les seules qui me rafraîchissaient avant la tombée de la nuit. Contrairement à plusieurs de mes frères et sœurs, j'ai donc résisté au « virus des tropiques », du fait de ce climat éprouvant. Et si je n'ai jamais songé à m'y installer, c'est aussi parce que ces îles perdues au milieu du Pacifique n'étaient guère la destination idéale pour assouvir mes ambitions.

Mon séjour à Tahiti m'a en tout cas permis d'y voir un peu plus clair dans le brouillard de mes envies en matière médicale. Jusque-là, c'est surtout vers la gastro-entérologie que je penchais, en grande partie à cause de l'admiration que je nourrissais à l'égard du professeur Henri Sarles, l'un des meilleurs médecins marseillais à l'époque, qui dirigeait le service de gastro-entérologie de l'hôpital Sainte-Marguerite. Mais j'avais également touché aux maladies infectieuses et tropicales durant mon premier choix d'interne, que j'avais fait chez le professeur Pierre Pène. Ce grand médecin avait travaillé avec mon père à Dakar, avant d'être nommé doyen de la faculté de médecine d'Abidjan, en Côte d'Ivoire, puis de revenir à Marseille pour redynamiser une spécialité médicale alors en déshérence. Le démantèlement de l'empire colonial français avait en effet réduit de façon spectaculaire le nombre de médecins militaires spécialisés en maladies infectieuses et tropicales, et la fermeture programmée de l'hôpital militaire Michel-Lévy n'avait fait qu'accentuer le phénomène. La mise en service du nouvel hôpital militaire Alphonse-Laveran n'avait rien changé à l'affaire, les quelques rares spécialistes restants ayant été relégués au second plan dans cet établissement alors flambant neuf.

À l'époque, un seul hôpital dédié aux maladies infectieuses et tropicales subsistait à Marseille, celui de la Calade, l'ancien hôpital des Anglais, alors dans un état pitoyable, et surtout destiné à accueillir les marins malades. Pour remédier à cette situation, Pierre Pène remua ciel et terre pour obtenir que l'on construise, sur le site même, un nouvel hôpital plus particulièrement tourné vers l'Afrique. Un tour de force qu'il devait à ses amitiés bordelaises, tissées durant ses études à l'école de santé des armées. À l'époque, Jacques Chaban-Delmas, maire de Bordeaux et ancien Premier ministre, avait encore une grande influence et c'est grâce à son intervention que Pierre Pène put faire financer ce nouvel établissement, avec également le soutien du président de la République de Côte d'Ivoire, Félix Houphouët-Boigny, qui compléta l'enveloppe et donna son nom à cet hôpital. Mais en raison de la perte d'influence de la médecine infectieuse et tropicale dans les années 1960/1970, l'hôpital Houphouët-Boigny n'avait pas été doté comme il aurait fallu. Il manquait ainsi d'une réanimation et d'un service de soins intensifs. Il manquait également d'une plateforme technologique digne de ce nom, avec scanner et radiologie performante, et souffrait de ne posséder qu'un minuscule laboratoire de microbiologie mal équipé, dans lequel j'ai tout de même commencé à me familiariser avec les bases de mon futur métier. Mais les carences de cet hôpital étaient trop criantes, ses moyens de fonctionnement, trop faibles et la source de malades infectés, trop aléatoire pour garantir sa pérennité. Il fut donc désarmé en tant qu'hôpital au bout de seulement quelques années et ne devint plus qu'un lieu d'enseignement pour l'Assistance publique-Hôpitaux de Marseille. Quoi qu'il en soit, il restera toujours pour moi l'hôpital où je me suis éveillé à la spécialité qui allait être la mienne tout au long de ma carrière. Sans avoir à l'époque réellement conscience que ce domaine serait effectivement le mien.

C'est donc après mon séjour à Tahiti, où j'avais fait énormément de médecine infectieuse et tropicale et où je m'étais colleté pour la première fois avec les difficultés du diagnostic, que je me suis résolument orienté vers cette spécialité.

À l'issue de mon service militaire, je me suis investi corps et âme dans les infections, où il me semblait qu'énormément de choses restaient à découvrir. En dépit de la conviction de certains grands médecins d'alors persuadés que les progrès de la vaccination et de l'arsenal antibiotique finiraient par venir à bout de tous les pathogènes, qu'il s'agisse de bactéries, de virus, de parasites ou de champignons.

On sait aujourd'hui qu'ils se trompaient.

Dès mon retour à Marseille, j'ai intégré le service du professeur Paul Casanova en tant qu'interne. Paul Casanova était quelqu'un de très brillant, sans conteste le meilleur ou l'un des tout meilleurs médecins de Marseille à tout juste 40 ans. Et c'est peu ou prou le moment où il s'est arrêté, car il n'avait plus rien à prouver. Mais je ne voulais pas de ça pour moi. Je ne souhaitais pas faire un métier jusqu'à 40 ans, comme un sportif, et me laisser vivre ensuite. C'est l'une des raisons majeures pour lesquelles je me suis lancé dans la recherche, une discipline en perpétuel renouvellement que je savais intellectuellement stimulante et imperméable à l'ennui pour celles et ceux qui s'y investissaient. Et puis, inutile de le cacher, c'est avec la recherche que j'ai très tôt acquis la conviction que j'atteindrais mon objectif : devenir dans mon domaine, non pas le meilleur de Marseille, comme Casanova et d'autres grands médecins qui exerçaient alors dans la cité phocéenne, mais le premier au monde.

Eh oui, c'est ainsi que j'ai abordé chacun des sujets qui m'ont passionné tout au long de ma carrière. Dès que je réussissais à devenir une référence mondiale sur un sujet, je le négligeais et je passais à un autre. Sur une bonne dizaine d'entre eux, j'ai effectivement réussi, avec mon équipe, à occuper le devant de la scène planétaire. C'était un but dès le départ et ça l'est resté au fil du temps et des découvertes, car j'étais motivé par ce désir de réussite et d'accomplissement, mais aussi par la nécessité de conforter l'estime de soi indispensable pour y parvenir.

L'estime de soi, j'ai parfois le sentiment que c'est devenu un gros mot, alors que c'est le moteur dont chaque individu a besoin pour connaître ses propres limites et espérer les dépasser. Je l'ai moi-même ressenti dès le début de mes études et plus encore après avoir passé avec succès le concours de l'internat, une période où je me suis fixé des défis très élevés que d'aucuns estimaient inatteignables.

Ce sont en tout cas ces premiers choix d'interne à Marseille, chez Pène et Casanova, qui m'ont permis d'ouvrir ce nouveau chapitre de ma vie en termes d'acquisition de connaissances scientifiques. Parce que j'avais pris goût au travail et aux défis en préparant l'internat, je m'étais mis en tête de m'inscrire chaque année à cinq examens différents. J'ai ainsi passé un diplôme de médecine tropicale chez Pierre Pène, puis une thèse de biologie humaine et toute une série de certificats, mais sans jamais atteindre l'objectif initial que je m'étais donné de cinq examens passés avec succès par année universitaire – j'ai toujours plafonné à quatre. Mais, si ce n'est une légère blessure d'amour-propre, cela ne m'a jamais empêché d'avancer relativement plus vite que la plupart de mes confrères. Ce qui avait, déjà à l'époque, le don d'en agacer un certain nombre, à commencer par les médiocres.

Cette boulimie d'examens et de diplômes s'est poursuivie, en France, jusqu'en 1985, avant de trouver un prolongement aux États-Unis, où je suis parti faire mon postdoc. D'abord au Center for Disease Control and Prevention (CDC) d'Atlanta, en Géorgie, puis à celui de Bethesda, près de Washington. À ce moment-là, je ne savais pas encore que je serais aussi microbiologiste, mais c'est aux États-Unis que j'ai fait le lien entre la spécialité et ses outils.

Comme les tuyaux et les endoscopes sont les outils de la gastro, le laboratoire est celui des maladies infectieuses.

À mon corps défendant, ce défi d'excellence que je m'étais lancé et que je n'avais pas de fausse pudeur à évoquer m'a valu très tôt un solide réseau d'inimitiés jalouses. Jeune, j'y accordais une certaine importance, mais avec le temps, j'ai fini par y prendre un certain plaisir. Dans la période récente, j'ai ainsi entendu de la bouche ou lu sous la plume de quelques journalistes qu'il m'importait peu de me faire détester. C'est ma foi vrai, même si je crois que c'est avant tout le prix qu'on a voulu me faire payer pour ma sincérité. Quoi qu'il en soit, l'opinion des médias m'indiffère totalement.

*

* *

Ce goût pour le défi et l'adversité s'est aussi exprimé par le sport, que j'ai pratiqué dès l'enfance, car j'avais un besoin irrépressible de m'agiter et de brûler des calories. Mais je n'y ai jamais investi le temps qu'il aurait fallu pour atteindre un bon niveau et je n'étais pas doté d'une grande adresse. Les périodes de ma vie où j'ai fait beaucoup de sport m'ont en tout cas permis de comprendre que le haut niveau, quelle que soit la discipline dans laquelle on souhaite l'atteindre, requiert non seulement une motivation sans failles, mais aussi une exigence, une discipline et un volume de travail que tous les individus ne sont pas capables de fournir. Car il faut avoir un but, une ambition, pour consentir aux sacrifices indispensables au haut niveau. Le talent et les capacités intellectuelles et physiques sont une chose. La motivation et la persévérance en sont une autre, sans laquelle il est illusoire d'espérer atteindre l'excellence. C'est vrai dans le sport. C'est également vrai dans la recherche médicale et scientifique, mais aussi dans bien des domaines de la vie où la paresse, la médiocrité et la désinvolture rendent tout accomplissement inenvisageable.

De retour à Marseille, j'ai donc consacré mon temps de travail disponible à la recherche et n'ai plus fait beaucoup de sport. Pour des questions d'emploi du temps, mais aussi parce que je m'étais rendu compte que ma morphologie et la force que le sport m'avait donnée n'étaient guère utiles au métier que je faisais. Pire, cela faisait peur à certaines personnes, pour qui la compétence médicale et un physique de rugbyman ne pouvaient qu'être antagonistes. Et cela compliquait les rapports avec mon entourage professionnel, au sens large du terme, dans des proportions que je n'avais évidemment pas anticipées.

Ne plus faire de sport ne m'a finalement pas trop coûté, car j'avais déjà renoncé depuis longtemps au dernier rêve maritime qui m'aurait permis de satisfaire mon désir d'excellence : la course au large. Là encore, j'ai rapidement compris que je ne serais pas le nouveau Tabarly, ni même le Kersauson du Sud, car je n'avais pas – et je n'ai toujours pas – cette capacité qu'ont les cadors de la voile en solo à dormir par courtes séquences de quinze à vingt minutes et à se maintenir en veille sur de longues périodes quand la course l'exige. Et comme je n'avais aucune envie de me retrouver simple équipier, ni même dans la masse des skippers honorables qui ne gagnent jamais rien, j'ai vite abdiqué ces ambitions dans la voile. Depuis, je prends toujours énormément de plaisir à naviguer, mais de façon récréative, pas pour battre des records en régate.

*

* *

Pour revenir à l'aube de ma vie de chercheur, c'est donc au sein du minuscule laboratoire de microbiologie de l'hôpital Houphouët-Boigny que j'ai conduit mes premières recherches, celles qui allaient marquer toute la première partie de ma carrière scientifique.

Ce premier travail portait sur la fièvre boutonneuse méditerranéenne, une infection causée par une petite bactérie intracellulaire de la famille des rickettsies. À l'époque, le principal problème auquel étaient confrontés les médecins avec cette maladie concernait la qualité du diagnostic biologique, qui ne reposait pas sur un protocole reproductible pour les patients. La reproductibilité des protocoles, c'est-à-dire le fait d'obtenir toujours le même résultat en utilisant le même protocole, était un concept que j'avais découvert alors que j'étais interne en hématologie dans le service du professeur Yves Carcassonne, où je faisais mes gammes aux côtés d'un jeune interne qui allait devenir mon ami pour la vie, Dominique Maraninchi, qui a fait une immense carrière en cancérologie avant de diriger la Fédération nationale des centres de lutte contre le cancer (FNCLCC), puis l'Agence nationale de sécurité du médicament et des produits de santé (ANSM). Yves Carcassonne n'avait rien inventé, mais il avait fait sienne la stratégie élaborée par le professeur Jean Bernard dans le but de mettre un terme à l'improvisation thérapeutique des maladies hématologiques.

Cette approche rigoureuse m'a immédiatement semblé la bonne, au contraire des stratégies alors dominantes en infectiologie, où l'opinion des uns et des autres et la pression exercée par les laboratoires pharmaceutiques dès qu'un nouvel antibiotique arrivait sur le marché l'emportaient souvent sur toute autre considération, y compris sur les protocoles à la reproductibilité dûment vérifiée.

L'importance du diagnostic en maladies infectieuses est l'une des toutes premières leçons capitales que j'ai retenues de mes années d'internat. Une leçon que je n'ai jamais oubliée depuis et qui a toujours guidé ma réflexion de clinicien et de chercheur. C'est à Tahiti que je l'ai reçue, durant mon année de service militaire.

Quand je suis arrivé là-bas, j'ai eu la chance de travailler avec un biologiste, le docteur Durand, qui avait pris l'habitude de mettre systématiquement en culture le sang des patients fébriles qu'il prélevait afin de rechercher le leptospire, une bactérie en spirale responsable de la leptospirose, une maladie transmise par contact avec de l'urine de rat. Le plus souvent bénigne, la leptospirose est néanmoins susceptible d'entraîner une insuffisance rénale, voire un décès dans 5 à 10 % des cas.

À l'époque, comme tout étudiant en fin d'études, j'avais pour référence les questions d'internat traitant de cette maladie, alors méconnue et très peu étudiée en France. Depuis le début du XXe siècle, la doctrine décrivait une évolution en plusieurs étapes, avec une première phase où la bactérie circulait dans le sang avant de disparaître, puis une seconde phase où elle apparaissait dans les urines en même temps que ses anticorps associés, que l'on pouvait alors détecter par sérologie. Chez les patients, la leptospirose pouvait donc de temps à autre se manifester par une insuffisance rénale, mais aussi par des troubles de la conscience plus ou moins importants et des douleurs musculaires extrêmes.

Confronté sur le terrain à cette maladie, j'avais appris à la diagnostiquer en pinçant les mollets des patients, qui réagissaient systématiquement en grimaçant, même lorsqu'ils se trouvaient dans un état de semi-coma. Une réaction liée à la douleur intense et très spécifique de la leptospirose, qui s'explique par la forte concentration de bactéries dans les jambes que cette maladie entraîne. Mais je trouvais étrange que les leptospires disparaissent spontanément du sang des malades au bout de quelques jours, ainsi que le décrivait la doctrine, car les différentes espèces de leptospires entraînaient des manifestations très différentes chez les mammifères infectés, où des formes chroniques de la maladie avaient déjà été décrites.

Quoi qu'il en soit, avant même de commencer à travailler sur la question, j'avais remarqué qu'en Polynésie la fréquence de la leptospirose semblait évoluer selon des cycles de trois ans, ce qui me paraissait assez étrange. Selon les observations faites sur place, on constatait en effet que le nombre de cas augmentait très brutalement tous les trois ans, avant de diminuer de façon presque aussi brutale, puis de disparaître. Assez rapidement, nous avons fait le lien entre ce supposé cycle et celui des médecins militaires en poste à l'hôpital de Papeete, qui effectuaient généralement des séjours de même durée. Ainsi, tous les trois, six ou neuf ans, les médecins nouvellement nommés qui s'intéressaient à la leptospirose se mettaient à la rechercher et la retrouvaient en nombre, d'où l'augmentation du nombre de cas répertoriés. Puis ils partaient vers une autre affectation et leurs successeurs ne s'y intéressaient pas forcément. On voyait alors les cas disparaître rapidement, pour la bonne et simple raison que les leptospires n'étaient plus systématiquement recherchés chez les patients fébriles.

Partant de ce constat, nous avons décidé d'aller un peu plus loin. Avec les prélèvements du docteur Durand qui nous avaient permis de trouver de nombreux cas, nous avions réussi à publier une série sur cette maladie qui n'intéressait pas grand monde. En étudiant chaque cas, nous avions rapidement compris que la doctrine sur cette maladie n'avait rien à voir avec la réalité que nous avions sous les yeux. Non seulement les cycles et la disparition spontanée de la bactérie dans le sang étaient un mythe, mais il existait bel et bien des formes chroniques et des cas de portage de la maladie, particulièrement chez les habitants des petites îles de Polynésie qui ne recevaient jamais de traitement antibiotique, comme cela avait déjà été constaté sur l'animal.

Au moment où nous avons commencé à écrire sur ce travail, je me suis rendu compte en fouillant les annales qu'une description parfaite de la leptospirose existait déjà telle que nous l'avions nous-mêmes appréhendée avec le docteur Durand. Elle était l'œuvre d'un des plus grands spécialistes mondiaux de la maladie à cette époque, le microbiologiste néo-zélandais Solomon Faine. Sauf que son article n'avait jamais été publié en français et qu'à l'époque les médecins de notre pays étaient très peu nombreux à s'intéresser aux publications scientifiques en anglais. Ainsi, ils appréhendaient toujours la leptospirose selon la doctrine française, qui décrivait une forme prétendument typique de la maladie qui avait en fait disparu depuis très longtemps ou n'avait peut-être jamais existé. Et cela continuait d'être enseigné à des dizaines de milliers d'étudiants.

Sur le plan thérapeutique, je savais par expérience que quarante-huit heures sous pénicilline suffisaient généralement à guérir les patients infectés.

Quelques années plus tard, j'ai été envoyé au Brésil par mon patron, le professeur Paul Casanova, pour accompagner le maire de Marseille, le professeur de neurochirurgie Robert-Paul Vigouroux. Il s'agissait alors d'aider les Brésiliens à gérer la multiplication des cas de leptospirose depuis que des inondations catastrophiques avaient noyé la ville de Rio de Janeiro et ses environs. La corrélation entre inondations et leptospirose était déjà connue, car la montée des eaux pousse les rats à sortir à l'air libre, multipliant les risques de contact entre leur urine, les autres animaux et les hommes.

Une fois sur place, j'ai rapidement compris que les Brésiliens n'avaient pas réellement besoin de nous pour prendre en charge les malades, dont le nombre ne cessait de croître. Mais quand je me suis rendu à l'hôpital de maladies infectieuses de São Sebastião, j'ai été très surpris d'entendre les médecins demander aux patients depuis combien de temps ils étaient fiévreux. Si ces patients leur répondaient : « Moins de cinq jours », ils recevaient aussitôt de la pénicilline en perfusion. Si, en revanche, ils répondaient : « Plus de cinq jours », ils ne recevaient rien, ce qui ne me paraissait pas très cohérent au regard de ma propre expérience. Je les ai donc interrogés sur les raisons de cette étrange prescription et ils m'ont renvoyé à la seule littérature internationale dont ils disposaient sur la leptospirose, en l'occurrence des ouvrages en langue anglaise qui se fondaient sur la seule étude publiée à l'époque. Elle avait été conduite à Hong Kong sur un très petit nombre de patients et consistait à comparer les résultats obtenus avec quatre protocoles thérapeutiques différents administrés dans les cinq premiers jours ou dans les jours suivants, et une absence de protocole. Sur leur cohorte réduite, aucune différence significative n'avait été mise en évidence entre les patients traités après cinq jours d'évolution et ceux qui ne l'étaient pas. Ils en avaient conclu qu'il était inutile de traiter les malades au-delà de cinq jours, ce qui était bien entendu une interprétation erronée de l'étude. Dans la foulée, j'ai donc donné un cours de façon très officielle pour convaincre nos amis brésiliens que leur stratégie n'était pas la bonne. Les plus jeunes l'ont accepté facilement, mais pas les plus anciens. Car il est toujours très difficile de changer ses habitudes et plus encore d'admettre que priver d'antibiotiques les patients fiévreux depuis plus de cinq jours n'était pas raisonnable. Cela avait probablement empêché de sauver des milliers de malades au Brésil. Surtout que l'on savait la bactérie toujours présente dans le sang des malades après cinq jours de fièvre sans traitement.

Ces deux événements – le travail avec le docteur Durand à Tahiti et le voyage au Brésil – m'ont appris deux choses que j'ai toujours gardées en mémoire, pour la leptospirose comme pour d'autres pathologies. D'abord que la qualité du diagnostic initial est essentielle dans les maladies de cet ordre, et ensuite que cette donnée dépend avant tout des moyens mis en œuvre pour la déterminer. Enfin que les stratégies thérapeutiques et recommandations, parfois appliquées aveuglément pendant des années, sont souvent fondées sur des études et des raisonnements à la valeur douteuse.

Je l'ai une nouvelle fois vérifié peu de temps après notre retour de Rio de Janeiro, alors que je travaillais sur la typhoïde, une maladie souvent liée à la mauvaise qualité de l'eau. On l'observait encore un peu à l'époque, mais elle a depuis pratiquement disparu des pays développés. Elle constitue néanmoins encore un important problème de santé publique en Afrique et en Asie.

Mon chef de service, Paul Casanova, et son agrégé avaient alors une marotte : l'analyse des nouveaux antibiotiques. Quand les céphalosporines sont apparues, ils ont donc analysé leur efficacité sur un certain nombre de septicémies – c'est-à-dire la présence massive dans le sang de bactéries pathogènes –, parmi lesquelles des typhoïdes qui avaient parfaitement répondu à la céfopérazone, l'une des premières molécules de cette nouvelle classe d'antibiotiques, vendue sous le nom de Cefobis. C'est à ce moment-là que je suis parti assister à l'un des tout premiers congrès internationaux de ma jeune carrière, où j'ai rencontré mon maître, à l'époque la star des maladies infectieuses et de la microbiologie mondiale, le professeur Jacques Acar. À cette occasion, il a demandé si quelqu'un, parmi les participants, avait déjà utilisé la céphalosporine de troisième génération pour traiter une typhoïde et je lui ai bien sûr répondu que oui, qu'à Marseille nous avions traité quelques cas avec succès. « Il faut que tu t'empresses de publier cela », m'a-t-il alors conseillé. Et c'est ce que j'ai fait, après avoir collecté l'ensemble des données.

Cet article, publié en français dans la revue *Pathologie – Biologie*, est la première publication sur une céphalosporine référencée pour le traitement des fièvres typhoïdes, jusqu'à l'apparition d'une autre molécule, la ceftriaxone, qui a une demi-vie plus longue et qui est devenue l'une des deux molécules de référence pour le traitement de la typhoïde. Mon article a ouvert la porte à l'utilisation de ces nouveaux antibiotiques pour cette maladie qui tue encore chaque année plusieurs dizaines de milliers de personnes dans le monde.

À la suite de cette publication – et des autres – sur la typhoïde, le responsable de *L'Encyclopédie médico-chirurgicale* m'a confié la rédaction d'un article sur la typhoïde pour cet ouvrage de référence. En passant en revue la bibliographie et la littérature scientifique internationale dans le cadre de ce travail, je me suis une nouvelle fois rendu compte à quel point les stratégies thérapeutiques pouvaient reposer sur du sable et perdurer malgré tout, de façon assez incompréhensible. Pour la typhoïde, je savais depuis la préparation du concours de l'internat quelle était la doctrine en la matière. À l'occasion de mon travail pour *L'Encyclopédie médico-chirurgicale*, j'ai découvert que cette doctrine était spécifiquement française. Elle se fondait sur l'interprétation d'un modèle expérimental assez peu robuste, mais qui avait pourtant une grande influence à Paris. Ce modèle reposait sur le fait qu'après avoir injecté un extrait de la bactérie de la typhoïde – une salmonelle – dans le cerveau d'un chien, un choc toxique avait été observé. Par déduction, on avait attribué ce « choc des typhoïdes » à la libération trop rapide des toxines de la bactérie tuée par un antibiotique. Résultat : on apprenait à tous les internes – moi y compris – que la typhoïde devait être traitée par doses progressives, en commençant par administrer un quart ou un huitième de la dose, pour monter graduellement jusqu'à la dose posologique, cela afin de limiter le risque de choc toxique. Sauf que ce n'est pas la bactérie de la typhoïde qui était à l'origine du choc, car la même démonstration pouvait être faite avec beaucoup d'autres bactéries.

En préparant mon article sur la typhoïde, j'avais découvert un autre élément capital : un article du docteur Lorry Rubin publié dans le journal de référence de cette époque, le *New England Journal of Medicine*, sur le traitement de la maladie et son évolution, qui contredisait radicalement la doctrine française et m'avait permis d'écrire un article démontrant que la dose progressive dans le traitement de cette maladie était un mythe français – qui avait tout de même prévalu pendant plus de vingt ans.

Ce fut l'une de mes premières intrusions dans le domaine thérapeutique en France. Qu'un interne ait pu dire à des infectiologues confirmés qu'ils se trompaient depuis tout ce temps en a chiffonné certains, mais j'y ai tout de même gagné un début de crédibilité dans ce domaine que je découvrais et qui allait devenir ma spécialité.

Ce penchant à s'appuyer sur de faux postulats ou des raisonnements à l'emporte-pièce fait parfois plus de dégâts encore qu'une typhoïde traitée par doses progressives. La même chose s'est passée avec la fièvre boutonneuse méditerranéenne, l'un des premiers sujets auxquels je me suis attaqué comme interne chez le professeur Casanova.

Dans nos questions d'internat à l'époque, cette maladie était décrite comme une infection toujours bénigne provoquée par une bactérie de la famille des rickettsies. En travaillant dessus, j'avais découvert qu'il existait pourtant des formes graves de cette maladie, même si elles restaient plus bénignes que les rickettsioses les plus graves – et les premières à avoir été découvertes : le typhus et la fièvre boutonneuse des montagnes Rocheuses, qui affichaient des taux de mortalité de 10 à 35 %. Dans la littérature existante, le taux de mortalité de la fièvre boutonneuse méditerranéenne était, lui, évalué à 2,5 %, soit beaucoup moins. Mais cela signifiait qu'elle n'était pas toujours bénigne, comme on nous l'apprenait. Quand Paul Casanova et moi avons publié nos premiers cas graves, le directeur de l'unité des rickettsies de l'Institut Pasteur lui a envoyé une lettre incendiaire, affirmant que nous décrivions une réalité qui n'existait pas, lui qui n'avait pourtant jamais observé de malades. Nous avons alors mené une très longue étude sur plus de 400 cas que nous avions collectés, et le taux de mortalité auquel nous sommes parvenus était effectivement de 2,5 %. Parmi les cas mortels que nous avions collectés et étudiés, il y avait celui d'un homme de 40 ans qui avait été hospitalisé en réanimation. Il venait de passer un mois d'août entier avec 40 degrés de fièvre et présentait une importante éruption cutanée, deux critères majeurs du diagnostic clinique de la fièvre boutonneuse méditerranéenne. Mais son état était si sévère que l'hypothèse de cette maladie avait été exclue. On lui avait ainsi administré toute une collection d'antibiotiques, sauf les deux réputés efficaces contre cette infection, les tétracyclines et le chloramphénicol.

La publication de notre article a néanmoins déclenché une controverse, même si nos résultats ont rapidement éteint toute critique. Il est vrai qu'ils soulignaient, en creux, les conséquences dramatiques que peut susciter la description erronée d'une maladie en favorisant les mauvaises orientations diagnostiques.

La réaction initiale très hostile du responsable de l'unité des rickettsies de l'Institut Pasteur s'explique assez facilement : il ne voyait pas de patients et avait fondé son opinion sur la littérature récente, sans chercher à analyser les publications antérieures. Paul Casanova était d'accord avec moi. Quand je lui en ai parlé, il m'a en effet ressorti un article publié trente ans plus tôt avec son propre patron, le professeur Olmer, où il décrivait un cas mortel de fièvre boutonneuse méditerranéenne assez semblable à celui que nous venions de décrire dans notre article.

À la suite de ces publications, j'ai donc acquis une conviction que j'ai encore aujourd'hui, celle que les descriptions de pathologies et les recommandations qui les accompagnent doivent toujours être considérées avec la plus grande circonspection, car elles sont trop souvent le fruit de simplifications successives et de suivisme, sans vérifications complémentaires de la littérature existante.

– 4 –

Construire une école

« Mon but est de vous enseigner
à passer d'une absurdité déguisée à une absurdité patente. »
Ludwig Wittgenstein

À la fin de mon internat, l'expérience que j'avais acquise au contact de mes maîtres m'a très naturellement amené à m'intéresser à l'enseignement et à la recherche en maladies infectieuses et en microbiologie. J'ai donc fait le tour des chefs de services de maladies infectieuses avec l'espoir d'obtenir un poste d'assistant. Le professeur Pierre Pène était prêt à me l'offrir, mais il m'avait prévenu qu'il ne pourrait pas, plus tard, me nommer professeur. Le professeur Paul Casanova, de son côté, me demandait de patienter au moins un an avant de m'engager, car il avait déjà promis à son dentiste de prendre sa fille comme assistante. Comme j'étais pressé, non pas de faire carrière mais d'apprendre, je suis retourné voir le professeur de bactériologie-virologie Jacques Tamalet pour lui demander de bien vouloir m'inscrire dans le cycle de la thèse de biologie humaine. À l'époque, on ne pouvait en effet s'inscrire en thèse qu'avec l'autorisation du chef de service. Et le moins que l'on puisse dire, c'est qu'il ne m'a pas vraiment encouragé lors de ce rendez-vous. Il a même tenté de me dissuader, m'expliquant qu'il était vain de se lancer dans pareille aventure puisque les places étaient de toute façon réservées à l'avance. Il m'a aussi avoué que les noms des futurs assistants de virologie et de bactériologie étaient déjà clairs dans son esprit et que ces deux impétrants étaient évidemment favoris pour devenir ensuite professeurs dans leur spécialité. Une façon directe mais limpide de me faire comprendre à quel point mon horizon était bouché, à tout le moins dans son service. Il n'empêche : après lui avoir expliqué que mon objectif prioritaire était d'apprendre et pas de décrocher un poste de type « voie royale », et que pour cela j'avais besoin de franchir les différentes étapes qui amènent à la thèse, il a finalement accepté de m'y inscrire.

Le plus amusant dans cette histoire, c'est que quelques mois plus tard ces chefs de service qui m'avaient fait des propositions à moitié satisfaisantes voulaient tous deux me nommer assistant dans leur service, l'un à l'hôpital en maladies infectieuses et l'autre à l'université en microbiologie. Un scénario qui s'est ensuite répété à plusieurs reprises en début de carrière, d'abord quand je suis devenu maître de conférences, puis quand j'ai été nommé professeur. Pour cette dernière promotion, le doyen m'avait même laissé le choix : je pouvais être nommé en maladies infectieuses ou en microbiologie, à ma convenance. Il est vrai qu'à l'époque – et le doyen l'avait lui-même admis – les hôpitaux universitaires marseillais étaient comme un désert en termes de jeunes recrues dans ces deux spécialités. Et ce qui aurait pu sembler un handicap s'est finalement avéré être une chance formidable, car j'ai pu recruter au fil du temps suffisamment de jeunes brillants et talentueux pour combler les vides dans ces deux spécialités.

Le premier élève à m'avoir rejoint était Michel Drancourt, qui est rapidement devenu assistant, puis maître de conférences. Le deuxième, Philippe Brouqui, n'avait pas été retenu par le successeur de Paul Casanova, mais j'avais tout de même convaincu le professeur Pierre Pène de le garder. Il l'a ensuite nommé praticien hospitalier, puis professeur. Le troisième, Andréas

Stein, a commencé sa carrière chez moi comme assistant, avant de devenir lui aussi maître de conférences, puis professeur de maladies infectieuses. Même parcours pour Bernard La Scola, qui est devenu assistant à l'hôpital Nord, puis maître de conférences et enfin professeur, tout comme Florence Fenollar et Pierre-Édouard Fournier, qui m'a succédé à la tête de l'IHU.

Cette possibilité de sélectionner mes collaborateurs parmi les meilleurs étudiants qui passaient chez moi et de les promouvoir ensuite dans un temps sensiblement plus court que dans d'autres spécialités plus courues a été pour moi – et pour le standing des hôpitaux universitaires marseillais – un atout précieux. Car outre les maladies infectieuses et la microbiologie, la pharmacie était aussi dans une relative déshérence quand j'ai eu l'opportunité de recruter et d'y former plusieurs jeunes talentueux comme Jean-Marc Rolain et Philippe Colson – qui avait débuté avec ma collaboratrice Catherine Tamalet avant de me rejoindre –, tous deux passés par les trois mêmes étapes : assistant, maître de conférences et professeur. C'est comme cela que le pôle de microbiologie est devenu en quelques années le plus dynamique de tous les pôles de la faculté de pharmacie de France.

Cette stratégie de recrutement que j'avais mise en place pour identifier les meilleurs étudiants et favoriser leur épanouissement est ainsi devenue la règle, y compris parmi mes anciens élèves, qui l'ont eux-mêmes adoptée avec leurs propres élèves. C'est ainsi que Philippe Brouqui m'a envoyé Philippe Parola, qui a préparé sa thèse chez moi et qui a ensuite franchi toutes les étapes jusqu'au professorat de maladies infectieuses. Idem pour Jean-Christophe Lagier et Matthieu Million, qui ont travaillé leur thèse avec moi avant de suivre le même parcours et d'être nommés à leur tour professeurs de maladies infectieuses. Sans compter les nombreux maîtres de conférences que mes collaborateurs et moi-même avons formés au fil du temps ; certains étant toujours membres de mon équipe alors que d'autres ont continué leur vie professionnelle dans d'autres services, voire dans d'autres villes et d'autres hôpitaux universitaires.

Après pratiquement quarante ans à ce régime, un constat s'impose : dans le domaine des maladies infectieuses à Marseille, tous les professeurs en exercice ont été formés scientifiquement chez moi et y ont validé leur thèse de science en microbiologie ou en pharmacie, voire dans les deux domaines pour certains.

Cela étant, et au-delà même de cette stratégie visant à promouvoir les meilleurs potentiels dans les domaines qui sont les miens, j'ai toujours cherché à placer les gens qui avaient de la valeur au bon endroit au bon moment. Ainsi mon collègue Philippe de Micco, qui était professeur de microbiologie, mais aussi virologue spécialiste des virus lents, a-t-il saisi l'opportunité de devenir chef de service quand une nouvelle chefferie s'est ouverte en hygiène, une spécialité pour laquelle il n'avait pourtant aucun intérêt particulier. Mais c'est un homme très organisé qui aime la gestion et, à l'époque, il n'était pas particulièrement excité par la recherche scientifique.

Quand j'ai été élu président de l'université de la Méditerranée, au début des années 1990, j'avais été contacté par mon collègue généticien Jean-François Mattei, qui était déjà professeur, mais pas encore ministre de la Santé. Il avait été sollicité pour le recrutement d'un nouveau directeur au centre de transfusion sanguine de Marseille – rebaptisé Établissement français du sang (EFS) après l'affaire du sang contaminé. Sa préoccupation était de trouver une personnalité suffisamment forte et suffisamment fiable pour restaurer l'image écornée de l'EFS. J'ai immédiatement songé à Philippe de Micco, qui avait non seulement du goût pour l'organisation, mais aussi une solide expérience en virologie, ce qui en faisait une sorte de candidat idéal pour le poste. Je le lui ai donc proposé, il a accepté et il est finalement resté directeur de l'EFS de Marseille jusqu'à sa retraite.

Outre que sa nomination répondait à la préoccupation de Jean-François Mattei et à la mienne – la bonne personne au bon endroit au bon moment –, elle permettait aussi d'associer l'EFS à l'organisation que nous avions mise en place, sans compter qu'elle ouvrait de nouvelles perspectives pour les membres de mon équipe. Après le départ de Philippe de Micco, Michel Drancourt est ainsi devenu chef de service des hôpitaux Sud et Bernard La Scola, chef de service à l'hôpital Nord. À ce moment-là, tous deux s'étaient déjà investis dans des projets de recherche de très haut niveau qui nécessitaient quelques ajustements en termes d'organisation. Michel Drancourt au sud, Bernard La Scola au nord et moi au milieu en tant que chef de service à l'hôpital de la Conception, nous étions contraints à d'incessants allers-retours entre leur laboratoire – dont les moyens n'étaient pas toujours à la hauteur – et le centre que je dirigeais – que je mettais un point d'honneur à toujours doter des technologies les plus avancées. C'est donc dans un souci d'efficacité et d'économie de temps et de moyens que Michel Drancourt et Bernard La Scola ont plaidé à ce moment-là en faveur d'un regroupement des laboratoires et des équipements pour l'ensemble des hôpitaux de Marseille.

Dans un premier temps, j'ai ainsi regroupé les deux laboratoires dont j'avais la responsabilité à la Conception et à la Timone, qui n'étaient d'ailleurs distants que de quelques centaines de mètres. Mais l'affaire n'a pas été simple, car la commission médicale d'établissement (CME) s'y était opposée et il a fallu que la direction générale de l'Assistance publique-Hôpitaux de Marseille refuse de trancher entre notre volonté et celle de la CME pour que ce projet se concrétise. À la suite de cela, Michel Drancourt a demandé à me rejoindre, ce qui a créé quelques remous. Non seulement parce que cela était susceptible d'affaiblir les services de maladies infectieuses et de microbiologie du CHU de la Timone, mais aussi parce qu'à l'époque – et c'est encore vrai aujourd'hui – la qualité de vie au travail dans les hôpitaux Sud était réputée bien supérieure à celle de la Timone. Puis Bernard La Scola a fait la même démarche, ce qui a créé les mêmes remous qu'avec Michel Drancourt, pour les mêmes raisons. Avec au surplus la symbolique particulière qui entoure l'hôpital Nord de Marseille, construit au cœur des quartiers les plus déshérités de la ville, où toute réorganisation des services est perçue comme une volonté de « déshabiller » la médecine « populaire » des quartiers nord au bénéfice de la médecine « bourgeoise » des quartiers sud. Il n'empêche : parce que c'était la solution la plus efficace, Bernard La Scola a fini par me rejoindre, après que nous avons mis en place le premier *point of care* (POC) à l'hôpital Nord, en l'occurrence un système que nous avons créé et qui permet de réaliser tous les examens biologiques nécessaires de façon automatisée, avec des résultats rendus en moins de deux heures, quel que soit le lieu où le prélèvement initial a été fait. Aussi fiable que pratique à mettre en œuvre, ce système s'est imposé en seulement quelques mois et il est devenu une référence mondiale pour les systèmes d'analyses délocalisés dans les hôpitaux qui ne disposent pas – ou plus – d'un laboratoire de biologie médicale performant. Depuis une dizaine d'années, la diffusion des *points of care* s'est accélérée, comme je l'avais d'ailleurs annoncé dans une revue de détail publiée par *Nature Microbiology*, où j'expliquais dans quelle mesure le diagnostic allait pouvoir se développer à partir de ces *points of care* qui se déployaient un peu partout.

Du côté de mon équipe, les événements se sont enchaînés de façon très favorable. Philippe Brouqui est devenu chef de service à l'hôpital Nord, avec Matthieu Million et Jean-Christophe Lagier comme adjoints, tandis qu'Andreas Stein a été nommé chef du service de maladies infectieuses de la Conception.

Dans l'intervalle, avec toujours en point de mire l'idée de regrouper la microbiologie marseillaise sur un seul site ultra-performant, j'avais obtenu la création d'une petite unité de maladies infectieuses post-urgence à la Timone que nous avons baptisée MIA, clin d'œil à la chanson des rappeurs marseillais d'IAM. Un choix dicté par notre amour de la ville et de ses artistes, mais aussi par la volonté que nous avions d'optimiser la prise en charge des patients infectés après réception aux urgences. MIA signifie en effet « maladies infectieuses aiguës » et c'est à Philippe Parola qu'a été confiée la direction de cette petite unité, qui préfigurait notre ambition d'intégration complète des services de microbiologie des hôpitaux de Marseille. Une idée d'autant plus enthousiasmante qu'elle consistait à regrouper l'ensemble des gens que j'avais formés au fil du temps et qui avaient désormais une grande habitude de travailler ensemble, aussi bien auprès des patients que dans les laboratoires ou sur les programmes de recherche que nous conduisions.

Une fois ce pôle unique constitué, les résultats n'ont pas tardé à tomber. Au bout de quelques mois d'activité, ils représentaient déjà 20 % de la production scientifique de l'AP-HM, en dépit du fait que le nombre d'enseignants dans ces disciplines à Marseille est resté sensiblement plus bas que la moyenne française, ce qui ne nous a guère empêchés de produire de la science de très haut niveau dans des proportions à faire pâlir les villes mieux dotées que Marseille en postes d'enseignants-chercheurs. Ce déficit marseillais se retrouvait également dans le nombre de lits d'hospitalisation en maladies infectieuses, lui aussi sensiblement plus bas que dans les CHU de taille comparable comme Toulouse, Lyon ou la Pitié-Salpêtrière, à Paris.

Quoi qu'il en soit, c'est l'homogénéité de l'équipe que j'ai patiemment constituée au fil des ans qui a été déterminante dans cette volonté partagée de travailler main dans la main, mais aussi dans la qualité et la quantité de sa production scientifique. Cette « complicité des esprits » qui nous unit depuis toujours a d'ailleurs survécu à toutes les crises, à toutes les attaques dont nous avons été l'objet, aussi bien avant qu'après la pandémie de

Covid. Le fait de travailler ensemble dans l'harmonie depuis des années a été le ciment de cette équipe, et c'est bien parce que ses membres étaient globalement sur la même longueur d'onde que la plupart d'entre eux ont souhaité rester ensemble sur la durée. Contrairement à ce qui a pu être écrit à la suite d'inspections extrêmement malveillantes, la grande majorité des gens que j'ai formés a toujours vécu heureuse au sein de cette équipe, certains depuis des dizaines d'années, sans autres conflits que les habituels petits tracas de la vie quotidienne.

Ce qui a réuni les gens, c'est d'abord leur bonne volonté, et certainement pas l'autoritarisme d'un chef dictatorial, comme j'ai pu le lire ou l'entendre à mon propos ces derniers mois. D'autant que ce fantasme ne résiste pas longtemps à l'examen des faits. Chez les médecins d'abord. Tous ceux que j'ai formés depuis le début de ma carrière ont certes bénéficié de l'environnement favorable aux maladies infectieuses et à la microbiologie qui m'a permis de leur offrir des postes et des perspectives d'évolution, mais tous auraient aussi bien pu trouver chaussure à leur pied ailleurs, y compris dans d'autres établissements de Marseille, si le style de management que j'ai appliqué tout au long de ma carrière leur avait paru aussi insupportable qu'aux inspecteurs de l'Igas[3] et de l'IGÉSR[4].

Voilà d'ailleurs un bien curieux paradoxe, avec d'un côté de très nombreux médecins, infirmières et des personnels administratifs d'une rare fidélité, signe en général qu'on se sent bien là où on travaille, et de l'autre une poignée d'inspecteurs des corps de l'État qui s'autorisent à me décrire comme l'un des pires chefs de service jamais rencontrés dans l'histoire de la médecine, sur la base de quelques témoignages anonymes de gens qui, pour l'essentiel, n'avaient pas le niveau de compétence et d'engagement requis pour faire carrière au sein de mon équipe.

---

3. Inspection générale des Affaires sociales.
4. Inspection générale de l'Éducation, du Sport et de la Recherche.

De la même façon, je n'ai eu besoin de menacer personne pour réussir la fusion des deux services marseillais de maladies infectieuses et des trois services de microbiologie, alors que les restructurations imposées de force sont généralement source de conflits interminables dans les hôpitaux, et singulièrement dans les hôpitaux de Marseille. D'abord parce que ce regroupement était autant une idée de mon cru qu'un souhait largement partagé par les principaux membres de mon équipe, ensuite parce que ce regroupement constituait un indéniable progrès en termes d'efficacité et que cette dimension entre toujours en ligne de compte dans l'acceptation ou le refus d'une nouvelle organisation.

Idem pour ce qui concerne les carrières des gens qui sont passés entre mes mains. Si j'étais le dangereux autocrate que décrivent des personnes qui, la plupart du temps, ne m'ont jamais rencontré, non seulement les projets de réorganisation auraient eu du mal à passer sans heurts, mais la quasi-totalité des médecins que j'ai formés auraient pu sans difficulté partir monnayer leur talent sous d'autres cieux plus cléments. Sauf qu'à quelques exceptions près ils ne l'ont pas fait. Parce que j'ai la faiblesse de croire que j'ai formé les meilleurs cliniciens, les meilleurs chercheurs et les meilleurs analystes, mais pas des mercenaires de laboratoire seulement motivés par la gloire et l'argent. Il en va d'ailleurs de même pour les personnels infirmiers et administratifs, qui ont toute latitude pour demander une mobilité au service des ressources humaines de l'AP-HM ou de l'université s'ils ne se sentent pas à leur aise dans le service où ils travaillent.

À lire le rapport conjoint de l'Igas et de l'IGÉSR publié au printemps 2022 – et qui a eu droit à une promotion médiatique assez inédite de la part de corps d'inspection souvent critiqués pour leur discrétion excessive –, je serais pourtant un odieux patron qui martyrise ses troupes et prend plaisir à les humilier. Pourtant, l'IHU Méditerranée Infection affiche le taux d'absentéisme le plus bas parmi tous les établissements de l'AP-HM et d'Aix-Marseille Université, comme nous l'avons d'ailleurs montré aux inspecteurs, ce qui est rarement le signe d'un malaise profond et généralisé au sein d'un hôpital où la pression n'est pas moins forte qu'ailleurs.

Pour être parfaitement honnête, je dois néanmoins admettre mon échec à développer le même état d'esprit chez deux élèves de mon collègue le professeur Philippe de Micco, dont j'avais pourtant assuré la promotion. En dépit de mes tentatives, ils sont toujours restés à la marge de l'équipe et ont fait des choix scientifiques personnels très différents, en multipliant notamment les collaborations avec les réseaux européens – auxquels je n'ai jamais cru et qui n'ont rien produit de majeur en quarante ans –, ainsi que les participations à des congrès au détriment de la vie hospitalière, à laquelle j'attache personnellement une très grande importance. Leur participation aux activités de soins et d'enseignement était de mon point de vue insuffisante au regard de leur statut, mais je n'ai pas souhaité, pour de multiples raisons, les rappeler officiellement à l'ordre alors que leur attitude l'aurait justifié.

– 5 –

Être le premier

« Pour être le premier, pour arriver là-haut, tout au bout de l'échelle, comme ces aigles noirs qui dominent le ciel. »

Jean-Jacques Goldman

Au moment où je suis entré dans la vie professionnelle, j'avais déjà conscience du potentiel hors du commun qui était le mien, même si j'avais attendu la préparation du concours de l'internat pour commencer d'en explorer les limites. En dépit des efforts et des souffrances que cela nécessitait, j'avais pris un réel plaisir à flirter de la sorte avec le point de rupture de mes capacités physiques et intellectuelles, comme un sportif chassant tous les records. Ce qui n'était au départ qu'une quête très personnelle pour mieux me connaître moi-même est devenu au fil du temps un objectif primordial, une obsession, même : être le premier dans tous les domaines où je me suis investi sans compter pendant plus de trente ans. Cette quête a même fini par dépasser très largement le cadre de la médecine et du soin. Car si le domaine scientifique est resté au cœur de mes objectifs d'excellence, le même désir a aussi accompagné mes incursions dans toutes les disciplines que ma carrière m'a permis d'aborder, qu'il s'agisse des questions techniques, de la vie universitaire ou de la pratique sportive.

Dans chacun de ces domaines, je n'ai jamais pu – ou jamais voulu – me contenter de seulement bien figurer. Je voulais toujours être le premier, le meilleur, et cette volonté n'a jamais faibli, bien au contraire. Car c'est la méthode la plus efficace que j'ai trouvée pour alimenter mon estime de soi, comme je l'ai déjà dit. Mais aussi parce que vouloir être le premier est le plus efficace des encouragements.

*

* *

En matière de recherche, le premier domaine auquel je me suis intéressé avec cette ambition, c'est celui des rickettsies. Ce choix s'est imposé à moi pour deux raisons très différentes. La première, c'est ce nom, rickettsie, qui a pour origine le patronyme de deux scientifiques du début du XXe siècle, tous deux morts du typhus après avoir cherché à cultiver la bactérie qui en était à l'origine. Le premier était un chercheur américain, Howard Ricketts, mort en 1910 alors qu'il n'avait pas 35 ans. Le second, Stanislas von Prowazek, était un microbiologiste tchèque que la maladie a emporté en 1915, à tout juste 40 ans. Le microbe qui les a tués est la première rickettsie jamais identifiée, une bactérie intracellulaire baptisée en leur mémoire *Rickettsia prowazekii.*

La maladie qu'elle provoque, le typhus, est l'une des trois ou quatre maladies les plus meurtrières de l'histoire de l'humanité. Transmise par les poux de corps, elle a emporté des millions de personnes partout où elle a sévi, décimant la Grande Armée de Napoléon durant la campagne de Russie, les troupes engagées dans la guerre civile russe de 1917 et des centaines de milliers de soldats terrés dans les tranchées insalubres de la Première Guerre mondiale. Elle a aussi décimé les prisonniers des camps de concentration et d'extermination nazis durant la Seconde Guerre mondiale.

J'ai d'ailleurs eu l'occasion d'analyser a posteriori les restes des soldats de la Grande Armée qui avaient survécu à la traversée meurtrière de la Bérézina, avant d'aller mourir du typhus à Vilnius, en Lituanie, où ils s'étaient installés après leur retraite. Dans le cadre de notre programme de paléomicrobiologie, nous avons pu étudier de nombreux échantillons prélevés dans les cimetières où ils avaient été inhumés, et démontrer qu'ils étaient morts du typhus. Nos analyses ont permis de mettre en évidence non seulement la présence de *Rickettsia prowazekii* dans ces échantillons, mais également celle d'une autre bactérie, *Bartonella quintana*, à l'origine de ce qu'on a appelé la fièvre des tranchées, une autre maladie transmise par les poux de corps.

Au bout du compte, nos travaux ont permis de confirmer une hypothèse que les historiens avaient émise depuis très longtemps : que le typhus a fait plus de dégâts et de victimes parmi les troupes de Napoléon Ier que la guerre elle-même.

Travailler sur les rickettsies en commençant par le typhus avait donc un aspect symbolique et excitant, d'autant que cela justifiait de mettre en place des protocoles de sécurité inédits dans les laboratoires, comme les hottes aspirantes capables de retenir les agents pathogènes les plus dangereux. L'autre aspect excitant de ce travail, c'est que les rickettsies étaient, à l'époque, les bactéries réputées les plus difficiles à cultiver au monde. Y parvenir représentait ainsi un défi intellectuel assez palpitant. Dans mon esprit, il était d'ailleurs très clair depuis le départ que si nous réussissions à cultiver ces bactéries-là, en cultiver d'autres considérées comme très fastidieuses s'avérerait beaucoup plus simple. Et c'est effectivement ce qui s'est produit. Ce défi que je m'étais lancé de mettre au point des techniques de culture pour les bactéries les plus difficiles et les plus dangereuses me motivait d'autant plus que l'une d'elles, *Rickettsia conorii*, était à l'origine de la fièvre boutonneuse méditerranéenne, une maladie longtemps connue sous le nom de Marseille *fever*, « la fièvre de

Marseille », car elle avait en partie été décrite à Marseille. Ces deux critères – une rickettsie et Marseille – ont ainsi justifié le début de mes recherches dans ce domaine auquel j'ai consacré ma thèse de biologie.

Après avoir mis au point ces techniques de culture des rickettsies, au milieu des années 1980, je suis parti un mois en stage au Center for Disease Control and Prevention d'Atlanta, aux États-Unis. Là, j'ai appris les techniques de culture cellulaire que mes collègues d'outre-Atlantique avaient eux-mêmes mises au point, mais elles étaient alors très peu fonctionnelles.

De mon côté, j'avais travaillé précédemment sur un système de culture cellulaire original qui nous avait permis d'augmenter de manière spectaculaire l'isolement du cytomégalovirus, qui affectait gravement les patients atteints par le sida. À l'époque, on ne parvenait à isoler ce virus que trois ou quatre fois par an, ce qui était évidemment insuffisant pour avancer dans la compréhension de ses mécanismes de réplication et de pénétration à l'intérieur des cellules. C'est alors que nous avons décidé, avec mon patron de l'époque, le professeur Jacques Tamalet, de consacrer les vacances de Noël à essayer de mettre au point une nouvelle technique, plus efficace et moins incertaine quant à son résultat. Nous avons donc imaginé un système de tubes miniaturisés au fond desquels nous placions une petite plaque de verre afin que les bactéries mises en culture s'y développent. Il nous suffisait ensuite d'extraire cette plaque et de la centrifuger pour obtenir un diagnostic, c'est-à-dire le type de bactérie auquel nous avions affaire.

L'année suivante, grâce à ce système inédit, nous sommes parvenus à réaliser 400 isolats, alors que le moindre isolat nécessitait jusque-là trois semaines d'efforts. C'est cette technique, mise au point dans le laboratoire de virologie de Marseille entre Noël et le jour de l'An, que j'ai ensuite appliquée à la culture des rickettsies, ce qui nous a immédiatement permis de publier la plus grande collection moderne de rickettsies et de commencer à en découvrir d'autres. Cette méthode de culture a ainsi révolutionné la recherche sur les rickettsies, un monde où je suis entré brutalement et de façon tonitruante, comme cela m'est arrivé par la suite à de très nombreuses reprises dans ma carrière. D'abord comme un jeune scientifique qu'il faut encourager ; ensuite comme un concurrent qu'il faut essayer de stopper.

Le premier article sur cette technique de culture des rickettsies n'a pas seulement révolutionné l'approche de cette famille de bactéries, il a également bouleversé les modes de culture des intracellulaires, même s'il n'a pu être publié que dans une lettre d'un journal mineur, ce qui ne l'a pas empêché d'être ensuite très cité dans la littérature scientifique. Le deuxième article, qui rapportait l'isolement de plus de 50 rickettsies – soit plus que sur les vingt dernières années dans le reste du monde –, a fait l'objet de discussions sans fin avec les éditeurs avant de pouvoir être publié. Il a fini par l'être dans le *Journal of Clinical Microbiology*, un assez bon journal, après avoir été rejeté par plusieurs éditeurs.

C'était la première fois que j'étais confronté à cette difficulté, signe que « le nouveau venu avec de l'avenir » que j'étais alors commençait à inquiéter l'ordre établi, qui voyait d'un mauvais œil ce « petit jeune » bousculer les habitudes et prendre le pouvoir sur l'isolement des rickettsies au niveau mondial. Pour clore définitivement ce débat, nous avons ensuite réussi toute une série d'isolats de bactéries nouvelles qui ont permis, en moins de dix ans, de passer de quatre rickettsies connues pour infecter les malades à partir des tiques à plus d'une vingtaine, grâce à nos techniques d'isolement basées sur des biopsies de peaux et cultivées avec notre système.

La deuxième avancée qui a bouleversé les connaissances sur les rickettsies, c'est leur identification par PCR (*polymerase chain reaction*), à une époque où la biologie moléculaire était encore balbutiante. Lors de mon stage au CDC, j'avais rencontré un chercheur très compétent mais marginalisé qui avait commencé à identifier les rickettsies de cette façon, en amplifiant des morceaux de gènes de rickettsies et en les découpant pour en différencier les divers types. Cela permettait de poser un diagnostic beaucoup plus facilement qu'avec les techniques de culture encore très peu développées à l'époque.

Convaincu de l'intérêt de cette stratégie diagnostique par PCR, j'ai donc repris cette méthode à mon compte. Mais plutôt que de découper les gènes pour discriminer les différents types de rickettsies, j'ai tout de suite pensé qu'il serait plus pertinent et plus efficace de les séquencer. Cela a si bien fonctionné que le séquençage de gènes a constitué un vrai tournant dans mon approche scientifique. À l'époque, très peu de microbiologistes s'intéressaient aux séquences microbiennes pour l'identification des pathogènes. Certains de mes collègues, en particulier les plus anciens, considéraient même le séquençage comme une « science des ânes » qui n'apporterait rien de nouveau, en tout cas rien d'intéressant. Il faut dire qu'à l'époque la plupart des chercheurs en microbiologie basaient l'essentiel de leurs travaux sur la physiopathologie, avec l'espoir qu'en comprenant les mécanismes des maladies ils parviendraient à mettre au point des vaccins contre celles-ci. In fine, la plupart de ces stratégies se sont révélées vaines, alors que le passage à des diagnostics basés sur de la technologie pure, avec un mode d'interprétation complètement différent nécessitant de repartir de zéro en termes d'approche scientifique, a immédiatement fait ses preuves. Mais comme cette « révolution » survenait après que des cohortes de scientifiques avaient peiné vingt ans pour construire une approche fondée sur les interrelations entre les hôtes et les microbes, beaucoup de chercheurs ont démissionné intellectuellement face à cette nouvelle voie qui remettait en question l'ensemble de leurs travaux et signifiait, en creux, que leurs vingt années d'efforts n'avaient servi à rien.

Il n'empêche : si en France, et en particulier à l'Institut Pasteur, les stratégies basées sur le séquençage ont été écartées, à l'inverse l'Angleterre et les États-Unis en ont immédiatement saisi l'intérêt et ont compris les progrès qu'elles permettaient en termes de rapidité et de fiabilité du diagnostic, sans même parler des perspectives enthousiasmantes qu'elles ouvraient sur le front de la recherche.

En Angleterre, le docteur Frederick Sanger, un très grand savant et un immense chercheur, a d'ailleurs obtenu l'un de ses deux prix Nobel – qu'il a partagé avec ses collègues Walter Gilbert et Paul Berg – pour la mise au point de la méthode de séquençage des molécules d'ADN toujours utilisée aujourd'hui. À la suite de ces succès, il a bénéficié d'un financement du laboratoire Wellcome pour construire le Wellcome Genome Campus, à l'origine du centre de référence pour le séquençage qui a permis à l'Angleterre de prendre une belle avance dans ce domaine-là.

Aux États-Unis aussi, on a vite saisi les progrès considérables que ces nouvelles techniques de séquençage allaient permettre dans de nombreux champs scientifiques. Les National Institutes of Health, bras armés de l'État américain en matière de recherche médicale, mais aussi le privé, avec le biologiste John Craig Venter, à l'origine de The Institute for Genomic Research (TIGR), se sont lancés dans une stimulante compétition pour la séquence du génome humain, entraînant de nombreux chercheurs dans leur sillage, avec pour résultat une formidable accélération des recherches dans ce domaine.

Au même moment, en France, on continuait pourtant de tenir les génomes bactériens pour de la mauvaise recherche.

J'ai ainsi eu les pires difficultés à obtenir, d'abord le séquençage de ma première bactérie, ensuite l'appel d'offres scientifique en microbiologie que j'avais réussi à mettre en place mais que je ne pouvais diriger. Pour une seule bonne raison : je venais d'être élu président de l'université d'Aix-Marseille II et j'aurais eu un conflit d'intérêts en dirigeant un appel d'offres pour lequel mes équipes seraient candidates.

Personne, malheureusement, n'y a présenté un projet incluant les séquences génomiques. L'appel d'offres en microbiologie que j'avais lancé est donc resté très en retrait des ambitions que j'avais dans ce domaine en 1995. Et cela démontre à quel point les décideurs aux commandes de la recherche scientifique française ont manqué à l'époque de lucidité sur ce qu'allait devenir la microbiologie, engoncés qu'ils étaient dans leurs certitudes, hermétiques à toute pensée alternative et, in fine, aveuglés par leur propre lumière de grands génies autoproclamés.

Non seulement leur insondable stupidité n'a pas empêché la séquence de devenir un des éléments clés de l'identification des microbes, de leur classification et de la compréhension des mécanismes de résistance, mais elle a aussi contribué à la perte d'influence de la recherche scientifique française, la plus performante au monde au début du XXe siècle et l'une des moins productives du monde occidental aujourd'hui.

Mais je n'ai pas baissé les bras pour autant, même si j'avais déjà conscience à l'époque de tout ce que ce conformisme imbécile coûtait à notre pays. J'ai donc travaillé sur les séquences avec enthousiasme, malgré le dédain affiché par quelques « grands » anciens. Et quand un appel d'offres national a été lancé par Bernard Kouchner, qui avait fait preuve d'une rare clairvoyance en lançant les premiers programmes hospitaliers de recherche clinique, j'y ai évidemment participé, ce qui m'a permis d'obtenir le premier un séquenceur automatique jamais installé dans un laboratoire de microbiologie clinique au monde. C'est mon unité de recherche à la faculté de médecine de la Timone qui en a bénéficié pour réaliser l'identification bactérienne.

Avec ce séquenceur automatique – dont je reparlerai –, nous avons identifié de très nombreuses bactéries sans lien avec les rickettsies, mais nous avons aussi pu commencer à analyser les séquences de rickettsies, que nous avons ensuite combinées avec nos techniques de culture. Cette association inédite a amené un nouveau bouleversement dans le domaine des rickettsies, où mes connaissances avaient fait par ailleurs un extraordinaire bond en avant, grâce à l'observation des patients à Marseille, mais aussi grâce aux missions qui m'avaient été confiées par l'OMS en Afrique, pour faire l'investigation d'une épidémie de poux, puis d'une épidémie de typhus au Burundi, la plus importante depuis la Seconde Guerre mondiale en nombre de personnes atteintes. Tout cela quelques années après avoir été très officiellement invité par l'URSS, en 1988, pour faire l'investigation d'une épidémie à Astrakhan, la capitale du caviar et de la fourrure d'agneau, en l'occurrence une rickettsiose que j'avais baptisée Astrakhan *fever*.

C'est cet ensemble d'éléments qui, une fois réuni, m'a permis non seulement de devenir le n° 1 mondial des rickettsies, mais aussi de le rester jusqu'à la fin de ma carrière. Dans l'intervalle, tous les chapitres et toutes les revues de base dans ce domaine ont été produits par mon équipe et moi-même.

Pour autant, les rickettsies ont cessé assez rapidement de m'occuper l'esprit. Car dès lors que nous avions définitivement balisé le terrain, nous n'avions plus guère de compétiteurs auxquels nous frotter dans ce domaine. L'absence de compétition est d'ailleurs un problème majeur en science, car il est indispensable d'avoir des contradicteurs, des compétiteurs, pour pouvoir être sans cesse maintenu en éveil.

*

* *

Une fois le champ des rickettsies borné, il me fallait donc un nouveau challenge pour exciter ma curiosité et stimuler ma créativité. C'est ainsi que j'ai commencé à m'intéresser à une autre bactérie, *Coxiella burnetii*, assez proche des rickettsies (certains la considèrent même comme telle), mais qui provoque une maladie particulière, la fièvre Q.

On savait déjà que la source la plus commune de *Coxiella burnetii* était animale, en particulier le bétail, mais aussi parfois les chats, les chiens, les oiseaux… Mais à la différence de la plupart des rickettsioses, qui se manifestent le plus souvent par une éruption cutanée spécifique, la fièvre Q ne présentait pas de signes cliniques particuliers, hormis des fièvres aiguës assez banales, ce qui rendait son diagnostic particulièrement difficile. En revanche, elle provoquait des infections du cœur, les endocardites, qui tuaient à l'époque deux patients sur trois en rongeant leurs valves cardiaques.

Le premier cas que j'ai eu à connaître était un malheureux patient hospitalisé en cardiologie à la Timone. Très perplexe devant ses analyses, un collègue interne (je l'étais aussi à l'époque) m'avait demandé ce que j'en pensais sur le plan diagnostique. Un prélèvement avait été envoyé à l'Institut Pasteur et la sérologie était revenue positive pour *Coxiella burnetii*. J'étais donc face à mon premier cas d'endocardite à *Coxiella burnetii*. À l'époque – et toujours aujourd'hui –, les endocardites étaient classées en deux catégories : celles à culture négative et celles à culture positive. Comme leur nom l'indique, les premières ne permettaient pas, avec une culture standard du sang, de détecter quelque microbe que ce soit susceptible d'identifier l'origine de la maladie. Les secondes, en revanche, précisaient de quel(s) microbes(s) il s'agissait, de sorte qu'elles pouvaient être traitées avec le bon antibiotique. Au début des années 1980, on traitait ainsi les endocardites à hémoculture négative de la même façon que celles à hémoculture positive, en pariant sur le fait qu'elles étaient toutes deux provoquées par le(s) même(s) microbe(s).

Mais pourquoi *Coxiella burnetii*, principale cause de ces endocardites, n'était-elle quasiment jamais mise en évidence dans les prélèvements, comme si elle avait été éradiquée des foyers infectieux cardiovasculaires ? À l'époque, c'est-à-dire au début des années 1980, personne n'était capable de l'expliquer.

En étudiant la fièvre Q, j'ai rapidement observé que les traitements de routine à base de doxycycline ou de quinolone, les deux antibiotiques utilisés alors, permettaient bien d'empêcher la bactérie de se multiplier. Mais compte tenu de l'absence d'immunité contre *Coxiella burnetii*, les patients rechutaient plus ou moins vite dès que l'on arrêtait les antibiotiques. Parce qu'à l'intérieur des cellules infectées la bactérie se multipliait dans une vacuole, sorte de petit sac intracellulaire au pH trop acide pour que les antibiotiques agissent. Dans mon laboratoire, j'ai donc essayé de modifier le pH de ces vacuoles avec deux médicaments connus pour avoir cet effet.

Le premier était l'amantadine, une molécule qui empêche le virus de la grippe de se multiplier et de sortir de la cellule infectée en modifiant le pH de sa vacuole.

Le second, c'était la chloroquine, dont l'action sur cette vacuole acide avait été décrite dans un article antérieur, qui montrait son effet bactériostatique, c'est-à-dire sa capacité à empêcher la bactérie de se multiplier, mais sans la tuer.

J'ai ainsi eu l'idée d'associer la chloroquine ou l'hydroxychloroquine avec la doxycycline et, dans l'article que j'ai publié à l'issue de ce travail, je démontrais l'efficacité de cette association, qui permettait de tuer les bactéries et non plus seulement de les neutraliser le temps du traitement antibiotique.

Cette combinaison doxycycline-hydroxychloroquine est ainsi devenue la référence pour le traitement des infections cardiovasculaires à *Coxiella burnetii*, mais aussi pour celui des infections osseuses et des infections prolongées liées à cette bactérie.

Le plus terrible, c'est que j'ai compris tout ça après la mort du patient dont les résultats avaient laissé mon collègue interne dans l'expectative. Cela faisait trois ans qu'il venait régulièrement se faire soigner pour une endocardite à hémoculture négative. Dès qu'il était placé sous antibiothérapie, sa température descendait très vite, mais dès que son traitement était interrompu, l'infection repartait de plus belle, endommageant chaque fois un peu plus ses valves cardiaques.

Ma première publication sur les endocardites montrait ainsi que ces errements thérapeutiques conduisaient à une mortalité de 65 % sur la première série de patients que j'avais rapportée. Une fois généralisées les stratégies thérapeutiques que j'avais mises au point, plus personne, ou presque, n'est mort des suites de cette maladie. À ma connaissance, il n'y a eu depuis qu'un seul échappement thérapeutique en tout et pour tout. Le travail effectué dans mon labo a donc été un *game changer* pour la prise en charge des endocardites à *Coxiella burnetii*.

*

* *

Dans les années qui ont suivi, la fièvre Q a fait l'objet de multiples travaux, alors que j'avais longtemps été le seul à travailler dessus. Mais l'angoisse des dirigeants politiques occidentaux vis-à-vis du risque bioterroriste, alimentée par l'épisode plus au moins fantasque des enveloppes contaminées par le bacille du charbon (appelé anthrax dans le monde anglo-saxon), avait semé la panique aux États-Unis au début des années 2000 et abouti à une remise à plat de la classification des agents pathogènes susceptibles d'être utilisés dans des opérations bioterroristes. *Coxiella burnetii* s'est ainsi retrouvée classée parmi eux, de sorte que plusieurs laboratoires se sont à nouveau intéressés à la fièvre Q. La maladie est aussi devenue à déclaration obligatoire aux États-Unis, et ce soudain regain d'intérêt a évidemment amené de nombreux débats scientifiques, confortant ma place de référent n° 1 dans le monde pour la fièvre Q et les thérapeutiques contre *Coxiella burnetii*. Cela m'a valu d'être constamment consulté sur la prise en charge de ces patients par des collègues travaillant dans les hôpitaux et les laboratoires du monde entier. Notamment pour les cas touchant des femmes enceintes contaminées durant leur grossesse, dans la mesure où cette bactérie peut être à l'origine d'avortements spontanés, comme cela avait été démontré chez la plupart des mammifères avant d'être confirmé chez les femmes.

Quelques années plus tard, parce que mes travaux sur les endocardites à hémoculture négative avaient eu un certain retentissement, j'ai été sollicité pour travailler avec plusieurs collègues français, en particulier des Lyonnais, dont mon ami le professeur Jérôme Étienne. Il était venu nous présenter les observations que lui et son équipe avaient faites à Lyon d'endocardites à hémoculture négative qui n'étaient pas à *Coxiella burnetii*. À l'issue de cette présentation, il m'avait dit : « Écoute, Didier, il faudrait que tu trouves le moyen de savoir ce que c'est, puis de cultiver ce que c'est. » C'était juste avant que les techniques de biologie moléculaire émergent et soient utilisées de façon systématique. J'ai donc créé un protocole que j'ai appelé JNSP, l'abréviation de « je ne sais pas », sous-entendu « ce que je vais tenter de cultiver ». C'était notre humour à nous, qui nous a beaucoup fait rire et a ensuite fait tache d'huile dans mon unité, de sorte qu'au fil du temps nous avons imaginé quantité de noms insolites ou loufoques pour nommer les idées, les concepts ou les protocoles issus de nos recherches et de l'imagination fertile de mes collègues. Certains ne signifient d'ailleurs rien de compréhensible pour les gens extérieurs à nos laboratoires. Des *private jokes* dont nous seuls connaissons l'origine et le sens.

Quoi qu'il en soit, ce protocole JNSP, construit pour tenter de résoudre une énigme infectieuse très excitante intellectuellement, nous a conduits sur des chemins que nous n'avions pas imaginé devoir emprunter. D'abord grâce à l'acharnement d'une de nos techniciennes, Marie-Laure Birg, à vouloir comprendre quelque chose d'a priori anormal dans nos observations après soixante-cinq jours de patience. À ce moment-là, en effet, en passant par l'identification moléculaire, nous avons effectivement compris que, d'une manière totalement fortuite, nous étions face au premier véritable isolat de la bactérie à l'origine de la maladie de Whipple, une maladie décrite il y a plus d'un siècle et restée depuis sans origine connue.

Notre trouvaille avait toutefois été facilitée par les travaux précédents de certains chercheurs très compétents en biologie moléculaire, mais qui avaient tous un handicap sur nous : ils ne cultivaient pas de microbes. Toujours est-il qu'ils étaient parvenus à identifier la partie dite universelle d'un microorganisme, qui constitue 60 % des gènes communs à toutes les bactéries existantes sur terre : l'ARN ribosomal. Cela s'est avéré déterminant pour l'identification des bactéries. Il nous a ainsi été relativement facile de trouver dans ce gène des zones communes, donc capables de s'arrimer sur n'importe quelle bactérie. Puis, en fonction des variations constatées dans la localisation de ces zones d'un prélèvement à l'autre, d'identifier le microbe présent dans chacun de ces prélèvements.

Cette stratégie nous a été extrêmement utile pour la maladie de Whipple, grâce aussi aux travaux qu'avaient publiés une équipe anglaise et une équipe américaine, qui avaient mis en évidence une séquence particulière sur des bactéries trouvées dans le tube digestif de patients ayant une maladie de Whipple. Parce qu'ils l'avaient publiée, cette séquence nous a permis de comprendre que ce que nous avions trouvé par hasard dans une infection du cœur était la bactérie responsable de la maladie de Whipple.

La valve cardiaque lésée qui nous a permis de conclure était celle d'un patient infecté au Canada qui m'avait été envoyé par mon ami Tom Marrie.

Dès que nous l'avons identifiée, cultiver cette bactérie n'a pas été le plus difficile. Ensuite, tout s'est enchaîné et nous avons pu mettre au point une stratégie thérapeutique pour cette maladie longtemps restée mystérieuse. Avec mes collègues les professeurs Florence Fenollar et Jean-Christophe Lagier, nous sommes ainsi devenus les scientifiques les plus cités au monde pour la maladie de Whipple, la troisième pathologie pour laquelle nous devenions des référents mondiaux.

Par la suite, la quête des bactéries atypiques a bien sûr continué. Parmi les microbes les plus récents que je pourrais citer figure un mycoplasme à l'origine d'infections mortelles en Nouvelle-Calédonie. Il a ainsi pu être décrit, de même que de très nombreuses bartonellas, l'agent de la maladie des griffes du chat, une pathologie très fréquente, mais aussi l'agent de certaines endocardites. Au cours de nos travaux, nous avons ainsi découvert le rôle de *Bartonella quintana*, une bactérie de cette famille, dans ces endocardites. Elle figure probablement parmi les trois agents les plus communs à l'origine d'endocardites dans les pays de la zone intertropicale, dont le processus de transmission est encore incompris.

Les techniques de culture sophistiquées que nous avons mises au point ont été cruciales dans cette quête, mais l'identification moléculaire a pesé tout aussi lourd dans la description du nombre considérable de microbes inconnus que nous avons identifiés. L'apport de l'ARN ribosomal, ce gène particulier présent chez toutes les bactéries, n'est pas non plus à négliger. Car c'est la combinaison des trois qui nous a incités à appliquer nos méthodes aux bactéries de croissance ordinaires non identifiées par les techniques usuelles, qui différenciaient les bactéries via des données biochimiques en nombre restreint, mais à la condition que ces bactéries soient déjà répertoriées et décrites dans les banques de données, elles aussi en nombre restreint.

À l'époque, nous avons pourtant fait le pari qu'un autre gène, l'ARN polymérase, serait probablement plus efficace pour l'identification des bactéries que l'ARN ribosomal. Nous avons donc beaucoup investi, avec au départ un financement de BioMérieux, pour prendre plusieurs brevets qui devaient nous permettre d'utiliser l'ARN polymérase pour le diagnostic moléculaire de base, mais ce travail n'est pas allé au bout comme je l'aurais souhaité et les brevets que nous avions déposés ont fini par s'éteindre. Ce pari-là, à mon grand regret, a donc été perdu.

*
* *

Les techniques d'identification de plus en plus sophistiquées dont nous disposions nous ont néanmoins permis de découvrir très rapidement de nombreuses autres bactéries inconnues, mais aussi de découvrir que certaines bactéries connues dans l'environnement que l'on jugeait inoffensives étaient pathogènes pour l'Homme. À cette époque, nous avons ainsi pu décrire une cinquantaine de bactéries inconnues, qui s'ajoutaient à la cinquantaine d'autres bactéries que nous avions déjà décrites parmi les intracellulaires, soit au total une centaine de bactéries nouvelles chez l'Homme.

Et puis un nouvel outil est venu s'ajouter aux précédents : le spectromètre de masse de type Maldi-tof – *Matrix assisted laser desorption ionization-time of flight* –, qui permet d'identifier les protéines des gènes. Mise au point dans les années 1970, cette technologie était déjà utilisée pour l'identification des bactéries dans le cadre d'un protocole de recherche. Et c'est justement pour les besoins de la recherche que j'avais convaincu ma hiérarchie d'acquérir un spectromètre de ce type auprès du fabricant allemand Bruker, qui a très vite constitué une banque de données permettant d'identifier rapidement les bactéries les plus courantes.

Nous avons ainsi été les premiers à utiliser cet appareil pour faire du diagnostic de routine. Le papier que nous avons publié sur notre expérience est devenu un des grands classiques de la microbiologie et l'un des plus cités. Face à la vitesse d'exécution d'un Maldi-tof, capable d'identifier 80 bactéries à la fois en seulement quinze minutes, j'ai immédiatement postulé que l'avènement de cette technologie entraînerait une telle révolution que toutes les techniques existantes de diagnostic microbiologique seraient promises à disparaître. À l'époque, nous étions pourtant encore les seuls à l'utiliser de cette façon.

Ainsi que je l'avais pressenti, cette technologie s'est répandue comme une traînée de poudre. Partout en France, les laboratoires ont souhaité s'équiper et on m'a très vite sollicité pour évaluer une demande des chercheurs d'Île-de-France. J'ai évidemment rendu un rapport favorable, car il me paraissait indispensable de promouvoir ces nouvelles méthodes diagnostiques qui nous faisaient faire un bond en avant.

Au risque que mon équipe et moi-même nous retrouvions dépassés par d'autres ?

C'est ce que j'ai parfois entendu dans la bouche de certains collègues pour lesquels le progrès technologique ne se partage pas quand il peut permettre de prendre une longueur d'avance sur la concurrence. Sauf que je n'ai jamais craint la concurrence, car elle demeure le meilleur moyen de stimuler les équipes et les individus, qui sont toujours plus performants et créatifs quand ils sont défiés par des compétiteurs de bon niveau. C'est ainsi que très rapidement les spectromètres Maldi-tof ont équipé de très nombreux laboratoires en France et en Allemagne, où ces appareils avaient été mis au point et étaient fabriqués.

Dans ce domaine novateur, les Américains ont perdu du temps. Souvent prompts à adopter les nouvelles technologies, surtout lorsqu'ils en sont eux-mêmes à l'origine, ils ont cette fois-ci temporisé, en grande partie parce qu'il n'y avait alors aucune entreprise américaine capable de construire de spectromètres Maldi-tof. Résultat : ils ont d'emblée accumulé cinq ans de retard sur l'Europe dans l'utilisation de ces outils révolutionnaires, au détriment de leurs propres recherches et de leurs scientifiques, qui figurent pourtant toujours parmi les plus performants de la planète. Et au détriment de leurs patients, qui ont dû attendre ce laps de temps avant d'en bénéficier à leur tour.

De mon côté, j'étais tellement convaincu de la nécessité d'acquérir ces matériels que j'ai persuadé les gens de BioMérieux de se lancer dans le Maldi-tof, bien qu'à l'époque sa rentabilité ne coulât pas de source. Pour qu'une entreprise se lance dans une telle aventure industrielle, il lui faut en effet quelques certitudes économiques, que cette technologie n'offrait guère. Car une fois la machine fabriquée et vendue, chaque laboratoire pouvait l'utiliser à sa guise et n'avait plus besoin d'acheter quoi que ce soit à son constructeur pour enchaîner les analyses. À la différence des technologies standards de diagnostic disponibles à l'époque, un Maldi-tof n'avait besoin ni de plaques à prélèvement en quantité, ni de produits réactifs, les deux éléments sur lesquels les fabricants comptaient alors pour rentabiliser leurs machines, avec un chiffre d'affaires récurrent lié à ces accessoires indispensables. Dans le cas d'un Maldi-tof, on a certes besoin de plaques à prélèvement, mais des plaques réutilisables que l'on peut garder des années à condition de les stériliser après chaque analyse.

L'astuce qu'a trouvée BioMérieux pour assurer la rentabilité de l'opération a été d'acquérir une machine japonaise et de concevoir un système fonctionnant avec des plaques à usage unique, afin de garantir un chiffre d'affaires régulier à moyen et long terme pour chaque machine commercialisée. Pour les convaincre, j'avais invité les trois principaux dirigeants de BioMérieux à visiter mon laboratoire pour leur prouver que l'identification par Maldi-tof était beaucoup plus rapide que la coloration de Gram utilisée alors pour la visualisation des microbes. À l'époque, il m'aurait d'ailleurs paru déloyal, en tant que citoyen français, de ne pas chercher à convaincre le plus gros laboratoire français de microbiologie – et l'un des deux plus importants au monde – de se lancer dans cette aventure absolument nécessaire. J'avais en effet déjà acquis la certitude que cette technologie s'imposerait rapidement à tous les laboratoires compétents sur l'identification des microbes et soucieux de rester dans la course.

Et c'est effectivement ce qu'il s'est passé.

Chez nous, l'arrivée du tout premier spectromètre Maldi-tof a déclenché une boulimie assez folle de tests tous azimuts destinés à cerner les formidables capacités de cette machine à faire le tri entre les bactéries. Nous avons ainsi été les premiers à ouvrir un nouveau champ de recherche sur lequel je reviendrai, la culturomics. Les premiers, également, à analyser les arthropodes et les tiques, puis les insectes, auxquels une autre équipe s'était intéressée en commençant d'identifier les moustiques, ce que nous-mêmes avions commencé à faire de notre côté. L'équipe des professeurs Philippe Parola et Jean-Michel Bérenger a ainsi pu identifier en un temps record la plupart des arthropodes, ainsi qu'un grand nombre de nuisibles comme les cafards, les scorpions ou les termites. À partir de ces travaux, ils ont construit une banque de données extraordinaire qui permet d'identifier n'importe quel insecte ou arthropode piqueur. Depuis, nous recevons d'ailleurs très régulièrement des tiques que les gens ont prélevées sur eux et dont ils veulent connaître la dangerosité. Une fois leur tique identifiée, nous sommes en effet en mesure de leur dire s'il existe ou non un risque de transmission d'agent pathogène dont cette tique serait potentiellement porteuse.

Dans ce domaine aussi, nous sommes vite devenus la référence mondiale. Puis nous avons franchi une nouvelle étape en utilisant notre Maldi-tof pour identifier les viandes, au moment où la polémique enflait autour des lasagnes farcies à la viande de cheval. La question était simple : serions-nous capables de faire immédiatement la différence entre de la viande de cheval et de la viande de bœuf avec notre nouvel outil ? La réponse n'a pas tardé à tomber : c'était un grand oui.

Idem pour les différentes espèces de poissons, qu'il est très difficile d'identifier au premier coup d'œil une fois qu'ils sont taillés en filet, surtout lorsqu'il s'agit de poissons à chair blanche. Avec le Maldi-tof, manié par Oleg Mediannikov, plus aucun doute possible : quelles que soient les similitudes d'une espèce à l'autre, il les discrimine très facilement en quelques minutes. Et ce qui marche pour la viande et le poisson marche aussi pour les champignons, qu'ils soient visibles ou microscopiques, ce qui permet de déjouer une arnaque très courante depuis une vingtaine d'années : faire passer pour une truffe noire du Périgord – la *Tuber melanosporum* – une truffe chinoise – la *Tuber himalayensis* – dopée aux arômes artificiels, que l'on retrouve aujourd'hui dans une foultitude de produits prétendument « à la truffe ».

Même si l'investissement de départ est assez élevé, environ 150 000 euros par machine, le Maldi-tof est à ce point performant sur un grand nombre d'applications que sa généralisation – et sa rentabilité – ne faisait pour moi aucun doute. Avec cette technologie, nous disposions d'un troisième outil diagnostique très efficace, en plus de la culture et de la PCR de gène spécifique.

Pour autant, l'avènement du Maldi-tof n'a pas mis un terme à la course aux armements technologiques, bien au contraire. Parallèlement à la diffusion de ces nouveaux spectromètres est en effet apparu un quatrième outil conçu par le Wellcome Sanger

Institute de Cambridge, les « nouveaux génomes séquenceurs » (NGS), qui permettaient des séquençages massifs bien plus rapides et efficaces que les séquenceurs traditionnels. Le tout premier NGS commercialisé en Europe était au catalogue des laboratoires suisses Roche. Nous avons pu l'acquérir grâce à des aides du CNRS et du Genoscope, à l'époque dirigé par le professeur André Syrota, alors directeur des sciences du vivant au CEA[5]. Nous étions ainsi le premier laboratoire en Europe à être équipé de cette machine, ce qui nous a permis de réaliser des séquences de très haut débit, en particulier des génomes.

À l'époque, je m'attendais à rencontrer quelques résistances de la part des spécialistes du génome, car on trouve toujours des oppositions quand de nouvelles technologies apparaissent. Par jalousie ou parce qu'il est toujours compliqué pour une majorité d'êtres humains de remettre brutalement en question des habitudes prises depuis des années. Mais à côté des résistants, on trouve aussi très souvent un ange bienveillant pour passer outre et permettre à des équipes comme la mienne d'obtenir satisfaction.

*
* *

Une fois en possession de notre NGS, le premier génome qu'il nous a permis de réaliser est celui de *Tropheryma whipplei*, la bactérie de la maladie de Whipple. Et le deuxième a marqué une étape importante pour notre laboratoire, puisque c'était celui de notre tout premier virus géant, mimivirus.

Une étape d'autant plus importante qu'elle a ouvert un champ totalement nouveau et inconnu à l'époque : celui des virus géants. L'élément déclencheur de ce processus nous est venu de Grande-Bretagne, en la personne d'un jeune postdoctorant,

5. Commissariat à l'Énergie atomique.

Richard Birtles. Il avait débarqué chez nous en possession d'une très importante collection de bactéries, très semblables à des légionelles, pathogènes pour les amibes. Cette collection lui avait été confiée par son ex-patron, Timothy Rowbotham, un chercheur en microbiologie de l'université de York qui s'était spécialisé dans l'identification des bactéries responsables de la maladie du légionnaire – aussi connue sous le nom de maladie des climatiseurs. Membre d'un service de santé publique britannique, Timothy Rowbotham partait ainsi effectuer des prélèvements dans l'eau et l'environnement à chaque nouvelle épidémie inexpliquée de pneumonie qui se déclarait au Royaume-Uni. Il essayait ensuite de mettre ses prélèvements en culture sur des amibes, dont il avait pu démontrer qu'elles étaient l'hôte de ces bactéries, afin de mettre en évidence la présence éventuelle de légionelles et déterminer ainsi l'origine de l'épidémie de pneumonie.

Quand son élève Richard Birtles est arrivé chez nous pour passer sa thèse, Timothy Rowbotham avait déjà jeté l'éponge. Lassé des lourdeurs de la santé publique britannique et du peu de moyens qu'on lui octroyait pour ses travaux, il avait fini par démissionner pour aller ouvrir une quincaillerie dans son village !

À l'époque, nous savions déjà que la pathogénicité des légionelles était liée à la capacité qu'elles avaient développée de se défendre contre les amibes, des cellules qui se nourrissent de bactéries. À partir de ce constat, nous avions élaboré, dans mon unité de recherche, une sorte de théorème qui postulait que si une bactérie était capable de résister à une amibe, c'est qu'elle était aussi capable de résister à un macrophage, c'est-à-dire à l'un des maillons essentiels de l'immunité humaine. Donc qu'elle était en mesure d'infecter l'Homme.

Toujours est-il qu'au Royaume-Uni ni Timothy Rowbotham ni a fortiori Richard Birtles n'avaient jusque-là eu accès aux moyens d'identification et aux techniques de culture moléculaires dont nous disposions à Marseille. Aussi, quand ce dernier nous a demandé si nous pouvions tenter d'identifier ces présumées légionelles avec notre système de séquençage par amplification du gène ribosomal, nous avons évidemment dit oui.

Au cours de ce travail, mon équipe associée à Richard Birtles a ainsi pu identifier cinq nouvelles espèces de légionelles, dont une a été baptisée *Rowbothamii* en hommage à Tim Rowbotham. Parmi ces bactéries, une sixième a néanmoins résisté à nos protocoles. Nous avons donc tenté de modifier la façon dont nous l'amplifiions et nous avons fini par trouver qu'il s'agissait d'une chlamydia inconnue et assez originale, qui a depuis été retrouvée dans des infections pulmonaires et à l'origine d'avortements spontanés. Ce que nous ne savions pas encore, c'est que cette chlamydia appartenait à une nouvelle branche de cette famille de bactéries, baptisée depuis parachlamydia. Mais une septième bactérie de la collection britannique continuait néanmoins de résister à nos analyses.

Après trois ans chez nous, Richard Birtles est donc rentré en Angleterre sans que nous ayons réussi à identifier ce dernier microbe, que nous continuions cependant à observer avec attention. Ce qui semblait paradoxal le concernant, c'est qu'il était visible, qu'il réagissait positivement à la coloration de Gram, qu'on le voyait dans les amibes, qu'on pouvait aussi le purifier, mais que son gène 16S, commun à toutes les bactéries, n'était pas susceptible à l'amplification, donc ça ne marchait pas. Une résistance étrange qui nous a conduits à poursuivre nos recherches pendant plusieurs mois, car nous ne pouvions pas laisser ce mystère irrésolu. C'était devenu une obsession : nous voulions absolument comprendre ce qu'était cette curieuse bactérie qui ne ressemblait à aucune autre.

Le salut est finalement venu d'un nouvel outil : le microscope électronique de dernière génération, que nous venions de recevoir du Japon. Quand nous avons soumis cette curieuse bactérie à l'œil de ce nouveau microscope avec Bernard La Scola, nous avons eu la surprise de découvrir une forme géométrique très régulière appelée icosaèdre, que l'on observe essentiellement chez les virus et jamais chez les bactéries. Nous étions donc en présence de quelque chose qui avait la taille et le comportement d'une bactérie intracellulaire, mais pas d'ARN ribosomal et une forme semblable à celle d'un virus.

J'ai aussi montré cette bactérie-virus à l'un de mes amis, François Denis, hélas décédé, qui était l'un des rares scientifiques connus à avoir cette double compétence sur les virus et les bactéries. Son verdict n'a pas tardé : « Cela ressemble beaucoup à un iridovirus, regarde donc les iridovirus », m'a-t-il suggéré.

J'ai évidemment suivi son conseil, mais je me suis retrouvé face à un autre paradoxe : ce n'était pas un iridovirus, mais il avait effectivement la même forme. Pour éclairer notre lanterne, nous avons donc tenté, avec succès, à amplifier une partie de l'un de ses gènes, en l'occurrence l'ARN polymérase, que j'avais pourtant échoué à imposer comme méthode d'identification des bactéries quelques années plus tôt. Résultat : le microbe qui défiait notre intelligence n'était effectivement pas un iridovirus, ni d'ailleurs un virus stricto sensu. Mais ce qu'il était vraiment, nous ne le savions pas encore.

Avec ces résultats déjà très intéressants, nous avons rédigé un article que nous avons envoyé à *Nature* et au *New England Journal of Medicine*, mais il fut rejeté. J'ai finalement décidé de l'envoyer à un autre grand journal scientifique américain, le *Proceedings of the National Academy of Sciences* (*PNAS*). À l'époque, je venais de publier avec Jean-Michel Claverie deux articles sur la séquence génomique d'une rickettsie, *Rickettsia conorii*, parus tous deux dans *Science*, ainsi qu'un autre article sur *Tropheryma whipplei*, la bactérie de la maladie de Whipple, que nous n'avions pas encore publié. Il m'a ainsi paru naturel de demander à Jean-Michel Claverie de relire mon papier sur mimivirus, afin qu'il me dise s'il lui semblait acceptable en l'état. Il m'a alors suggéré de pousser un peu plus loin les recherches avant de proposer cet article au *PNAS*. « Puisque tu en as maintenant les moyens, tu devrais d'abord séquencer le génome entier de ton mimivirus pour le publier avec ce génome complet », m'a-t-il conseillé, en me proposant que l'on y travaille ensemble.

Au moment de nous y mettre, nous savions déjà que nous avions très probablement affaire à un virus et que c'était l'un des plus grands jamais observés. Le génome que nous avions pu réaliser nous avait en effet montré qu'il entrait dans un groupe particulier de virus, les virus à ADN, qui vivent dans le noyau ou le cytoplasme des cellules qu'ils infectent. Mais le plus inattendu, c'est que ce génome était tout simplement énorme, puisqu'il atteignait à lui seul la taille des génomes des deux bactéries que j'avais séquencées précédemment, *Rickettsia conorii* et *Tropheryma whipplei*.

Grâce aux relations de Jean-Michel Claverie, nous avons donc réussi à publier deux articles dans *Science*. Le premier, dont Bernard La Scola était le premier auteur et moi seulement le coauteur, décrivait la découverte de mimivirus et les premières données le concernant. Le second, dont j'étais l'auteur principal mais que j'ai cosigné avec Jean-Michel Claverie, décrivait la révolution que la découverte de mimivirus et de son génome énorme signifiait pour la virologie en ce début de XXIe siècle.

C'était en effet un nouveau champ qui s'ouvrait sous nos yeux et il a rapidement donné lieu à d'autres découvertes. À commencer par le fait que ces virus géants sont eux-mêmes susceptibles d'être infectés par d'autres virus, dits virophages. Les virus géants possèdent en effet suffisamment de matériel et d'énergie pour être parasités par d'autres virus, comme les bactéries peuvent être infectées par des virus. Ce premier virophage, que Bernard La Scola a appelé Spoutnik, a bien sûr fait l'objet d'un autre papier que *Nature* a publié, avant que nous réussissions à mettre en évidence d'autres virus géants, notamment *Marseillevirus*. Dans le même temps, nous avons également mis en évidence un système équivalent au système CRISPR[6], capable d'inhiber la multiplication des virophages à l'intérieur des virus géants. C'est ce que nous avons appelé Mimivire, une découverte qui a aussi fait l'objet d'un article dans *Nature*.

En quelques années, ce domaine des virus géants nous a déjà réservé toute une série de surprises. Ma conviction, c'est que nous n'en sommes qu'au tout début. Les techniques d'identification des virus géants comme mimivirus sont en effet infiniment plus complexes que celles employées pour les bactéries, du fait de leur très grande variabilité. Et je suis confiant dans le fait que les techniques nouvelles de protéomique, comme les spectromètres Maldi-tof, nous permettront tôt ou tard de connaître l'ensemble du spectre de ces virus géants, qui constituent très probablement le troisième groupe de virus les plus communs, ce qui laisse de très nombreuses portes ouvertes pour continuer l'histoire initiée par la découverte de mimivirus.

Pour l'anecdote, je rappelle que ce premier virus géant identifié à Marseille tient son nom d'une histoire que me racontait mon père quand j'avais 10 ou 11 ans pour me faire comprendre selon quels mécanismes fonctionnait l'évolution. Il avait ainsi inventé l'histoire d'une petite amibe qu'il avait baptisée Mimi l'amibe et qui marquait le début de la vie organisée. Mais comme elle se sentait seule, elle avait ramené quelques amis autour d'elle et, ensemble, ils avaient formé le premier être multicellulaire, lequel avait ensuite évolué en cœlacanthe, puis en mammifère.

---

6. Courtes répétitions palindromiques groupées et régulièrement espacées, permettant de couper l'ADN à un endroit précis du génome de n'importe quelle cellule, et de corriger ou réparer la séquence d'ADN ciblée.

*
* *

Au-delà de ces formidables découvertes qui ont conforté la place de mon équipe au niveau mondial, je sais le rôle qu'ont joué les innovations technologiques successives dans ces succès. Des innovations qui ont permis d'ouvrir une nouvelle ère pour la recherche scientifique : celle de la génomique. Petit à petit, nous y avons soumis toutes les bactéries que nous trouvions.

Parallèlement, nous nous étions lancés, avec Jean-Christophe Lagier et Matthieu Million, dans une nouvelle aventure passionnante, la culturomics, une discipline qui faisait en quelque sorte la synthèse de nos connaissances. Elle consiste à faire l'analyse du microbiote, c'est-à-dire des microbes présents par milliards dans notre organisme, en multipliant les techniques de culture, notre première compétence, puis en triant les colonies selon les résultats obtenus avec notre Maldi-tof et en identifiant les bactéries inconnues du Maldi-tof par séquençage de l'ARN.

Cet énorme travail n'a pas été vain. Il nous a en effet permis de retrouver une foultitude de bactéries connues, mais aussi une très grande quantité de bactéries inconnues dont nous avons séquencé le génome entier, enrichissant de façon spectaculaire et considérable la banque de données de notre Maldi-tof. Au total, grâce à ces techniques de culturomics et aux autres outils à notre disposition, nous avons pu identifier près de 1 000 bactéries et microbes nouveaux chez l'homme, soit l'équivalent du tiers des microbes connus chez l'être humain depuis l'aube de l'humanité ! Ces données ont été publiées et restent disponibles dans les banques de données, tout comme les génomes que nous avons publiés. Il s'agit ici de science stable, sans possibilité de tricherie, à l'image des animaux ou des plantes décrits il y a parfois plusieurs centaines d'années et toujours présents dans les annales, comme les génomes réalisés depuis que la technologie a rendu la chose possible.

Les données que nous avons produites sont donc fiables, même si elles peuvent contenir quelques erreurs liées aux séquences analysées, aux machines utilisées ou aux mauvaises interprétations, comme c'est parfois le cas lorsqu'on travaille, non pas sur des centaines ou des milliers, mais sur des millions de séquences différentes. C'est aussi cela qui explique en partie la prolifération de publications issues de notre laboratoire.

Cette phénoménale capacité d'analyse, nous l'avons donc appliquée aux microbes connus et inconnus, mais aussi à un autre champ que nous avons défriché et dont nous avons posé les bases il y a plus de vingt ans : la paléomicrobiologie.

*

* *

Au milieu des années 1990, un anthropologue marseillais avait en effet pris contact avec nous pour savoir si nous serions capables de faire des diagnostics rétrospectifs de maladies infectieuses sur des squelettes vieux de parfois plusieurs centaines d'années. L'hypothèse qui l'avait conduit à nous contacter – et qui n'a toujours pas été confirmée ou infirmée depuis, mais qui le sera peut-être par Michel Drancourt – était que la syphilis n'avait pas été ramenée d'Amérique par Christophe Colomb, comme cela était décrit dans la littérature, mais qu'elle existait en Europe avant la fin du XVe siècle. L'anthropologue le pensait depuis qu'il avait observé des lésions osseuses semblables à celles constatées dans les cas de syphilis très évoluée sur un certain nombre de squelettes a priori plus vieux que Christophe Colomb. Le défi était intéressant et nous avons essayé de l'aider, mais nous n'y sommes pas parvenus à l'époque, notamment parce qu'il n'existait pas de technique d'analyse des os susceptible de nous permettre d'extraire de l'ADN exploitable de ces ossements. Jusqu'au jour où ce même anthropologue a déboulé dans mon bureau avec une boîte qu'il a posée sous mon nez. Elle contenait d'autres ossements humains, découverts à l'occasion d'une fouille sous l'ancienne cathédrale de la Major à Marseille. Selon lui, ils avaient été retrouvés sur le site où avaient été inhumées des victimes de la grande épidémie de peste de 1720, qui avait tué près de 50 000 personnes, soit quasiment la moitié de la population marseillaise. « Il faut absolument que tu trouves dans ces os la bactérie de la peste », avait-il insisté.

Par chance, j'avais à ce moment-là dans mon laboratoire un dentiste, Gérard Aboudharam, qui souhaitait passer un master, mais je ne savais trop quoi lui donner comme sujet de recherche, car il n'était disponible que deux demi-journées par semaine, le reste de son temps étant occupé par sa patientèle, puisqu'il exerçait déjà son métier. Quand l'anthropologue est parti en me laissant sa boîte pleine d'os mais aussi de dents, j'ai immédiatement pensé à Gérard Aboudharam. Je me disais que si nous n'avions pas réussi à extraire de l'ADN des os, lui pourrait peut-être en retrouver dans les dents. Je l'ai donc appelé, ainsi que mon collègue le professeur Michel Drancourt, qui maîtrisait parfaitement l'analyse PCR. Quand je leur ai dit : « Écoutez, voilà, on va chercher la peste dans les dents », ils sont d'abord restés bouche bée pendant quelques secondes, avant d'éclater de rire. Après avoir beaucoup ri tous les trois, nous sommes redevenus sérieux et nous avons construit un modèle expérimental avec un cobaye, pour voir si on retrouvait dans la pulpe des dents les bactéries injectées précédemment dans le sang de l'animal. Comme cela marchait, nous avons essayé la même chose avec la pulpe extraite par Gérard Aboudharam des dents que m'avait confiées l'anthropologue, et le résultat n'a pas tardé. Comme c'était la toute première fois que l'on retrouvait la bactérie responsable de la peste, *Yersinia pestis*, dans des dents, nous avons rédigé ensemble un très joli papier qui a été publié par le meilleur infectiologue de l'époque, Joshua Lederberg.

Je ne m'en doutais pas encore, mais cette histoire somme toute banale a été ma première confrontation violente avec une forme de presse plus soucieuse de « faire le buzz » que de diffuser des informations exactes et vérifiées.

Quelques semaines après la publication de notre article, un chercheur anglais, Thomas Gilbert, qui n'avait jamais fait de science de haut niveau avant et n'en a jamais fait depuis, s'est en effet piqué de refaire notre travail, sans avoir de compétence dentaire ni de maîtrise de la technique PCR. Il a évidemment échoué à reproduire nos résultats, mais il s'est néanmoins cru autorisé à écrire partout, de Wikipédia à *Science* en passant par *Nature*, que notre article était faux et que la présence de *Yersinia pestis* dans les dents que Gérard Aboudharam avait patiemment ouvertes en deux ne pouvait s'expliquer que par une contamination fortuite ou provoquée de nos analyses.

En découvrant les conclusions de Thomas Gilbert, nous étions évidemment sidérés, car nous savions le sérieux avec lequel nous avions travaillé. D'autant qu'il était rigoureusement impossible que les traces de bactérie retrouvées dans les dents de victimes de la peste aient pu provenir d'une contamination, dans la mesure où ce résultat était la toute première séquence de *Yersinia pestis* jamais réalisée chez nous.

En dépit de nos dénégations, de nos antécédents dans ce domaine et du fait que nos données étaient disponibles donc vérifiables, il nous a fallu attendre dix-sept ans pour que la vérité soit rétablie et que les « travaux » de Thomas Gilbert soient appréciés à leur juste valeur, c'est-à-dire comme les délires d'un pseudo-scientifique totalement incompétent.

C'est en effet seulement en 2011 qu'une équipe de chercheurs de l'Institut Max-Planck, en Allemagne, et de l'université McMaster d'Hamilton, au Canada, a publié dans *Nature* le génome de la bactérie de la peste extraite des os et des dents retrouvés lors de fouilles à Londres et attribués à des victimes de l'épidémie de peste qui avait décimé la population anglaise entre 1348 et 1350. Cela confirmait que nos résultats obtenus par les mêmes méthodes en 1998 étaient parfaitement réguliers et que les efforts de Thomas Gilbert pour nous décrédibiliser relevaient au mieux de la bêtise, au pire de la malveillance.

La publication de cet article canado-allemand fut donc pour nous un vrai soulagement, même s'il s'abstenait de mentionner nos articles publiés antérieurement, alors que la stratégie utilisée était rigoureusement identique à la nôtre, résultats compris.

Cela a évidemment laissé un goût amer dans la bouche de Gérard Aboudharam et des autres coauteurs de ces premiers papiers. Un peu moins amer dans la mienne, puisque j'avais déjà une certaine expérience de la mauvaise foi, de la dissimulation et du harcèlement tels qu'on les pratique en science. Longtemps, j'ai cherché à en comprendre les raisons, avant d'y renoncer avec le temps et l'âge, qui m'ont amené à une certaine sagesse et fait perdre mes illusions sur la nature humaine, capable – on le voit tous les jours – des pires extrémités, par jalousie ou par intérêt.

Avec le recul, j'ai le sentiment que l'écho insensé qu'ont eu les écrits de Thomas Gilbert au début des années 2000 était lié au fait qu'ils entraient opportunément en résonance avec les grandes peurs de l'humanité vis-à-vis des épidémies, réactivées à la fin du XXe siècle par l'émergence de nouvelles maladies comme les fièvres hémorragiques de type Ebola, qui menaçaient à nouveau de décimer les populations de la planète. Sans compter les nombreux films catastrophes et les best-sellers sortis à la même époque, qui ont eu pour conséquence de rouvrir les vannes du financement, notamment de la part des sociétés américaines, pour les recherches susceptibles de prouver que les descriptions faites de l'épidémie à l'époque ne correspondaient pas à ce que nous avions appris entre-temps sur la peste d'un point de vue épidémiologique. En matière de recherche scientifique comme dans de nombreux domaines, les effets de mode sont souvent dévastateurs.

C'est d'ailleurs à rebours de tous les phénomènes de mode qu'avec Michel Drancourt nous avons commencé à nous intéresser à un groupe de microbes distinct des bactéries, les archées. Ces micro-organismes, qui ressemblent beaucoup aux bactéries, ont été identifiés par le microbiologiste américain Carl Woese à la fin des années 1970, grâce aux progrès de la biologie moléculaire. Woese s'était en effet basé sur l'analyse de l'ADN ribosomal, qui permet d'identifier facilement les bactéries, mais plus difficilement les archées, ce qui rendait d'ailleurs son travail particulièrement remarquable. Car extraire l'ADN d'une archée, qui ne possède pas de noyau pour le protéger, requiert une approche très spécifique. Alors que nous réfléchissions à ces questions avec Michel Drancourt et Mireille Henry, une idée m'a traversé l'esprit. « Écoutez, leur ai-je dit, compte-tenu de ce que nous savons de la physiologie humaine, nous devrions retrouver des archées dans les selles de tous les êtres humains, puisque ce sont les archées qui permettent de transformer l'hydrogène en méthane et que le méthane est un gaz émis par tous les animaux, y compris les hommes. »

Nous nous sommes donc attelés à la tâche, avec l'objectif de mettre au point une technique capable de démontrer que 100 % des gens avaient des archées dans le tube digestif que l'on devait retrouver dans leurs selles. Nous y sommes parvenus et nous avons ainsi montré que des archées étaient bien présentes dans les selles, mais dans « seulement » 95 % à 100 % des cas.

À la même époque, le premier génome d'archée venait d'être publié dans *Nature*, mais l'article de commentaire qui l'accompagnait indiquait que des archées avaient été retrouvées chez à peine 10 % des gens, alors qu'au même moment nos travaux suggéraient que c'était a minima 70 %.

Toujours est-il qu'à l'issue de nos travaux nous avons non seulement montré que 95 % à 100 % des gens étaient bien porteurs d'archées, mais aussi, pour la première fois, qu'on retrouvait souvent ces archées associées à des endocardites, des septicémies, des abcès cérébraux ou osseux… bref, dans des infections impliquant des bactéries capables de les « nourrir » avec l'hydrogène dont elles ont besoin pour vivre et se multiplier.

Au cours de cette recherche sur les archées, il nous a donc fallu inventer de toutes pièces des milieux de culture capables de produire eux-mêmes de l'hydrogène. Notre système a si bien fonctionné que nous avons fini par découvrir et identifier de nouvelles espèces d'archées, qu'elles soient ou non présentes chez l'Homme, qui ont fait l'objet de publications remarquées.

Dans le même registre, celui des micro-organismes inconnus, nous avons exploré une autre voie, celle dite des petits microbes, qui a marqué une nouvelle rupture dans le domaine de la recherche en microbiologie. Les premières descriptions de ces petits microbes, qui sont le plus souvent les satellites, les symbiotes ou les parasites de plus grands microbes, remontent au début des années 2000. Leur taille est telle qu'ils restent invisibles au microscope ordinaire. Ils sont depuis peu classés dans un nouveau groupe appelé Candidate Phyla Radiation (CPR), qui désigne les micro-organismes inféodés aux bactéries qui leur fournissent les nutriments et les éléments de croissance nécessaires à leur survie.

Ces petits microbes ont d'abord été trouvés dans l'environnement, où ils représentent entre 15 % et 50 % de toutes les bactéries, mais on a longtemps pensé qu'ils n'étaient pas présents chez l'Homme, où ils avaient été repérés seulement dans le microbiote buccal.

Ce sont nos travaux qui ont permis de les mettre en évidence dans d'autres types de prélèvements humains, point de départ de la première revue au monde sur la présence de ces microbes chez l'Homme, que notre équipe a publiée.

Aujourd'hui encore, ces petits microbes du groupe CPR restent très mal connus. Leur branche d'origine est voisine de celle des bactéries, mais elles ont ensuite évolué séparément et leurs caractéristiques ont peu à peu divergé. Leur diversité est aussi grande que chez les bactéries, mais on ne peut pas les considérer comme des bactéries, du fait de ces nombreuses caractéristiques divergentes acquises au fil du temps par les CPR.

En dépit des progrès qui nous restent à accomplir dans la connaissance de ces petits microbes, j'ai le sentiment qu'il y a probablement autant de CPR que de bactéries à la surface de la Terre et probablement aussi chez l'Homme. Grâce aux technologies de pointe dont j'ai parlé plus haut, on les retrouve aujourd'hui dans quasiment tous les prélèvements effectués chez l'Homme, que ce soit dans les urines, le lait, le sang ou le tube digestif. Le rôle pathogène de ces CPR reste cependant à définir et à explorer. C'est le domaine de recherche auquel je me consacre actuellement, avec d'autant plus d'intérêt qu'il ne cesse de produire de nouvelles connaissances. L'une des dernières en date est issue d'un travail conduit par Michel Drancourt, qui vient de décrire un nouveau microbe inconnu, en l'occurrence une nano-archée (« nano » parce qu'elle est beaucoup plus petite que les archées déjà connues) que l'on avait déjà trouvée associée à des archées de taille standard dans l'environnement, mais jamais chez l'Homme. Michel Drancourt a été le premier à les mettre en évidence et à les cultiver dans un prélèvement bucco-dentaire.

Là encore, la technologie nous a été d'un grand secours et, sans l'avènement de tous les formidables outils que je viens d'évoquer, la connaissance n'aurait pas pu progresser à la même vitesse et dans les mêmes proportions depuis le début du XXIe siècle. Car ces outils ont déjà permis de multiplier par 2,5 le nombre de microbes connus susceptibles d'infecter l'Homme par rapport à ce que l'on savait à la fin des années 1990.

Si la recherche scientifique poursuit sur cette lancée, on peut raisonnablement faire le pari que de très nombreuses pathologies, y compris des maladies aujourd'hui inconnues, finiront par être identifiées et qu'une parade à leurs dégâts sera découverte dans le courant de ce siècle.

Mais si la technologie jouera à coup sûr un rôle de plus en plus crucial dans l'acquisition de ces nouvelles connaissances, l'étude du passé ne doit pas pour autant être négligée, tant elle éclaire souvent les chemins obscurs qu'un chercheur doit emprunter pour parvenir à ses fins.

Il en va ainsi de la paléomicrobiologie, un domaine dont nous avons été les leaders avant d'être injustement remis en cause, comme je l'expliquerai ultérieurement, et qui nous a permis de mettre en évidence les bactéries pathogènes qui rendent les humains malades depuis la nuit des temps.

C'est le cas de *Bartonella quintana*, la bactérie responsable de la fièvre des tranchées, que nous avions retrouvée dans la pulpe dentaire de personnes du néolithique dont le professeur Henry de Lumley nous avait confié quelques dents. C'est aussi le cas de *Bartonella henselae*, la bactérie responsable de la maladie des griffes du chat, que nous avions retrouvée dans des dents de félins découvertes lors des fouilles du Grand Louvre, à Paris, et datées du règne de Philippe Auguste, entre le Xe et le XIe siècle.

*

* *

En dépit de la qualité et de la rigueur de nos travaux dans ce domaine, en dépit du fait que l'ensemble de nos données a toujours été accessible et vérifiable, nous avons longtemps été freinés par les délires malveillants de l'Anglais Thomas Gilbert, qui ont pourtant trouvé écho auprès d'une partie de la communauté scientifique, dans un mouvement assez symptomatique de notre époque. Avec l'avènement des réseaux sociaux et la faculté offerte à chaque individu de publier n'importe quoi, avec l'arrivée des chaînes d'info en continu où l'émotion a depuis belle lurette supplanté l'information, nous assistons en effet à un phénomène inédit dans l'histoire de l'humanité, qui place désormais sur un pied d'égalité la parole d'un anonyme saisie au vol sur un trottoir et les réflexions d'un expert mondialement reconnu. Comme si Albert Einstein, Léonard de Vinci ou Friedrich Nietzsche ne méritaient pas plus d'égards que le premier imbécile venu. Comme si la théorie de la relativité n'avait pas plus de valeur que les tirades d'un individu aviné dans un bistrot. Comme si on pouvait accrocher les jolis gribouillis d'un gamin de maternelle en lieu et place de la Joconde sans préjudice pour l'histoire de l'art. Comme si on pouvait substituer à l'indépassable *Gai Savoir* l'intégrale de *Harry Potter* dans les annales de la philosophie.

C'est l'époque et il faut faire avec, mais ces excès mériteraient d'être traités avec un peu plus d'intelligence qu'on le fait ces temps-ci.

Dans ce domaine de la paléomicrobiologie, mon équipe et moi-même avons ainsi beaucoup souffert de cette confiance accordée sans précaution à des gens sans passé et de cette méfiance quasi réflexe qui s'est développée à l'endroit de ce qu'on appelle désormais avec mépris les élites, celles-là mêmes qui sont historiquement à l'origine de tout ce que l'on considère comme relevant du progrès humain.

Dans le cas de nos travaux sur la peste de 1720 à Marseille, les premières réserves sont venues de gens qui tenaient absolument, et sans autre raison que leur conviction, à ce que cette épidémie ait pour origine un autre microbe que *Yersinia pestis*. Si tel avait été le cas, nous aurions été les premiers à le publier, mais la réalité n'a pas recoupé les fantasmes de ces gens-là et c'est nous qui avons payé l'addition à leur place.

Au chapitre Thomas Gilbert, j'observe que c'est la médiocrité de ce pseudo-scientifique qui nous a porté le plus grand préjudice. Parce qu'il s'est montré incapable de découper proprement une dent ancienne pour en extraire la pulpe à des fins d'analyse, il a préféré marteler que nous avions nous-mêmes contaminé nos prélèvements, ce qui supposait soit de la malhonnêteté, soit que nous ayons nous-mêmes été porteurs de la peste, à une époque où elle avait fort heureusement disparu des quais du Vieux-Port de Marseille. Sauf que reconnaître la réalité aurait nécessité de sa part une capacité minimale à la remise en question, ce qu'on observe rarement chez les médiocres de son acabit. Le pire pour Thomas Gilbert, c'est qu'une autre équipe – sans lien avec nous – a fini par reprendre ses échantillons dentaires et à les analyser à nouveau, montrant sans contestation possible la présence de… *Yersinia pestis*.

En matière de science, le bon sens finit souvent par l'emporter, mais pas toujours et on peut fort heureusement compter sur les travaux de nos meilleurs collègues pour valider les nôtres a posteriori, dès lors qu'ils ont fait polémique au moment de leur publication.

Dans le cas de nos travaux sur des dents anciennes, c'est une remarquable étude réalisée par le Wellcome Sanger Institute de Cambridge qui a mis un terme définitif à la polémique née de l'incapacité de Thomas Gilbert à analyser de la pulpe dentaire ancienne. Cette étude était basée sur l'analyse du tartre de dents humaines de toutes les époques, depuis le néolithique jusqu'à nos jours.

Quand j'ai demandé comment il s'y était pris à mon collègue Julian Parkhill, un des rares scientifiques dans le monde à avoir publié autant sinon plus que moi dans le domaine de la microbiologie, il m'a répondu : « Le plus simplement du monde, en grattant le tartre des dents, puis en faisant du 16S, comme d'habitude. » C'est-à-dire en utilisant strictement la même méthode que nous : prélever sur les dents et rechercher la 16S, cette fameuse séquence commune à toutes les bactéries sur l'ARN ribosomal, pour identifier celles qui étaient en cause. Nos travaux avaient pour but de vérifier la présence de *Yersinia pestis* chez les victimes de l'épidémie de 1720 ; ceux de Julian Parkhill avaient pour objectif de déterminer si la composition bactérienne du microbiote dentaire humain avait ou non évolué au cours des âges. Il a ainsi montré qu'après une très longue période de relative stabilité ce microbiote avait brutalement changé aux cours du XIXe siècle et que ces changements étaient très certainement la conséquence de l'augmentation de la consommation de sucre, dont on sait qu'il favorise les caries en modifiant le microbiote. Comme ce travail émanait du Wellcome Sanger Institute, il n'avait pas été contesté. Il rapportait pourtant des amplifications beaucoup plus longues de l'ARN ribosomal que celles que nous avions trouvées dans la peste. Ainsi, la messe était dite, et plus personne n'a ensuite remis en cause le travail initial qui nous avait causé tant de tourments.

Avec la fin de ces polémiques, Michel Drancourt a repris ses travaux sur les dents anciennes et fait de nouvelles découvertes absolument exceptionnelles. Il a ainsi retrouvé des globules rouges dans la pulpe de dents vieilles de plusieurs centaines d'années et pu analyser les protéines qui s'y trouvaient encore. Sur des prélèvements que nous avions reçus des États-Unis, nous avons également pu déterminer qu'une épidémie de vibriose avait frappé les belligérants au cours de la guerre de Sécession, ce dont personne ne se doutait jusque-là. Plus récemment, nous avons même pu déterminer la cause de la mort du Caravage, le grand peintre italien de la Renaissance, à partir de prélèvements de dents que j'étais allé chercher en Italie. Elles provenaient d'un squelette retrouvé dans le cimetière de Porto Ercole, en Toscane, où l'on savait que le Caravage avait été inhumé et qui correspondait aussi bien sur le plan génétique qu'en termes de datation. Sans certitude absolue quant à son identité, nous avons toutefois pu démontrer qu'au moins ce cadavre-là était mort d'une infection à staphylocoque doré consécutive à une ostéite de la jambe. Or, on savait que le Caravage avait été blessé à la jambe au cours d'un duel quelques jours avant sa mort. Cette blessure était probablement la source de la septicémie.

Voilà comment nous avons fait se rejoindre, de façon très intéressante et amusante, l'Histoire, la biologie moléculaire et le diagnostic des maladies infectieuses, ce qui nous a amenés, une fois de plus, à être les premiers à publier de façon significative dans ce domaine émergent de la paléomicrobiologie.

*
* *

Tout au long de ces presque quarante ans de travail et de recherche dans les laboratoires successifs que j'ai créés, avec à mes côtés une fantastique équipe de scientifiques qui m'ont rejoint au fil du temps, la plupart après avoir été formés chez moi, nous avons bel et bien réussi à devenir des références mondiales dans tous les domaines auxquels nous nous sommes intéressés. Les membres de mon équipe et moi-même figurons ainsi depuis plusieurs décennies parmi les auteurs d'articles scientifiques les plus cités au monde dans chacun de ces domaines. Il en va ainsi de Philippe Colson, Matthieu Million, Didier Musso, Bernard La Scola, Jean-Christophe Lagier, Pierre-Édouard Fournier,

Florence Fenollar, Jean-Marc Rolain, Philippe Gautret, Philippe Parola, Philippe Brouqui… On trouve ainsi leur nom sur PubMed, qui recense les chercheurs du monde entier, et sur d'autres sites de même nature, même si certains d'entre eux, comme Expertscape, ont la tentation de manipuler leurs données sous la pression d'intérêts divergents, comme ce fut le cas pendant la pandémie de Covid. C'est surtout à ce moment-là que l'IHU Méditerranée Infection et ses chercheurs sont devenus des cibles à décrédibiliser de toute urgence. Chez moi, nous nous sommes en effet toujours bien gardés de hurler avec les loups quand rien, dans nos études et nos analyses, ne nous incitait à le faire. Mais la volonté de nuire a aussi ses limites et nous faire dégringoler artificiellement dans les classements internationaux pour tenter de nous rendre invisibles nécessitera beaucoup d'efforts et de patience.

– 6 –

La découverte est une aventure

« Le chercheur doit être libre de tenter des expériences audacieuses, de soutenir des théories révolutionnaires, voire paradoxales. Il doit disposer du droit à l'erreur. »
Frédéric Joliot-Curie

Parmi les traitements que j'ai mis au point et qui sont devenus des références thérapeutiques mondiales, je peux mentionner ceux de la fièvre Q et de la maladie de Whipple, deux infections bactériennes assez rares qui pouvaient entraîner de graves séquelles quand elles n'étaient pas diagnostiquées et correctement traitées. Un succès qui sera suivi de nombreux autres et que j'attribue en partie à mon choix de conjuguer le laboratoire et la clinique dans ma pratique médicale.

J'ai déjà expliqué quels chemins j'avais dû emprunter pour mettre au point ces traitements, chemins dont je me suis souvenu quand l'épidémie de Covid est arrivée. Pour la fièvre Q et la maladie de Whipple, j'avais ainsi choisi les doses d'hydroxychloroquine et d'antibiotique à prescrire en fonction de la posologie déjà bien connue des traitements de toute une série de maladies inflammatoires, notamment les polyarthrites rhumatoïdes et le lupus érythémateux. Avec 600 milligrammes par jour, on augmentait ainsi d'un point le pH des fameuses vacuoles intracellulaires et on restaurait l'efficacité des antibiotiques utilisables avec ce type de vacuole. À l'époque où ces traitements contre les infections cardiaques ont commencé à être mis au point, c'est-à-dire au début des années 1990, la recommandation était de donner de la doxycycline à vie aux patients atteints de ces endocardites. Après avoir été appliquée à plusieurs centaines de patients, la stratégie thérapeutique basée sur cette combinaison dont nous avions démontré l'efficacité a permis d'alléger considérablement la durée de traitement, en limitant entre un an et demi et deux ans la prise de médicaments tout en maintenant un taux de guérison de 100 %.

Cette très longue expérience de l'hydroxychloroquine a évidemment joué un rôle quand le Covid est apparu, puisque j'avais déjà réalisé plusieurs milliers de dosages et suivi plusieurs centaines de patients traités avec cette molécule. Je connaissais donc parfaitement sa toxicité, qui avait été décrite chez des patients présentant des maladies inflammatoires traitées pendant plusieurs années.

Personnellement, je n'ai jamais observé de complications oculaires ni de complications cardiaques chez les patients qui étaient traités entre un an et demi et deux ans avec cette molécule, selon cette posologie. D'où ma confiance dès qu'il a été question de l'utiliser contre le coronavirus.

Durant les années 1990, j'ai également mis au point d'autres traitements, notamment la plupart de ceux appliqués aux rickettsioses, dont le typhus. À l'époque, nous pensions pourtant cette maladie définitivement éradiquée et jamais, alors, je n'aurais pensé avoir l'occasion d'en examiner des cas réels. Mais on ne se méfie jamais assez des conséquences sanitaires de certains événements comme les guerres, les crises économiques graves ou les catastrophes naturelles de grande ampleur, qui créent parfois – pour ne pas dire souvent – les conditions favorables à la réapparition d'épidémies majeures.

J'ai été confronté à cette réalité en 1994, à l'occasion de la guerre au Rwanda. L'OMS m'avait alors sollicité, car les médecins sur place faisaient face à une épidémie de maladies neurologiques qui sévissait dans l'énorme camp de réfugiés de Goma, en République démocratique du Congo, à quelques kilomètres de la frontière rwandaise. Une fois sur place, j'avais effectivement identifié une épidémie de poux de corps absolument colossale, avec probablement jusqu'à 800 000 personnes touchées, mais aucune résurgence de typhus associée, à tout le moins sur le moment.

Face à cette invasion de poux, je savais néanmoins qu'il faudrait faire preuve de la plus grande vigilance vis-à-vis des maladies transmises par ces bestioles, compagnons de route de toutes les misères humaines, y compris le typhus.

Peu de temps après, c'est le médecin responsable du diagnostic des infections au Burundi qui m'a contacté. Il avait été étudiant à Marseille et me connaissait donc de réputation. Impliqué dans le conflit rwandais et lui-même en état de guerre civile, son pays était alors confronté à une flambée de typhus dans ses prisons et il me demandait de confirmer son diagnostic. Quand je lui ai indiqué que c'était bien le typhus qui était en cause, il m'a demandé de venir l'aider sur place à gérer la crise face à laquelle il semblait totalement démuni. Sous embargo de l'ONU, le Burundi était en effet incapable d'importer les insecticides qui lui auraient permis de faire face. J'ai donc pensé leur proposer un traitement par l'ivermectine, que j'avais déjà utilisé avec une efficacité remarquable sur les poux de corps, comme mon collègue Olivier Chosidow de son côté avec les poux de tête. C'est actuellement le traitement le plus efficace contre ces insectes, vecteurs de nombreuses maladies infectieuses. Mais un article fantasque publié dans le *Lancet* assurait qu'un traitement de la gale avec l'ivermectine dans un ehpad avait entraîné des cas de démence. Ce papier ne sera jamais confirmé par la suite, mais il suffira à empêcher le recours à l'ivermectine pour traiter les épidémies de poux au Rwanda et au Burundi, avec donc pour conséquence une flambée des cas de typhus.

Par chance, les patients avaient alors eux-mêmes identifié la nature de leur maladie, qu'ils appelaient *sutama*. Elle se traduisait par une très grande fatigue, des douleurs musculaires et la position accroupie que prenaient les malades avant de s'aliter dans un semi-coma. En visitant plusieurs dispensaires dans le pays, j'avais moi-même pu vérifier que le *sutama* correspondait bien au typhus, comme cela put être confirmé par une prise de sang dans 95 % des cas. Nous avons alors mis au point un traitement « de terrain » de deux gélules de doxycycline que l'on mettait directement dans la bouche des patients pour s'assurer qu'ils les absorbaient. C'est comme cela que l'épidémie a pu être très rapidement jugulée, sans avoir besoin de recourir à des importations massives de médicaments coûteux, la doxycycline étant à l'époque déjà largement disponible en Afrique pour un coût très faible. Mais je garderai toujours le regret de n'avoir pas pu attaquer le mal à la racine, c'est-à-dire éradiquer les poux avec l'ivermectine, ce qui aurait peut-être permis de faire l'économie d'une épidémie de typhus consécutive.

– 7 –

La médecine et la recherche en France en 2022

« Là où la volonté de puissance fait défaut,
il y a déclin. »
Friedrich Nietzsche

Même très décrié, y compris par ceux qui en sont à l'origine, les Chinois, le dernier classement de Shanghai montre bien qu'année après année rien n'a permis d'enrayer la dégringolade des universités françaises. Pas plus les « acrobaties » des autorités pour dissimuler cet affaissement mortifère que les artifices de présentation destinés notamment à maquiller cette dramatique perte d'influence de la recherche française dans le monde.

Pour répondre à la sévérité de ce classement, l'État français a organisé un regroupement massif de ses universités, aux antipodes de ce qui a fait le succès de ses homologues du monde anglo-saxon, afin de donner l'illusion d'une compétitivité factice, bien plus liée à la taille colossale de ces nouveaux monstres universitaires qu'à leurs résultats scientifiques et académiques. Dans le même ordre d'idée – faire monter coûte que coûte la note des universités françaises –, les derniers gouvernements ont aussi exigé que les chercheurs du CNRS et de l'Inserm donnent comme affiliation à la fois l'université à laquelle ils appartiennent et l'unité de recherche de cette même université à laquelle ils sont rattachés. Un subterfuge qui a permis de faire grossir artificiellement le nombre de chercheurs hautement cités rattachés aux universités, alors que leur nombre réel n'a cessé de diminuer, proportionnellement au nombre de chercheurs actifs dans le reste du monde. Cette stratégie a d'ailleurs été critiquée et les responsables de ce classement ont déjà fait savoir qu'ils tiendraient désormais compte d'une seule affiliation dans l'attribution des points.

En pratique, le classement de Shanghai repose sur des critères définis par la recherche anglo-saxonne, dominée par les États-Unis, l'Angleterre et l'Allemagne, et selon lesquels la Chine a agi en priorité, de sorte qu'elle a pu améliorer très significativement la position de ses universités dans ce classement… qu'elle ne se prive pourtant pas de critiquer désormais comme faisant la part trop belle aux universités anglo-saxonnes.

Les principaux paramètres sur lesquels se fonde le classement de Shanghai sont :

1) Est-ce que vous avez formé des prix Nobel ou est-ce que vous avez des prix Nobel dans vos effectifs enseignants ?

2) Est-ce que vous avez des chercheurs hautement cités (il y a 6 000 chercheurs hautement cités dans le monde, ce qui compte pour 20 % de la note) ?

3) Est-ce que vous publiez dans les meilleurs journaux européens ou américains (*Science, Nature*…) ?

4) Quel est le nombre de vos publications, sachant que cette production scientifique est pondérée par le nombre de chercheurs que chaque université déclare ?

Le classement de Shanghai repose ainsi principalement sur des critères élitistes, notamment le nombre des chercheurs hautement cités que chaque université compte dans ses rangs. Ces chercheurs sont qualifiés par le site de Clarivate, qui remet à jour son classement tous les ans. La France possède actuellement 2,5 % des chercheurs hautement cités dans le monde.

Notre pays est donc aujourd'hui la dixième nation dans le monde pour sa recherche, un rang qui doit beaucoup à la taille de sa population de chercheurs. Mais si on rapporte ce nombre à la population globale, la France oscille plutôt, comme pour les chercheurs hautement cités, entre la vingt-cinquième et la trentième place. Quant aux prix Nobel, ils sont évidemment très rares. L'un des derniers en date, décerné à une chercheuse française, est une victoire en trompe-l'œil, car les travaux qui lui ont valu cette prestigieuse distinction n'ont pas été menés dans une université française. Cela fait partie des « acrobaties » qui permettent à la France d'afficher un rang plus flatteur que celui qu'elle mérite, notamment depuis que les autorités demandent aux chercheurs français vivant et travaillant à l'étranger de conserver une attache avec une université française. Une autre façon de dissimuler en partie l'affaissement général de la recherche hexagonale, évaluée par des moyens externes.

De mon point de vue, la raison principale de cet affaissement n'est pas le manque de crédits consacrés à la recherche, mais bien la politique anti-élitiste conduite par tous les gouvernements depuis une quarantaine d'années. J'ai pu mesurer l'impact délétère de ces politiques à l'IHU Méditerranée Infection, que j'ai dirigé jusqu'en août 2022. L'année précédente, sur les 140 chercheurs français hautement cités – dont seulement 86 dans le domaine des sciences de la vie –, 9 étaient membres de mon institut. C'est notamment grâce à eux et à leurs travaux reconnus au plan international qu'Aix-Marseille Université figure depuis plusieurs années entre la centième et la cent cinquantième place dans le classement de Shanghai, dont, je le rappelle, 20 % de la note repose sur leurs épaules. Cela n'a pas empêché la ministre de l'Enseignement supérieur Frédérique Vidal, restée en poste jusqu'en mai 2022, et l'actuel président d'Aix-Marseille Université, Éric Berton, de combattre ces chercheurs d'élite par des réprimandes qui laissent rêveur.

De même, lire dans le rapport de la mission d'inspection diligentée par le ministère de la Santé et celui de l'Enseignement supérieur et de la Recherche, que les travaux de recherche conduits à l'IHU relèveraient d'une « course à la publication » nous a laissés sans voix. Comme si soumettre un article au comité de lecture d'une revue scientifique était une marque d'indignité et de vanité pour un chercheur. Cela montre bien, en tout cas, la déconnexion totale des institutions françaises vis-à-vis de la compétition scientifique – car c'en est une, ne leur en déplaise – et vis-à-vis du premier objectif de la recherche et de son financement, qui est de produire quelque chose de lisible et d'utilisable par tout le monde, c'est-à-dire des publications et/ou des brevets.

Il est par ailleurs à noter que le score des chercheurs hautement cités sur Clarivate est calculé sur le nombre de citations de leur(s) article(s), quel que soit le journal dans lequel il est publié, ce qui neutralise les biais de copinage avec les publications considérées comme les plus influentes. En 2022, la France est ainsi passée de 186 à 134 chercheurs hautement cités, y compris la perte de 8 collaborateurs de l'IHU qui ont disparu des classements faute de réponse d'Aix-Marseille Université à Clarivate, qui s'interrogeait sur les suspicions soulevées… par l'État français lui-même. Nous ne sommes peut-être plus champions du monde de football, mais nous restons les meilleurs au monde pour nous tirer des balles dans le pied au pire moment.

Selon ce que j'ai pu observer depuis mon entrée en faculté de médecine, l'une des autres raisons majeures de l'affaissement de la recherche française, en particulier médicale, est néanmoins liée au fait que, depuis 1981, l'Inserm s'est volontairement exclu de la recherche hospitalière et de la recherche médicale, les deux disciplines qui justifiaient pourtant son existence. Tout ça pour créer un institut de recherche aux objectifs proches de celui des sciences de la vie du CNRS. La question, qui a beaucoup agité les responsables de la recherche, a été tranchée de la pire façon, en invoquant la nécessité de fusionner les sciences de la vie du CNRS et de l'Inserm. Conséquence : l'Inserm a cessé depuis belle lurette d'être un institut de recherche médicale, comme l'ont montré les crises sanitaires successives auxquelles il n'a apporté qu'une modeste contribution, voire pas de contribution du tout. Quand le sida a émergé, il a ainsi fallu créer en urgence un institut spécifique, l'Agence nationale de recherche sur le sida (ANRS), puisque l'Inserm ne s'en préoccupait pas. Idem pour le Covid, pour lequel l'IHU que je dirigeais a été le premier producteur de connaissances, alors qu'il n'a aucun lien avec l'Inserm et le CNRS. Quant à la recherche clinique, que l'Inserm devrait théoriquement organiser, elle est exclusivement dirigée par le ministère de la Santé.

Il y a donc un problème de fond, d'ordre structurel : celui d'avoir un institut de recherche médicale seulement implanté dans les unités de soin, qu'il s'agisse de soins infirmiers ou médicaux, de kinésithérapie ou d'odontologie. Dans ce contexte, il est bien entendu difficile de conserver la pertinence et le dynamisme de la recherche médicale dans son ensemble, dès lors que les médecins n'y sont plus impliqués.

Autre raison : la stratégie du numerus clausus, c'est-à-dire la limitation du nombre de médecins formés dans nos universités à partir du début des années 1970. Cette décision idiote a eu des effets réellement dramatiques, qu'il est toujours très difficile de corriger un demi-siècle plus tard. Avec le numerus clausus, on est en effet passé d'une situation où près de 9 000 étudiants entraient en deuxième année de médecine, à une situation – au point le plus bas – où il n'y en avait plus que 3 000, en dépit de l'augmentation permanente de la population française, de son vieillissement et de l'augmentation de la demande de soins liée à cette hausse spectaculaire de l'espérance de vie.

Au cours de la même période, un autre facteur a joué en défaveur du dynamisme de la recherche médicale : le temps de travail moyen des médecins, qui a baissé de manière considérable. D'abord du fait de la féminisation de la profession (congés maternité, etc.), ensuite du fait de la réglementation européenne sur la durée de travail et les repos de compensation. Sans compter l'évolution des aspirations de la société, qui a poussé à la réduction du temps de travail hebdomadaire, désormais beaucoup plus faible qu'il y a trente ans.

Le problème, c'est que cet ensemble d'éléments, qui va pourtant de soi, n'est pas réellement pris en compte autour des tables de négociations, où les intérêts à court terme des personnes chargées de ces tractations l'emportent le plus souvent sur les considérations stratégiques de long terme, comme la formation des médecins, qui s'étale actuellement sur dix ans. Et comme aucun des partenaires assis autour de la table n'a un intérêt direct à gérer ce problème-là, puisque la plupart d'entre eux ne seront plus là dix ans après, les décisions à prendre restent en suspens.

Il en a d'ailleurs été ainsi avec le numerus clausus, dont les effets désastreux sont dénoncés depuis plus de trente ans et qui n'a été remplacé par un numerus apertus qu'en 2021, à la faveur de la crise sanitaire. Car c'est bien le Covid qui a fait monter la pression de l'opinion sur l'état de la santé en France et le manque de personnels soignants, à commencer par les médecins.

Mais la fin brutale du numerus clausus a aussi engendré d'autres problèmes typiques du manque d'anticipation, dans la foulée d'une décision prise justement sous la pression de la crise sanitaire. Car augmenter tout aussi brutalement le nombre d'étudiants entraîne des changements majeurs en termes d'organisation, pas nécessairement justifiés aux yeux des personnes chargées de les mettre en place. Et au risque de retarder la résolution du problème que cette décision était censée régler.

Il y a vingt-trois ans de ça, je m'étais ainsi adressé au représentant du ministre de la Santé, alors que j'étais président de l'université d'Aix-Marseille II. Je souhaitais attirer son attention sur une décision qu'il venait de prendre pour autoriser l'exercice privé de plus de 8 000 médecins étrangers hors Union européenne employés dans les hôpitaux publics. À l'époque, je rappelle que nous ne formions plus que 3 000 nouveaux médecins par an, en rejetant des étudiants avec plus de 14 de moyenne à l'examen de première année (!). Cette folie en a entraîné d'autres, comme l'ouverture massive du « marché » français de la santé aux médecins de la communauté européenne et hors communauté européenne, tandis que dans le même temps les étudiants français partaient en nombre faire leurs études en Belgique, au Portugal ou en Roumanie.

En France, il existe maintenant des projets de formation à distance dans des universités étrangères comme solution alternative à une situation toujours non résolue. Nous formons actuellement le même nombre de médecins que dans les années 1970, pour une population qui a augmenté de manière significative et qui a vieilli. Ces éléments sont d'ailleurs à la disposition de tous ceux qui souhaitent les vérifier. Ainsi, si on regarde le bilan de l'OCDE sur la médecine en 2019[7], on note que la France a un nombre de médecins par habitant en dessous de la moyenne des pays de l'OCDE. C'est également l'un des pays où les médecins sont en moyenne les plus âgés et où il manque cruellement d'équipements standards, comme les scanners ou les appareils à résonance magnétique (IRM), dont le nombre se situe également sous la moyenne des pays de l'OCDE. Dans ce domaine, il suffit d'ailleurs de se rendre en Inde ou en Chine pour constater que le niveau d'équipement y

---

7. https://www.oecd-ilibrary.org/social-issues-migration-health/health-at-a-glance-2019_4dd50c09-en;jsessionid=f8MUPdlYu08npyYQz0h7jCrY.ip-10-240-5-93

est déjà meilleur que dans notre pays. Jusqu'à un passé récent, le service des urgences de l'hôpital de la Timone, à Marseille, parmi les plus grands de France, n'était encore pas équipé d'un scanner in situ, en dépit d'un besoin constant. Aujourd'hui pourtant, on imagine mal créer un service d'urgence sans prévoir un scanner sur place, y compris dans les pays émergents.

Il y a donc bien eu, en France, une sorte de politique de rétention, aussi bien dans les équipements que dans la formation des médecins, dont finalement plus personne ne se sentira comptable, puisqu'il s'agit d'erreurs qui ont impliqué tous les gouvernements depuis cinquante ans, et ont abouti à une offre de soins extrêmement faible pour un pays comme le nôtre. Si on ajoute à cela les besoins informatiques et la « règlementarisation » à outrance, on constate qu'aujourd'hui le temps passé par un médecin à s'occuper des patients, à les interroger, à les examiner est considérablement plus court qu'il y a trente ou quarante ans.

Dans ce contexte particulièrement dégradé, dont le grand public a lui-même pris la mesure avec la crise sanitaire, la fin du numerus clausus ne suffira probablement pas. Pour satisfaire de façon raisonnable tous les besoins en santé (médecine de ville et hospitalière, déserts médicaux, recherche et formation), il faudrait en effet doubler, voire tripler le nombre de médecins par rapport aux effectifs actuels.

Pour prendre une décision de cette nature, il faudrait malheureusement se passer de l'avis des partenaires sociaux, qui ont aussi leur part de responsabilité dans la situation présente, et se concentrer sur les nombreuses carences que la crise du Covid a mises en évidence. À commencer par la disponibilité des médecins, auxquels les patients n'avaient plus accès et que l'on ne pourra pas, sauf à croire en la science-fiction, remplacer du jour au lendemain par de la télémédecine ou du télétravail.

L'état actuel de la médecine et de la recherche en France souligne plus que jamais l'impérieuse nécessité de définir des stratégies de long terme – c'est-à-dire sur au moins dix ans – et de les rendre imperméables aux aléas électoraux, faute de quoi certains domaines naguère à la pointe risquent bel et bien de s'effondrer sur eux-mêmes et de précipiter le déclin de notre pays de façon irréversible.

– 8 –

Il n'y a pas loin du Capitole à la roche Tarpéienne

En dehors de ma carrière médicale, j'ai été amené à m'investir à plusieurs reprises au service de la société, afin de contribuer à son évolution dans le sens qui me paraissait le plus favorable pour mon pays. Ainsi, alors que j'effectuais mon postdoc aux États-Unis, au mitan des années 1980, j'avais découvert l'existence d'un ouvrage totalement inconnu en France, le *Science Citation Index* d'Eugene Garfield, qui classait les chercheurs par spécialité et listait les articles qu'ils avaient signés ou cosignés durant leur carrière. En épluchant cet ouvrage, je m'étais rendu compte que bon nombre de personnages influents et réputés de la recherche française, en particulier dans le domaine qui était le mien, la microbiologie, n'affichaient en réalité qu'une production scientifique extrêmement limitée, voire inexistante. Cela me chiffonnait d'autant plus que parmi ces scientifiques français aussi réputés que peu productifs figuraient plusieurs collègues de la faculté des sciences qui avaient porté un jugement particulièrement sévère sur la thèse de master (appelé à l'époque DEA, pour « diplôme d'études approfondies ») soutenue par mon premier élève, le désormais professeur Michel Drancourt, qui avait pourtant tiré de ce travail un article remarquable publié dans une revue internationale. Dans le *Science Citation Index* d'Eugene Garfield, ces mêmes collègues étaient évidemment cités, de même que leurs productions scientifiques respectives sur les cinq années précédentes. Et elles étaient, pour chacun d'entre eux, très sensiblement inférieures à celles de Michel Drancourt. Cela ne les avait pas empêchés de se montrer très arrogants lors de la soutenance de sa thèse et de la trouver mauvaise, pour des raisons qui tenaient moins au travail de mon étudiant qu'aux querelles historiques entre la faculté des sciences et la faculté de médecine.

Avant la fin de mon stage aux États-Unis, j'avais donc pris soin de photocopier les quatre pages qui recensaient, sur une dizaine d'années, la production écrite des scientifiques travaillant à Marseille. Une fois rentré, j'avais glissé ces photocopies sous les yeux du doyen de la faculté de médecine, Maurice Toga, qui avait trouvé cela très instructif et follement amusant. Il est vrai que les résultats battaient quelque peu en brèche l'aura de certains scientifiques marseillais et prouvaient que d'autres, plus discrets, méritaient bien mieux que les jugements « au doigt mouillé » qui faisaient et défaisaient les réputations en l'absence de données sérieuses et vérifiables.

Quoi qu'il en soit, c'était la première fois qu'un doyen avait accès à des données aussi transparentes et incontestables. Entre-temps, cette façon d'évaluer les scientifiques à travers leurs articles et le niveau des revues à comité de lecture qui les publient est devenue la règle, en France comme ailleurs dans le monde. Même s'il y aurait encore à redire, précisément sur le niveau réel de ces revues, dont la propre réputation n'est pas évaluée de façon aussi rigoureuse que les articles soumis à leur comité de lecture, où siègent le plus souvent des experts reconnus de la spécialité concernée.

À la suite de cette « découverte » du *Science Citation Index*, j'ai bien sûr plaidé pour qu'on utilise cette banque de données, puis toutes celles créées ensuite, notamment pour recenser le nombre de citations de chacune de ces publications répertoriées dans l'ouvrage de Garfield.

Convaincu de la pertinence de cet inventaire constamment remis à jour, Maurice Toga m'avait fait part de son intention de me confier la prise en charge de la recherche à la faculté de médecine. Disparu prématurément en 1989, il avait toutefois eu le temps d'en informer son successeur, Gérard Guérinel, qui m'avait confirmé dans ce rôle de coordination.

Une des premières choses que j'ai eu à mettre en place dans le cadre de ces fonctions était l'habilitation à diriger des recherches (HDR), qui remplaçait le doctorat d'État. Elle était obligatoire pour devenir professeur. En prévision de cette étape, j'avais donc réuni à Marseille tous les responsables des facultés de médecine de France, afin de convenir d'une stratégie commune pour la définition et la mise en œuvre de cette HDR. À cette occasion, j'avais eu l'idée d'inviter Eugene Garfield, pour qu'il donne une conférence sur la recherche médicale devant cet aréopage. C'était son premier voyage en France et il était très heureux de cette invitation. Au point d'avoir préparé à notre intention un travail spécifiquement axé sur les forces et les faiblesses de la recherche française en sciences de la vie. Parmi les nombreuses choses que l'on pouvait retenir de sa conférence, j'avais relevé que le plus faible des huit champs de recherche qu'il avait disséqués était celui de la recherche clinique, qui constitue en pratique l'essentiel de la recherche médicale. J'ai donc rédigé un article pour *Info recherche*, le journal de la faculté de médecine que j'avais créé pour l'occasion. Sitôt publiée, cette analyse avait fait le tour de France des unités de recherche. Avant de se retrouver sur le bureau de l'un de mes collègues, Patrice Debré, qui l'avait transmise à Félix Reyes, le conseiller du ministre de la Santé d'alors, Bernard Kouchner, un homme capable d'élans intuitifs qui le distinguent d'une grande partie de ses pairs – sur le versant politique, pas sur le plan médical –, une qualité rare chez les politiciens.

À la suite de cette publication, Bernard Kouchner avait ainsi lancé le programme hospitalier de recherche clinique (PHRC), afin de pallier les carences dans ce domaine depuis que l'Inserm s'était totalement désintéressé de la recherche médicale – pourtant sa mission première –, dès le début des années 1980. Bernard Kouchner avait décidé de financer le PHRC sur le budget du ministère de la Santé, via la Caisse nationale d'assurance maladie, avec des enveloppes fléchées sur des projets précis. C'est grâce à cette réforme que j'ai pu obtenir, dès les premières vagues de financements des PHRC, un séquenceur automatique qui, comme je l'ai déjà dit, restera le premier jamais installé dans un laboratoire français de microbiologie.

Par la suite, je me suis toujours attaché à obtenir les financements dont avaient besoin les équipes de chercheurs de la faculté de médecine pour mener à bien leurs programmes.

À l'époque, j'ai aussi consacré du temps, de l'énergie et des moyens à transformer la recherche animale en quelque chose de décent. Quelques années plus tôt, un scandale dénoncé par Brigitte Bardot avait en effet éclaboussé la faculté de médecine de Marseille, accusée de fermer les yeux sur les conditions d'hygiène et de gestion insupportables des chiens utilisés pour l'expérimentation animale. J'ai ainsi obtenu l'interdiction de la recherche animale sur les chiens, les chats et les singes à la faculté de médecine. Je venais alors tout juste d'être nommé président du conseil scientifique et assesseur en charge de la recherche. J'ai d'ailleurs protesté vigoureusement lorsque, après mon mandat, les singes ont été à nouveau autorisés, mais puisque je n'étais plus en responsabilité, mes demandes sont restées vaines. Comme j'avais aussi créé précédemment ce que je crois être le tout premier comité d'éthique animale de France, afin d'évaluer l'intérêt médical des programmes de recherche incluant des animaux, je me suis vite retrouvé avec l'étiquette d'ami des animaux collée dans le dos. D'autant que je m'étais battu pour faire entrer les associations de défense dans ce comité d'éthique, dans l'idée notamment d'exclure définitivement les animaux de compagnie de ces programmes, ce qui n'a jamais posé de problème par la suite.

Pour créer ce comité d'éthique, j'avais d'ailleurs obtenu un financement directement auprès du ministère, ce qui m'a valu une forme – très passagère – d'hostilité du doyen en poste à l'époque, qui a mal supporté que ces crédits soient fléchés à mon nom, car cela écornait quelque peu son pouvoir de décision. Je n'y étais pour rien, mais voilà précisément le genre de maladresses évitables qui engendrent trop souvent problèmes et incompréhensions, comme je le constaterai malheureusement à de nombreuses reprises tout au long de ma carrière.

Quelque temps plus tard, j'ai été élu représentant de la faculté de médecine au conseil scientifique de l'université d'Aix-Marseille II. La crédibilité scientifique que j'avais alors acquise m'a été très précieuse pour fluidifier les rapports très tendus qu'entretenait la faculté de médecine avec deux autres composantes de l'université, la faculté des sciences et la faculté d'économie. Une situation ancienne qui s'était aggravée avec mon prédécesseur, un chirurgien qui avait très peu enseigné et n'avait jamais fait de recherche. Sa capacité à comprendre les problèmes très spécifiques de l'université était donc limitée et il n'avait pas jugé utile de s'y attaquer. Son mandat s'était d'ailleurs achevé dans la douleur, après sa séquestration par des syndicalistes en colère, qui contestaient les tentatives de l'État de redéployer avec force les moyens de l'université, selon un schéma qu'il s'était lui-même abstenu de suivre.

Toujours est-il qu'au moment de songer à sa succession un courant majoritaire s'était rapidement dégagé en faveur de la candidature d'un médecin pourvu d'une compétence scientifique et d'une expérience, même minime, de la gestion universitaire. Cela semblait à la fois logique et pertinent dans le contexte de l'époque. Et c'est comme cela qu'une partie de mes collègues de la faculté de médecine et plusieurs professeurs m'ont demandé de me présenter. Je l'ai fait et, face à deux autres candidats, j'ai eu la chance d'être élu dès le premier tour de scrutin. J'ai donc occupé les fonctions de président de l'université d'Aix-Marseille II de 1994 à 1999. Le jour de mon élection, j'avais tout juste 42 ans, ce qui faisait alors de moi le plus jeune président d'université en exercice.

Dans le cadre de ce mandat, j'ai eu l'opportunité d'aller plaider au niveau national en faveur des dossiers qu'il me paraissait indispensable de défendre. Notamment le financement de la recherche dans les facultés de santé, ce qui a révolutionné le mode de financement des universités qui possédaient cette composante. Il s'agissait alors des dix universités les plus productives, pourtant considérées comme trop dotées sur la base des critères d'affectation de moyens en vigueur à l'époque.

Le milieu des années 1990, c'est aussi le moment où j'ai pris mon bâton de pèlerin contre le numerus clausus en médecine – sans grand succès, je dois bien l'avouer. Il est vrai que la vision des partenaires administratifs à qui j'avais affaire était proprement surréaliste. Alors que j'insistais sur les pénuries à venir que portait en germe cette politique ultra-restrictive – dont on mesure aujourd'hui les dégâts considérables –, j'avais face à moi des gens incapables d'analyser la situation avec la bonne focale, convaincus que mes arguments n'avaient qu'un seul but : faire croître sans justification le nombre d'étudiants en médecine à l'université pour obtenir des moyens plus importants par étudiant, comme si je tirais personnellement bénéfice du nombre d'inscrits en faculté de médecine à Marseille.

Au bout du compte, et grâce au soutien de mon ami Josy Reiffers, alors président de l'université de Bordeaux, nous avons réussi à obtenir une modification de la dotation par étudiant dans les facultés de santé, de sorte que les universités possédant une faculté de médecine ne soient plus financièrement défavorisées par rapport aux autres. Le rôle de Josy Reiffers a été déterminant dans ce succès. Beaucoup plus diplomate que je ne le suis, il s'était appuyé sur les nombreux dossiers de qualité que j'avais accumulés pour obtenir gain de cause.

Avec les politiques, pourtant, rien n'est jamais acquis. Ce sont d'ailleurs les relations que j'ai été contraint d'entretenir avec ce monde-là tout au long de ma carrière qui illustrent le mieux la maxime selon laquelle il faudrait sans cesse remettre son ouvrage sur le métier.

C'est ainsi qu'après le bond en avant permis par les PHRC de Bernard Kouchner j'ai dû remonter au créneau avec François Fillon, pour exprimer mon désaccord sur le financement de la recherche tel qu'il l'envisageait, avant de faire de même avec François Bayrou, alors ministre de l'Éducation nationale. Bayrou estimait indispensable une réforme universitaire, mais celle qu'il envisageait ne changeait rien au phénotype de l'université française qui prévalait depuis la Révolution. C'est pourtant ce fonctionnement passéiste qui l'empêchait d'évoluer vers le corps de formation adapté à notre époque que la plupart des pays modernes avaient déjà mis en place. François Bayrou m'a écouté, mais cela n'a absolument rien changé.

Après la dissolution de l'Assemblée nationale, en 1997, la droite s'est une nouvelle fois retrouvée dans l'opposition et c'est Claude Allègre, un scientifique pour qui j'avais une énorme estime, qui a succédé à François Bayrou. Avant d'être élu président de l'université, j'avais lu la plupart de ses ouvrages pour en comprendre les enjeux. À peine installé, il avait demandé aux présidents des trois universités d'Aix-Marseille – dont je faisais alors partie – de réfléchir à une restructuration de ces trois entités et de lui faire des propositions dans ce sens. Pour ma part, j'avais conclu que la solution la plus rationnelle consistait à créer deux universités distinctes, l'une à Aix-en-Provence et l'autre à Marseille. L'hypothèse d'une seule université englobant l'ensemble des structures de formation supérieures d'Aix et de Marseille me semblait en effet une solution risquée, notamment parce qu'une entité aussi gigantesque serait difficilement gérable, pour peu que l'on se soucie d'efficacité. Car une telle solution ne garantissait pas aux étudiants de disposer d'un panel complet de formations universitaires à proximité, notamment à Marseille, la plus peuplée des deux villes, qui aurait eu besoin d'une faculté de lettres. Une seule énorme université sur Aix et Marseille est pourtant le choix qui a été fait et le pronostic que je faisais alors sur les difficultés de gestion d'un tel mastodonte s'est malheureusement révélé exact.

Quand j'ai quitté la présidence de l'université d'Aix-Marseille II à la fin de mon mandat – on ne pouvait en faire qu'un seul à l'époque –, je me suis vu proposer d'écrire une série d'articles pour *Le Figaro*, notamment sur les problèmes et les dérives dont souffrait l'université en France. Ces chroniques ont eu un certain retentissement et c'est ensuite Olivia Recasens, de l'hebdomadaire *Le Point*, dirigé à l'époque par Franz-Olivier Giesbert, qui m'a demandé une contribution sous forme d'articles et de chroniques sur un grand nombre de thèmes que j'avais la liberté de choisir et en particulier sur les sujets scientifiques, la santé et la réorganisation de la recherche.

Dans ce domaine, j'avais il est vrai acquis une crédibilité suffisante pour livrer mes réflexions au grand public et aux scientifiques qui lisaient *Le Point*.

En matière de recherche hospitalière, en totale déshérence au début des années 1990, mon élection à la présidence du conseil scientifique de la faculté de médecine m'avait permis de créer une nouvelle structure, bâtie sur le modèle de celle qui venait d'être créée à Lyon. Devenue par la suite un département de recherche à l'AP-HM, cette structure était assez semblable à celle du professeur Claude Griscelli à Paris, qui s'était lancé dans cette opération en même temps que moi. Il m'avait d'ailleurs demandé de faire partie du conseil scientifique de l'Assistance publique-Hôpitaux de Paris (AP-HP), ce que j'ai accepté et fait pendant six ans. Cela nous a amenés à nous rencontrer à plusieurs reprises pour échanger sur nos stratégies respectives. Comme nous nous entendions bien et que nous partagions un certain nombre de points de vue sur l'état de la santé en France, Claude Griscelli m'a alors demandé de participer à une réflexion de médecins dits de l'opposition (nous étions alors en 1992), pour dégager des pistes d'évolution dans ce domaine. J'ai accepté d'autant plus volontiers que cette demande émanait de mon collègue marseillais le professeur Jean-François Mattei, que je connaissais bien pour avoir été interne dans le service de pédiatrie où il venait de valider son agrégation.

J'ai donc été chargé d'un rapport sur la santé publique, un domaine dans lequel nous étions très en retard comparés à plusieurs de nos voisins, avec des performances très inférieures en termes de mortalité, notamment pour les accidents de la route. Étrangement, les victimes de ces accidents seront retranchées des statistiques quelque temps plus tard, certains spécialistes considérant que mourir en voiture n'était pas un problème de santé publique mais de sécurité routière, quand bien même les efforts consentis dans ce domaine avaient permis à l'Espagne, à l'Italie et au Portugal de dépasser les pays du nord de l'Europe en termes d'espérance de vie. C'est sans doute ce qui a permis à la mortalité routière d'être rapidement réintégrée dans les statistiques françaises.

À la même époque, j'avais été sollicité par la Mairie de Marseille, qui souhaitait m'inclure dans le groupe des personnalités qualifiées au service de la communauté urbaine de Marseille. J'ai donc assisté à quelques réunions de cette communauté de communes qui fonctionnait comme une espèce de municipalité élargie, sans être convaincu de leur utilité du fait de la qualité discutable des débats. L'exercice ressemblait plus à ce qu'on voit dans une arène ou un théâtre, ce qui a contribué à forger l'opinion négative que j'ai, non pas à l'égard de la politique elle-même, mais vis-à-vis de celles et ceux qui en ont fait leur métier. L'action politique reste évidemment indispensable au bon fonctionnement d'un pays, mais s'y impliquer requiert des qualités et une personnalité trop éloignées de ce que je fais et de ce que je suis. À l'issue de cette brève expérience, j'ai donc pris la décision que jamais plus je ne m'investirais personnellement en politique, pour quelque parti que ce soit.

Lorsqu'il s'agit de contribuer à l'amélioration du quotidien des gens, au sens large du terme, je suis en revanche toujours prêt à apporter ma pierre. Comme à la fin des années 1990, quand l'adjoint au sport de la ville de Marseille, Robert Villani, m'a sollicité pour restructurer le sport universitaire et adapter ce qui était alors l'office municipal des sports à la réalité du moment.

Concernant le sport universitaire, j'avais dans mon périmètre de président d'Aix-Marseille II une faculté des sports particulièrement dynamique et une unité de recherche d'excellente qualité qui méritait un effort d'adaptation à l'évolution des structures de mécanique. J'ai donc aidé Robert Villani à moderniser le club de sport universitaire et à remettre à plat le fonctionnement de l'office municipal des sports. Avec l'entrée en vigueur de la loi Sapin, qui visait à moraliser l'emploi des fonds publics et à lutter contre la corruption, il n'était plus en mesure d'assurer l'une de ses missions essentielles : le versement des subventions municipales votées par les élus au bénéfice des associations sportives de la ville. En tant qu'association loi 1901, l'office municipal ne pouvait en effet plus jouer ce rôle de guichet pour d'autres associations loi 1901, ce qui d'une certaine manière faisait le lit du clientélisme. J'avais d'ailleurs déjà demandé à l'université la clôture, sinon le déménagement de toutes les associations qui avaient une adresse à l'université, dans le souci justement d'éviter le mélange des genres.

J'ai accepté la proposition de Robert Villani et j'ai donc mis un terme à cette distribution d'argent public devenue illégale. Et j'ai profité de cette mission pour écrire deux livres : un sur le passé et l'autre sur l'avenir du sport à Marseille.

Parmi les éléments clés de l'avenir tel que je l'imaginais à l'époque, je préconisais de créer des pistes cyclables, notamment sur le parcours du tramway, alors en cours de construction. Peu des propositions que j'avais faites dans ces deux ouvrages ont été retenues, exception faite de la piste de patin à glace. En revanche, j'ai réussi à obtenir qu'on installe des écrans géants sur les plages de Marseille pendant la Coupe du monde de football 1998, de sorte que les Marseillais – et les autres – puissent assister aux matchs autrement que devant leur téléviseur. Cela ne s'était jamais fait pour retransmettre un événement sportif en direct et en public et j'ai dû beaucoup batailler pour en faire admettre l'idée aux autorités locales, car je pensais qu'il était indigne de laisser se dérouler une Coupe du monde sans que les habitants des quartiers les plus défavorisés de la ville, incapables de payer une place de stade, puissent participer à cette fête. Et tout s'est finalement bien passé, en dépit des craintes exprimées en amont par les uns et les autres, préfet de police compris.

*
* *

À la fin de mon mandat de président d'université, en 1999, j'avais donc le recul nécessaire pour dégager des pistes de réformes utiles pour l'avenir. J'avais ainsi acquis la conviction qu'il était nécessaire de transformer l'université pour la rendre plus autonome et plus proche des modèles les plus efficaces dans le monde, compte tenu du fait que je me désolais encore et toujours de l'état de la recherche dans les universités françaises. Une conviction que je partageais visiblement avec d'autres personnes, tout aussi désolées que moi de constater sur quelle pente glissante nos universités étaient engagées, aussi bien d'un point de vue pédagogique qu'en termes de production scientifique. J'avais ainsi été contacté par l'assistant de Bernard Pons pour participer à la rédaction d'un programme détaillé sur le futur de la recherche hexagonale et des universités à l'intention de Jacques Chirac, qui préparait sa réélection pour un second mandat.

Pour la recherche, c'est avec Bernard Bigot, l'ancien patron du CEA et du projet Iter, disparu prématurément dans le courant de l'été 2022, que j'avais travaillé. Quant au programme universitaire, nous l'avions rédigé à six mains, avec Claude Griscelli, alors P-DG de l'Inserm, et l'économiste Jean-Jacques Rosa.

Souvent, ce type de contribution finit – au mieux – dans un tiroir ou – au pire – à la poubelle, mais pas cette fois. À notre grande surprise, ces deux programmes ont en effet servi de bases à la réflexion qui a conduit, à la fin des années 2000, à la restructuration et – surtout – à l'autonomisation des universités.

Par la suite, j'ai été consulté à plusieurs reprises sur ces questions universitaires et de recherche. Une première fois à Sciences Po, où j'ai détaillé les mesures qu'il me semblait utile de prendre, puis dans un colloque dont François Bayrou était le grand témoin.

Un an avant l'élection de Nicolas Sarkozy, c'est François Fillon qui avait réuni une dizaine de personnes autour de lui, dont Jean-Marc Monteil, qui sera nommé directeur général de l'enseignement supérieur au ministère quelques mois plus tard, et son ancien professeur de droit et directeur de cabinet au ministère de l'Enseignement supérieur, Christian Philip. Notre mission était de préparer un texte sur la réforme de l'université, qui a ensuite servi de squelette à la réforme de l'université mise en place par François Fillon et Valérie Pécresse, que le président de la République nouvellement élu, Nicolas Sarkozy, venait de nommer respectivement Premier ministre et ministre de l'Enseignement supérieur et de la Recherche.

Avant cette escapade dans les hautes sphères de la politique nationale, j'avais été sollicité en 2002 par mon collègue marseillais Jean-François Mattei, alors ministre de la Santé du gouvernement Raffarin. Il me demandait de lui rédiger un rapport sur le bioterrorisme et les maladies infectieuses, à la suite des attentats du 11 septembre 2001 qui avaient ravivé, parmi les dirigeants politiques occidentaux, la crainte de voir émerger une nouvelle forme de terrorisme basée sur la dissémination de germes pathogènes mortels.

J'ai travaillé sur ce rapport pendant plusieurs mois, entre 2002 et 2003, et je le concluais par un certain nombre de propositions, dont celle de créer six ou sept infectiopôles sur le territoire national, afin d'être en capacité de faire face à une éventuelle attaque bioterroriste ou à une pandémie mondiale. À l'époque, c'est bien sûr la première hypothèse que l'on tenait pour la plus probable dans les arcanes du pouvoir.

Comme c'est souvent le cas pour ce type de travail, mon rapport n'a pas fait l'objet d'une attention particulière. D'autant que, quelques semaines après que je l'ai eu transmis, Jean-François Mattei a été débarqué du gouvernement, victime des conséquences mal anticipées de la canicule de l'été 2003 et d'une communication très mal maîtrisée, à contretemps de la réalité et des attentes du grand public.

Une fois de plus, la gestion de mon rapport par les membres de son cabinet ne m'a pas convaincu. Elle ne témoignait ni de leur efficacité ni de la stratégie mise en place par le gouvernement pour répondre aux enjeux soulevés par l'émergence d'un terrorisme global professionnalisé et du changement climatique, au mieux des intérêts de notre pays et de ses habitants. Avant cela, j'avais encore quelque espoir. Mais à l'issue de cet épisode, je me suis rendu à l'évidence : quels que soient leurs qualités, leur sérieux et leur pertinence, les rapports produits par les personnalités compétentes que sollicitent les ministères ne sont que rarement lus et analysés par celles et ceux qui les ont commandés. Et de toute façon, les conclusions qu'ils tirent et les solutions qu'ils préconisent ne pèsent pas grand-chose face aux emportements médiatiques fondés sur l'air du temps et les réflexions des soi-disant « vrais gens », dans les micros-trottoirs qui se multipliaient déjà dans les journaux, sur les radios et à la télévision. Comme je m'en étonnais à l'époque, on m'avait expliqué que les réunions du matin dans les ministères ne tournaient pas autour des travaux d'experts, ni même autour des projets et propositions de loi, mais autour de ce qui s'était dit la veille au soir dans le journal de 20 heures de TF1 et le jour même dans les matinales des stations de radio, surtout si les mêmes sujets étaient aussi traités à la une du *Monde*, du *Figaro*, de *Libération* et du *Parisien*.

C'est à ce moment-là que j'ai compris une chose essentielle de notre époque : pour peser sur les décisions politiques, il est beaucoup plus efficace de répondre en quelques secondes aux questions des journalistes travaillant pour les médias les plus influents que de passer des mois à rédiger un rapport de haut niveau sur un problème crucial. Et plus on montre sa bobine à la télé, plus on entend votre voix à la radio et plus on voit votre nom dans les journaux, plus ce que vous dites aura de la valeur aux yeux des politiques.

Pour autant, je reste convaincu – même si je n'ai que quelques rares exemples à l'appui de cette affirmation – qu'un rapport bien ficelé et raisonnable dans ses conclusions peut finir par trouver une ouverture.

Mon rapport sur le bioterrorisme et les maladies infectieuses a d'ailleurs eu des suites, mais d'une nature inattendue. Après la nomination de Dominique de Villepin à Matignon et l'arrivée de Xavier Bertrand avenue de Ségur, le même directeur de cabinet du ministère de la Santé, celui qui avait reçu ce rapport avec un dédain à la limite de l'insulte, m'avait en effet recontacté. Pour me demander de rédiger un nouveau rapport pour le nouveau Premier ministre et le nouveau ministre de la Santé, sans même mentionner mon travail précédent. J'y ai mis un préalable : que l'on m'explique ce qu'était devenu ce premier rapport et ce qui en avait été concrètement retiré. La réponse qu'on m'a faite se résume en un mot : rien. J'ai donc refusé cette seconde commande ministérielle, ce qui n'a pas beaucoup plu à mon donneur d'ordre, qui m'en a fait grief pendant un bon moment. Mais je n'avais ni le temps ni l'envie de perdre un temps précieux à rédiger de nouveau quatre cents pages d'un rapport destiné à prendre la poussière sur une étagère, sans que personne n'ait pris le temps de le lire, et encore moins d'en retirer quelques propositions de bon sens à soumettre aux politiques.

Que contenait ce rapport que je ne souhaitais pas refaire ?

Un certain nombre de constats et des pistes de solution pour les domaines qui posaient problème, suscitant controverses et divisions dans l'opinion, comme le poison des conflits d'intérêts en santé ou la gestion des médicaments génériques et leur potentiel à être recyclés sur d'autres indications thérapeutiques.

Au chapitre des réponses aux menaces sanitaires, qu'elles soient incarnées par des terroristes ou des maladies émergentes, je préconisais une nouvelle fois la création de six ou sept infectiopôles répartis sur le territoire national, en prévision des épidémies à venir d'infections respiratoires que moi et un certain nombre de mes collègues savions très probables, avec pour seule incertitude le moment et les conditions dans lesquels elles surviendraient.

Nous étions alors en 2003, avant la première épidémie de Sars. Voilà au moins un élément de mon rapport qu'il aurait été opportun de prendre en compte dans la définition des stratégies sanitaires de l'État.

*

* *

Pour faire avancer les choses, les rapports, c'est bien, mais la confrontation des idées et la force de conviction des individus peuvent, dans certaines circonstances, s'avérer nettement plus fécondes et, in fine, beaucoup plus efficaces.

Dans la réflexion sur la relance de la recherche que nous avions partagée avec Claude Griscelli, le besoin de créer des pôles de très haut niveau dans les domaines stratégiques de la santé a ainsi rapidement émergé. Infectiopôles, génopôles, cancéropôles... nous étions parfaitement alignés sur la nécessité de lancer des appels d'offres internationaux en vue de leur mise en place, afin d'assurer à la France un rang acceptable, conforme à la place qu'elle occupe dans l'histoire des sciences en termes de recherche. Et singulièrement de recherche médicale.

C'est ainsi qu'est né le concept des instituts hospitalo-universitaires (IHU), qui a fini par s'imposer – non sans mal – à nos responsables politiques, en partie grâce à un heureux concours de circonstances. Au moment de l'élection de Nicolas Sarkozy à la présidence de la République, en 2007, nous approchions en effet du cinquantième anniversaire des centres hospitalo-universitaires (CHU), nés la même année que la Constitution de la Ve République et qui agrégeaient, pour la première fois, le soin et l'enseignement au sein de la même entité hospitalière. En prévision de cet anniversaire, le gouvernement avait eu l'idée judicieuse de s'interroger sur le fait que, cinquante ans après, les CHU méritaient peut-être une évolution, de nature à faire entrer les politiques et les structures de santé françaises de plain-pied dans le XXIe siècle. L'Élysée avait donc confié à un éminent collègue, le professeur Jacques Marescaux, un rapport – encore un – pour définir la direction à suivre. Dans le même temps, en réponse à la crise économique et financière qui venait d'éclater, Nicolas Sarkozy avait eu l'idée de lancer un « grand emprunt » très vite rebaptisé « investissements d'avenir », justement pour financer les nouvelles structures dont la France avait besoin dans de nombreux domaines, afin de se mettre au diapason des pays qui comptent sur la scène internationale et alimenter la machine économique du pays en argent frais.

Parmi les grands projets retenus dans le cadre de ces « investissements d'avenir » figuraient donc les IHU, que Jacques Marescaux avait appelés de ses vœux dans son rapport.

Des appels à projets ont donc été lancés, un jury international chargé d'analyser les dossiers et de sélectionner les lauréats a été constitué autour du neurologue anglais Richard Frackowiak, qui présidait ce jury, et la machine était lancée.

Une vingtaine de projets ont été déposés par des collègues de toute la France, dans toutes les spécialités, dont celui que j'avais construit avec mon équipe sur les bases des infectiopôles tels que je les imaginais après y avoir très longuement réfléchi.

In fine, six dossiers ont été retenus par le jury international pour autant d'IHU à créer aux quatre coins du pays. Trois à Paris, un à Bordeaux, un à Strasbourg et un à Marseille : celui que j'ambitionnais depuis des années.

Même si aucun classement n'a été publié à la suite de cette sélection, j'ai toujours entendu dire que le projet qui avait le plus impressionné les jurés était celui que nous avions déposé pour l'IHU Méditerranée Infection.

Après cette étape fondatrice, j'ai obtenu le financement le plus important jamais consacré à un projet de recherche en France, soit près de 75 millions d'euros. Ces crédits nous ont permis de construire un bâtiment parfaitement fonctionnel et adapté à ses missions, de l'équiper mieux que n'importe quelle autre unité de recherche dans le monde, de créer 75 lits d'hospitalisation en chambres individuelles dépressurisées et des laboratoires d'une modernité exceptionnelle.

La mise en service de cet IHU, en décembre 2016, a permis le regroupement des maladies infectieuses et de la microbiologie à Marseille, réunis jusqu'alors de façon purement théorique, et la création du pôle le plus prolifique, qui assure à lui seul 20 % de la production scientifique de l'AP-HM.

Tout au long de ce processus, nos projets, leur réalisation et les résultats produits nous ont valu la reconnaissance régulière des instances de l'État, à tout le moins jusqu'à ces dernières années.

À titre personnel, on m'a longtemps témoigné la même reconnaissance officielle. En 1995, sous la présidence de François Mitterrand, on m'a fait chevalier dans l'ordre national du Mérite, puis chevalier de la Légion d'honneur en 2000, sous la présidence de Jacques Chirac, avant que je sois élevé au grade d'officier de la Légion d'honneur sous la présidence de Nicolas Sarkozy, qui m'en a lui-même remis les insignes. Puis le président François Hollande m'a décoré, en personne, commandeur dans l'ordre national du Mérite.

Au cours de la même période, j'ai également reçu la médaille d'argent du Service de santé des armées, qui m'a aussi décerné son prix le plus prestigieux, sans compter la médaille d'argent du Sport pour mes activités à la présidence de l'office municipal des sports de Marseille.

Sur le plan universitaire, je suis devenu le plus jeune professeur de classe exceptionnelle parmi les médecins quand j'ai été nommé et j'ai achevé ma carrière, en août 2022, en étant le professeur le plus ancien dans le grade le plus élevé, c'est-à-dire la classe exceptionnelle deuxième échelon.

J'ai sans aucun doute eu beaucoup de chance de me retrouver ainsi, dans la plupart des domaines auxquels je me suis intéressé, aux toutes premières places, et de gagner la confiance et le respect de l'immense majorité de celles et ceux avec qui j'ai travaillé dans ma vie.

*

* *

La toute première rupture dans ce qui semblait jusque-là une trajectoire ascendante s'est produite au moment où l'IHU est devenu réalité. Précisément dès que le jury international a tranché en notre faveur, courant 2010, et que le budget prévisionnel que l'État allait y consacrer a été connu.

Sans doute par jalousie, des conflits inattendus ont éclaté de toutes parts, comme cela a été raconté dans le livre *IHU Méditerranée Infection – Le défi de la recherche et de la médecine intégrées*, du journaliste Hervé Vaudoit, paru aux éditions Michel Lafon, en août 2018. Au point de menacer le bon achèvement de ce projet, pour lequel il a fallu que je mène d'incessants combats tout au long du processus qui a finalement conduit à son inauguration.

J'espérais alors que les choses rentreraient naturellement dans l'ordre, d'autant que les premiers mois de fonctionnement de ce nouvel et magnifique établissement n'avaient révélé aucun défaut majeur. Nos choix semblaient être les bons et les succès qui s'enchaînaient nous ont vite fait oublier les épisodes précédents.

Jusqu'à ce qu'un virus apparu en Chine dans des circonstances qui demeurent incertaines se répande tout autour de la planète à une vitesse et dans des proportions que peu de mes pairs avaient anticipées, et moi non plus.

Ce que nous avons vécu à partir de la fin février 2020, ça non plus, je ne l'avais pas anticipé. De même que je n'avais pas anticipé l'agressivité, sinon l'acharnement dont j'allais être l'objet durant cette pandémie, comme un clin d'œil à l'aphorisme que j'avais installé depuis bien longtemps dans mon bureau : *Arx Tarpeia Capitoli proxima*, que Mirabeau avait traduit par « Il n'y a pas loin du Capitole à la roche Tarpéienne. » Autrement dit, la gloire et les honneurs ne sont pas un vaccin contre la déchéance.

Cet élément fondamental de la culture de la République romaine, j'en ai fait personnellement l'expérience au moment où je m'y attendais le moins.

– 9 –

Retour en Afrique

« Dans tous les cas, la belle chaleur qui régnait sur mon enfance m'a privé de tout ressentiment. »
Albert Camus

Les liens qui m'unissent à l'Afrique sont aussi nombreux qu'indéfectibles. Le premier, c'est que j'y suis né et que j'y ai vécu les premières années de ma vie, ce qui a créé un attachement particulier : celui que la plupart des individus éprouvent pour la terre qui les a vus naître et grandir. Le deuxième, c'est que mon père y a vécu l'essentiel de sa carrière en tant que médecin militaire spécialisé en nutrition tropicale, et a terminé avec le grade de médecin général et le titre de professeur de médecine au service de santé des armées du Pharo, à Marseille. Avant cela, il avait passé dix ans en Algérie, comme je l'ai raconté précédemment, et cette mission au long cours m'a donné l'occasion d'aller souvent lui rendre visite à Alger, de découvrir l'Algérie et de l'aimer. Avec d'autant plus de facilités qu'à la rentrée scolaire 1962/1963 les écoles marseillaises avaient dû absorber une hausse de 25 % de leurs effectifs d'élèves, du fait de l'arrivée massive des pieds-noirs d'Algérie dans la foulée de l'indépendance. Ayant été très tôt en contact avec des camarades qui connaissaient bien le Maghreb, j'avais déjà commencé à l'aimer à travers ce qu'ils m'en disaient.

C'est donc avec une sorte de préscience que j'ai découvert l'Algérie, la vraie, lors de mes allers-retours chez mon père, ce qui a entretenu les liens que j'avais déjà avec l'Afrique durant toute mon enfance et mon adolescence.

Une fois devenu médecin, j'y suis souvent retourné, notamment pour les missions d'investigation d'épidémies au Burundi et en République démocratique du Congo, comme je l'ai déjà raconté. Ces expériences de terrain, où il s'agissait de recueillir des données sanitaires dans des situations de conflit armé particulièrement dangereuses, ont été très importantes pour moi, car elles mettaient de la distance entre les risques réels et les risques virtuels auxquels nous sommes confrontés et qui finissent toujours par nous paraître démesurés quand on n'est pas directement placé face à la brutale réalité d'une guerre ou d'un génocide.

Mais au-delà des liens que j'ai avec l'Afrique, ces expériences ont aussi pesé sur mon expertise et celle de mon équipe en matière de parasites, et singulièrement dans le domaine des poux, qui restent un vecteur majeur de maladies infectieuses et dont nous sommes devenus les meilleurs spécialistes au monde. Au cours des trente dernières années, nous avons ainsi reçu des poux qu'on nous envoyait d'Afrique, d'Asie ou d'Amérique, quand nous ne sommes pas allés les chercher nous-mêmes au Rwanda, au Pérou – où nous en avons trouvé jusqu'à plus de 5 000 mètres d'altitude –, au Brésil, en Guyane, en République démocratique du Congo, au Congo-Brazzaville, au Sénégal… nous avons ainsi pu cartographier la génétique des poux et les risques qu'ils représentaient en termes d'infection.

Ces missions qui nécessitaient de se déplacer nous prenaient généralement – à moi et aux membres de mon équipe – une semaine par an, mais elles ont toujours été très salutaires pour ma santé mentale. C'est notamment le cas des missions que nous avons conduites sur les grands singes, chimpanzés, bonobos et gorilles, pour tenter de comprendre les liens qui pouvaient exister entre les microbiotes de l'Homme et ceux du singe. Dans le cadre de ce travail, j'ai été amené à analyser des matières fécales de singes dans différents pays : les babouins en Arabie saoudite et au Sénégal, les gorilles au Congo-Brazzaville, les bonobos en République démocratique du Congo, les macaques en Algérie, ainsi que les singes verts, les singes rouges et les chimpanzés au Sénégal. Nous avons ainsi pu identifier des microbes communs à l'Homme et aux singes – qui restent les animaux génétiquement les plus proches de nous –, dont de très nombreux microbes pathogènes jusque-là inconnus chez les grands singes.

Cette idée était partie des merveilleux travaux de nos collègues de Montpellier, en particulier Éric Delaporte, qui avait réussi à mettre en évidence que le virus du sida et les rétrovirus avaient infecté les singes et les chimpanzés avant d'infecter l'Homme. La même équipe avait également montré que l'agent du paludisme, *Plasmodium falciparum*, était présent dans les selles des singes. Cet exemple nous a très naturellement amenés à nous intéresser nous aussi à l'analyse des selles de singes, sur lesquelles nous avons fait de la recherche directe de microbes et d'anticorps liés à ces microbes. L'intérêt de ces travaux était de compléter nos connaissances sur les maladies affectant les grands singes et sur les transferts éventuels de ces maladies de l'animal à l'Homme, un domaine qui a pris une importance nouvelle avec la pandémie de Covid et le rôle supposé qu'auraient joué les chauves-souris et les pangolins dans sa diffusion en Chine et dans le reste du monde. Dans le cadre de ces travaux, nous avons ainsi eu l'occasion d'observer un gorille qui présentait des stigmates de poliomyélite, en l'occurrence une paralysie de la face et d'un membre supérieur, dans une réserve du Congo. Nos analyses ont mis en évidence qu'un virus particulier, mélange du mutant viral vaccinal de la poliomyélite et d'un entérovirus proche, circulait dans cet environnement, puisque nous l'avons également retrouvé chez les gardiens de cette réserve de gorilles, qui ne présentaient, eux, aucun signe de la maladie.

Dans le même ordre d'idée, nous avons ensuite réalisé un travail sur les chimpanzés du Sénégal qui nous a permis de mettre en évidence un niveau de résistance des bactéries chez ceux qui vivent isolés supérieur à celui des humains hospitalisés en réanimation à Marseille. Une preuve supplémentaire que la résistance aux antibiotiques n'est pas seulement une conséquence de la surprescription d'antibiotiques manufacturés, mais bien la combinaison de plusieurs phénomènes. Notamment la pression de sélection « naturelle » qui se développe dans l'environnement, ce qui n'a rien de très surprenant puisque la plupart des antibiotiques connus sont d'origine naturelle et que les hommes se sont contentés de les reproduire pour en faire des médicaments. C'est notamment le cas des antibiotiques secrétés par les collemboles, ces petits arthropodes qui ressemblent à des insectes microscopiques et qui produisent naturellement de la pénicilline et des céphalosporines. Ce phénomène est assez méconnu, sauf des infectiologues, qui savent que les antibiotiques sont secrétés soit par les bactéries elles-mêmes, soit par les champignons, comme par exemple la pénicilline, qui est secrétée par le pénicillium. Mais aussi par les animaux, à l'image des collemboles, qui sont a priori les « usines » animales à antibiotiques les plus importantes. Ces arthropodes sont pourtant extrêmement communs. On les trouve en effet dans tous les jardins et dans la nature, mais on n'a jamais sérieusement étudié la pression de sélection qu'ils exerçaient. On ne connaît donc pas leur rôle dans le développement des résistances aux antibiotiques, mais il est clair qu'ils y ont leur part, de même d'ailleurs que la surprescription. La question continue il est vrai d'alimenter le débat – souvent houleux – sur l'origine de ces résistances, mais les raisonnements un peu trop simplistes, voire naïfs, sur la pression de sélection des antibiotiques, qui pour certains se résume à celle des antibiotiques manufacturés et mal prescrits, font quelque peu fi de la réalité. Et notamment du fait que la plupart des résistances aux antibiotiques apparaissent dans la zone intertropicale humide, c'est-à-dire là où ces antibiotiques ne sont ni prescrits, ni fabriqués. Au cours de nos travaux, nous avons ainsi eu l'occasion de découvrir dans un pou les séquences de la résistance à l'un des médicaments les plus modernes, l'imipénem. Le pou avait pourtant été prélevé dans un village perdu au fin fond du Sénégal, où il n'y a pas d'électricité et encore moins de pharmacie ou de dispensaire en possession d'imipénem.

Outre les poux et les singes, l'Afrique m'a aussi permis d'étudier d'autres vecteurs majeurs d'infections dans le monde, comme les moustiques et les tiques. À la fin des années 2000, on m'a en effet proposé de reprendre une unité de recherche menacée de fermeture au Sénégal, car insuffisamment productive sur le plan scientifique et trop peu observante sur le plan éthique. Portée par l'Institut Pasteur de Dakar et l'Institut de recherche pour le développement (IRD), cette unité manquait également d'un projet scientifique cohérent sur le moyen et long terme et restait très focalisée sur le paludisme, alors que cette maladie était en train de régresser de façon spectaculaire dans le pays, grâce notamment à l'usage de moustiquaires et à l'arrivée d'un médicament révolutionnaire, l'artémisinine.

Je rappelle d'ailleurs au passage aux obsédés de la recherche clinique que ce *game changer* qu'est l'artémisinine est extrait d'une plante et qu'il a été découvert – ou plutôt révélé – par une chercheuse chinoise au temps de Mao Zedong. Il s'agissait à l'origine d'un médicament traditionnel, utilisé depuis deux mille ans en Chine pour traiter le paludisme. Comme d'ailleurs la quinine, qui est aussi un médicament extrait d'une plante utilisée depuis au moins une centaine d'années en Amérique du

Sud, avant que nous l'adoptions pour traiter non seulement le paludisme, mais aussi de nombreuses maladies inflammatoires. Preuve que la connaissance et l'observation des pratiques traditionnelles de pharmacopée, qu'il s'agisse des recettes de grands-mères occidentales ou de formules et compositions empruntées aux médecines chinoise, africaine, indienne ou sud-américaine, restent une source très intéressante et largement inexplorée de nouvelles stratégies thérapeutiques. Et elles le resteront aussi longtemps que la majorité des médicaments sera d'origine naturelle.

Quoi qu'il en soit, cette unité de recherche au Sénégal avait tout de même fait quelques découvertes intéressantes avant qu'on me demande d'en prendre la direction pour la relancer. Parmi ces découvertes, il y avait la fréquence élevée de borréliose à tiques parmi les 400 habitants des deux villages où travaillaient les chercheurs, qui effectuaient des prélèvements sanguins tous les mois. Cette fréquence dépassait même celle du paludisme chez ces villageois de la région du Sine Saloum qui vivaient loin de tout, sans électricité. Tous avaient signé un pacte avec l'Institut Pasteur et l'IRD, qui avaient installé sur place un dispensaire et distribuaient gratuitement des médicaments en échange des prélèvements destinés à analyser la réponse immunitaire au paludisme. Si les équipes s'étaient aussi intéressées à la borréliose à tiques, c'est qu'un des épidémiologistes de l'IRD, Jean-François Trape, l'avait identifiée chez son fils après un voyage sur place et des rechutes à répétition à son retour, ce qui est l'une des caractéristiques de cette maladie, aussi appelée borréliose récurrente. Cela m'a d'autant plus intéressé que dans les années 1950 mon père avait publié un papier sur les borrélioses à tiques en Afrique, mais la décolonisation les avait brutalement précipitées dans les abîmes de l'oubli et l'article de mon père avec elles.

*

* *

La réapparition de cette maladie à la faveur de ce programme de recherche sur le paludisme n'a pas été vaine, puisqu'elle nous a poussés à mettre en place un nouveau programme sur les maladies émergentes au Sine Saloum, afin d'identifier ces maladies, de les analyser et de trouver le moyen de lutter contre. Nous avons donc installé sur place un *point of care* (POC), c'est-à-dire un mini-laboratoire strictement identique à celui que j'avais mis en service à l'hôpital Nord de Marseille. Il était équipé des outils moléculaires de diagnostic PCR et de détection des anticorps, mais devait être alimenté par un groupe électrogène. La population locale en était d'autant plus satisfaite qu'outre de vrais diagnostics et des traitements adaptés, l'installation du POC lui permettait d'accéder à l'électricité trois heures par jour, c'est-à-dire le temps où le groupe électrogène tournait. Mais comme l'appétit vient en mangeant, ces trois heures sont vite apparues insuffisantes aux yeux des habitants. Quand je suis venu sur place pour inaugurer officiellement ce nouveau laboratoire, le chef du village m'a entrepris et ses arguments ont fait mouche tellement ils me semblaient imparables. « Je suis très fier que tu aies installé ton laboratoire ici, a-t-il commencé, mais est-il juste que nous ayons au village des appareils très chers et pas d'électricité pour les alimenter et alimenter les gens ? » Je me suis donc démené pour réunir les fonds nécessaires à l'installation d'une ligne électrique permanente, qu'il a fallu tirer sur 2 kilomètres jusqu'au village.

Je ne l'avais pas anticipé, mais l'arrivée de cette ligne n'a pas seulement permis d'alimenter le POC et d'éclairer les cases à la nuit tombée. Elle a profondément bouleversé l'organisation et la vie du village, que l'on a vu se transformer du jour au lendemain, avec l'apparition de nouvelles activités économiques, une petite industrie, un moulin pour le mil et un atelier de fabrication de glaces créé et géré par les femmes. On a également vu les téléviseurs se multiplier, de même que les réfrigérateurs et les congélateurs. L'arrivée de l'électricité n'a eu en revanche aucune incidence sur la téléphonie mobile puisque, avant même l'installation du POC, tout le monde au village possédait déjà un portable, comme je l'ai constaté dans toutes les régions d'Afrique où je me suis rendu dans ces années-là, y compris dans les endroits les plus reculés d'Éthiopie où il n'y a pas d'électricité. Ce développement phénoménal de la téléphonie mobile sur tout le continent est d'ailleurs l'apport le plus significatif de la civilisation occidentale au XXIe siècle, puisqu'il a donné pour la première fois aux Africains un accès illimité à l'information internationale, impulsant des changements sociologiques majeurs en Afrique subsaharienne.

Il fallait s'y attendre : le village jumeau où nous étions également présents, à quelques kilomètres du premier, a lui aussi demandé qu'on lui amène l'électricité. Cela a pris un peu plus de temps parce qu'il fallait cette fois tirer 5 kilomètres de fils, mais nous y sommes finalement parvenus et l'impact a été le même, avec un décollage immédiat des activités autonomes.

*

* *

Sur le plan médical, une fois que nous avons eu identifié les maladies présentes dans ces villages, nous avons lutté de plusieurs manières, sans forcément mettre en œuvre des moyens considérables. L'une des plus efficaces a été de boucher les trous par lesquels les rongeurs entraient dans les maisons. Car ce sont eux qui portaient les tiques, elles-mêmes porteuses de la borréliose qu'elles transmettaient par morsure. Après quelques démonstrations de bouchage au ciment, les habitants s'y sont mis et nous avons assisté à une régression très spectaculaire de la borréliose.

Autre mesure efficace empruntée à un programme mis en place au Pakistan : le lavage des mains plusieurs fois par jour, qui a fait chuter de façon tout aussi spectaculaire le nombre d'épisodes de fièvres, de diarrhées et d'infections respiratoires dans le village où nous l'avions mis en place. Nous avions donné des savons et contrôlé le nombre de fois où les habitants se lavaient les mains, en particulier les enfants. Le second village servait de témoin au premier et, au bout de six mois, nous avons pu constater une diminution de 70 % des infections respiratoires et digestives dans le village où le savon était utilisé. L'information a très vite circulé et le second village n'a pas attendu que nous lui donnions du savon pour en acheter lui-même sur le marché local, au point que l'étude a dû être interrompue puisque, désormais, tout le monde se savonnait.

C'est ainsi qu'avec notre projet scientifique nous avons très simplement contribué au développement de deux villages sénégalais déshérités, sans recourir à des moyens sophistiqués, mais en prenant le temps de convaincre les gens qu'avec un peu de savon on limite facilement et considérablement les infections virales et bactériennes, et les maladies respiratoires et digestives qu'elles provoquent. En agissant de la sorte, nous n'avons pas seulement décrit ce que nous observions pour identifier les risques infectieux, ce dont nous aurions pu nous contenter d'un strict point de vue scientifique, mais nous avons également pris les mesures qui ont permis de limiter ces risques infectieux, car il est important que les travaux scientifiques apportent un bénéfice aux populations qu'ils concernent.

À l'heure où ma vie professionnelle a pris un autre rythme, je saisis encore mieux l'importance qu'ont eue ces immersions régulières dans des mondes si différents du mien. Pour mon approche du métier, pour la vision que j'ai pu avoir des gens qui l'exercent autour du monde et pour le point de vue différent qu'elles m'ont permis d'avoir en certaines occasions, sur certains sujets. Une ouverture d'esprit et une perméabilité aux autres cultures que je n'aurais pas pu trouver en restant toujours en France et en me contentant d'écumer les congrès, même s'ils sont organisés aux quatre coins de la planète. Je suis en effet rapidement devenu allergique à ces interminables déplacements dans les congrès internationaux, où je continue pourtant d'être invité. Se promener dans tous les Hilton de la Terre pour entendre les mêmes gens parler des mêmes choses, avec une homogénéisation croissante de la pensée et de moins en moins de place pour la contradiction et la critique, n'est pas un rituel qui apporte quelque chose à ma manière de penser.

A contrario, me placer volontairement dans des situations singulières et différentes m'a permis d'élargir ma réflexion et de la disperser plutôt que de l'aligner, ce qui, j'en suis convaincu, a été décisif dans ma capacité à faire ce qui m'intéressait le plus, c'est-à-dire des découvertes.

Je tiens, en évoquant cela, à remercier le président du Sénégal Macky Sall, qui m'a décoré commandeur de l'ordre national du Lion du Sénégal (équivalent de notre Légion d'honneur) en avril 2021, et le Sénégal qui m'a remis le grand prix des Sénégalais de la diaspora (la Calebasse d'or) ainsi que le président du Gabon, Ali Bongo, et son épouse, de m'avoir invité personnellement à déjeuner en 2021, ce qui nous a permis d'évoquer une vision africaine de tous les présidents français que le président Bongo connaît depuis Giscard d'Estaing.

– 10 –

L'énergie en action

« Je propose le terme "vita activa" pour désigner trois activités humaines fondamentales : le travail, l'œuvre et l'action. »
HANNAH ARENDT

Avant de revenir à des considérations médicales et scientifiques, je voudrais souligner un aspect important de ma personnalité dont j'ai longtemps souffert faute de savoir comment la juguler, c'est mon instabilité, ce trop-plein d'énergie que j'avais parfois du mal à canaliser. À l'approche de la trentaine, j'ai enfin découvert que la solution à cette nervosité était de lutter contre l'oisiveté. C'est ainsi que j'ai aussi percé le secret du bonheur. Et comme cette prise de conscience a été quasiment contemporaine de la rencontre avec ma seconde épouse, Natacha, qui m'a fait comprendre ce qu'était l'amour, mon emploi du temps est soudain devenu beaucoup plus simple à gérer.

Natacha, je l'ai rencontrée en 1981, quelques mois après être rentré de Tahiti pour la dernière ligne droite de mes années d'internat. À l'époque, j'avais décidé de monter ma propre écurie, afin de faire profiter des étudiants plus jeunes que moi de l'expérience très positive qui m'avait permis de réussir ce concours très difficile. Parmi ceux qui s'étaient portés candidats pour intégrer cette écurie, il y avait donc Natacha Caïn, splendide jeune femme qui se destinait à la psychiatrie, un métier qu'exerçaient déjà ses parents. Son père, Jacques Caïn, était professeur de psychiatrie et l'un des psychanalystes les plus célèbres du sud de la France dans le dernier tiers du XXe siècle, alors que sa mère, elle aussi psychanalyste, a été pionnière dans l'organisation du « psychodrame Balint », des séances destinées aux soignants sur le thème de la relation au malade. Natacha avait 20 ans et moi, 29. Ce fut un vrai coup de foudre. J'étais déjà marié et père de ma première fille Magali. J'ai évidemment divorcé pour vivre pleinement cette idylle et convoler avec Natacha dès l'année suivante. Notre fils, Sacha, est né un an plus tard, en 1983, cinq ans avant notre fille Lola, qui est arrivée en 1988.

Dès notre rencontre, j'ai consacré à cette vie de famille tout le temps que me laissaient la médecine et la recherche, et cela a suffi à notre bonheur. Avant Natacha, j'avais une idée du mariage très normée, comme si se marier et fonder une famille était une forme d'obligation, une nécessité sociale. Plus jeune, j'imaginais même pouvoir me marier par convention ou arrangement. Mais cette rencontre, qui m'a fait comprendre qu'on pouvait aimer d'un amour fusionnel et le vivre au quotidien, m'a permis de revoir l'ordre de mes priorités sur le mode radical : ma famille, mon travail… et plus beaucoup de temps pour le reste. D'où la simplification tout aussi radicale de mon agenda. Et la découverte d'un cadeau dont je ne soupçonnais pas les bienfaits : l'atmosphère intellectuellement très apaisante qui règne lorsqu'on vit entouré de psychiatres.

La préparation du concours de l'internat par l'étudiante Natacha Caïn a évidemment quelque peu souffert de notre histoire d'amour, mais elle a tout de même réussi à franchir brillamment la barre. Je ne peux – ni ne veux – quantifier mon apport dans ce succès, mais j'ai surtout joué un rôle dans son choix d'opter pour la psychiatrie, qui à ses yeux ne coulait pas de source à l'époque. Mais je sentais qu'elle était faite pour ça, moins par atavisme qu'en raison de son empathie et de son intelligence. Et je l'y ai poussée, parce que je savais déjà qu'elle s'y accomplirait.

Comme ce fut le cas pour moi, son goût pour la médecine est pourtant apparu tardivement, un peu par dépit, un peu par calcul. Car comme moi, dans ses jeunes années, elle s'imaginait plus volontiers dans la peau d'un écrivain à succès que dans le rôle de l'héritière du métier de ses parents. Mais contrairement à moi, c'est sa mère et non son père qui l'a poussée dans les amphis de la faculté de médecine, d'une façon beaucoup plus sophistiquée que mon père l'avait fait avec moi. Sa mère avait en effet convaincu son professeur de français, qui savait les ambitions littéraires de sa fille, de lui dire que le meilleur moyen de devenir écrivain professionnel était d'entrer… en médecine. À 16 ans, Natacha était un brin plus naïve qu'aujourd'hui et elle s'était laissé convaincre qu'il s'agissait effectivement de la meilleure option. Aussi bien elle que moi avons toutefois assouvi nos fantasmes littéraires puisque nous avons tous deux écrit plusieurs livres, Natacha faisant preuve dans ce registre d'un talent bien plus affirmé que le mien. Elle a en effet écrit deux délicieux romans, ce dont je n'ai jamais été capable, ainsi qu'un ouvrage sur son métier que je recommande à tous ceux que la psychiatrie intéresse. Pour elle comme pour moi, l'écriture est cependant restée un loisir utile, une voie d'expression irremplaçable, mais en aucun cas un second métier, en dépit de notre inclination naturelle pour les lettres.

« Ils se rêvaient écrivains et les voilà médecins »… c'est dire si nous étions faits l'un pour l'autre.

Quarante ans plus tard, nous sommes d'ailleurs toujours aussi unis et une joie supplémentaire est venue renforcer ces liens : les petits-enfants. Je prends un plaisir fou à jouer avec eux ce rôle si merveilleux de grand-père et je reconnais que c'est la clé du bonheur de pouvoir partager et transmettre aux générations qui poursuivent l'histoire familiale, de voir pousser sa descendance avec une joie à la fois contemplative et pétrie d'un investissement si simple et joyeux. Je n'ai besoin de rien d'autre pour me sentir heureux.

C'est donc par choix que j'ai eu très peu de vie sociale, pour préserver le temps que je souhaitais consacrer à ma famille et à mes proches, en dehors de mes engagements professionnels. Et cela ne m'a guère coûté car je n'aime pas sortir, je déteste les mondanités et redoute les dîners en ville, qui ressemblent assez rarement au banquet de Platon. D'autant que ces rites sociaux étaient assez peu compatibles avec mes activités de médecin, de chercheur et d'enseignant, même si j'ai pleinement conscience qu'un certain nombre de mes pairs y ont sacrifié, parfois avec enthousiasme, et souvent avec la conviction que cela servirait utilement leur carrière. Comme j'ai pleinement conscience que ce choix qui a été le mien a pu me jouer un certain nombre de tours, car à privilégier mon travail, ma famille et mes proches j'ai évidemment limité le spectre de mes relations à un niveau relativement modeste comparé à celui qu'affichent certains de mes collègues plus civils que je ne l'ai été.

Question emploi du temps, justement, ma vie a longtemps été réglée comme du papier à musique. Avec dix à douze heures de travail par jour, soit en moyenne cinquante-cinq heures par semaine, c'est-à-dire la capacité de travail que j'avais évaluée à l'époque de l'internat. J'ai donc eu un rythme constant du début des années 1980 jusqu'en 2021.

Durant toutes ces années, je me suis employé à optimiser ce temps de travail, évitant notamment le plus possible les réunions collectives où chacun se croit obligé d'exprimer son point de vue, de sorte que l'on peut passer trois heures à entendre des remarques et des interventions dont la finalité est d'abord de montrer que l'on participe activement à ladite réunion. À l'inverse des réunions utiles, celles destinées à gérer des situations particulières, qui durent rarement plus d'une heure ; on y aborde des questions précises qui font l'objet de procès-verbaux, sans perte de temps en discussions oiseuses.

En dehors de mon laboratoire, de l'hôpital et de l'université, l'essentiel de mon temps est donc consacré à ma famille, à mes proches et… à moi-même. Comme je l'ai déjà expliqué, j'ai toujours eu un goût très prononcé pour les lettres, aussi bien la lecture que l'écriture. Au cours des soixante dernières années, c'est-à-dire depuis mes 10 ans, j'ai ainsi lu en moyenne une centaine de livres chaque année, hors ouvrages scientifiques, pour le plaisir et la réflexion. Je lis donc assez vite, toutes sortes de livres, des romans, des essais, des biographies… Depuis au moins autant de temps, j'ai le goût de l'écriture, même si l'un des seuls grands regrets de ma vie, c'est de ne pas avoir été doué d'un talent suffisant pour espérer faire une carrière de grand écrivain. J'ai pourtant débuté très tôt, en écrivant des articles pour le journal de mon lycée, avant de signer bien plus tard de nombreux articles et chroniques dans *Le Figaro* et *Le Point*. J'ai également écrit un grand nombre de livres de science et de vulgarisation scientifique, dont certains ont été très importants. En particulier le *Dictionnaire de maladies infectieuses* que j'ai rédigé en 1997 avec mes collaborateurs, en français et en anglais, et qui fonctionne par mots-clés, avec toutes les bactéries, tous les virus et toutes les maladies infectieuses recensés en un seul ouvrage. Chacun de ces petits textes limités à une page – et que j'ai relus au moins trois fois chacun – permettait pour la première fois de sauter d'un mot-clé à l'autre sur un CD-Rom et de disposer ainsi d'une information très rapide quasiment au lit des malades. Ce type d'approche a ensuite été repris et amélioré par une société, UpToDate, avec une grande efficacité. J'ai d'ailleurs un conflit d'intérêts à ce sujet, puisque j'ai écrit des chapitres pour UpToDate et que j'étais rémunéré pour le faire. De façon de plus en plus généreuse d'ailleurs, grâce au succès considérable de cette encyclopédie désormais en ligne, mais nettement plus fiable que Wikipédia. La différence, c'est que UpToDate est rédigée exclusivement par des experts reconnus, alors que Wikipédia est principalement alimentée par des amateurs, plus rarement par des experts et de plus en plus par des gens qui sont payés pour faire de la propagande plutôt que de l'information impartiale.

En plus de ma famille, des livres et de l'écriture, j'ai aussi beaucoup pratiqué le sport. Du ski l'hiver, du bateau l'été et de la salle de musculation, où l'un de mes plaisirs est de quantifier ma capacité à soulever de la fonte en développé couché. Je suis d'ailleurs très fier d'avoir encore réussi, passé 65 ans, à soulever 150 kilos.

Pour le reste, je ne déjeune jamais ou de manière très exceptionnelle. À midi, je reste dans mon bureau à travailler et le soir, je reste avec les miens. Dans mon entourage, tout le monde sait qu'il est extrêmement difficile de m'inviter à dîner. J'accepte d'ailleurs moins de cinq dîners par an. Mon temps de loisirs, je le consacre essentiellement au travail, et notamment à l'écriture. Je sais d'ailleurs que ma production écrite représente un mystère pour un certain nombre de gens, bienveillants ou malveillants, qui doutent de ma capacité à rédiger autant d'articles scientifiques, en plus des livres et des contributions à la presse. Il n'y a pourtant rien de mystérieux là-dedans et ma vie n'est sans doute pas, sur ce plan, radicalement différente de celle d'un certain nombre d'auteurs très productifs comme Honoré de Balzac ou Victor Hugo. Je suis simplement quelqu'un qui travaille beaucoup, qui a des facilités pour écrire et des idées en abondance à coucher sur le papier.

– 11 –

Le Covid ou la prophétie autoréalisatrice

« Je préfère toujours privilégier l'hypothèse de la connerie à celle du complot. La connerie est très courante, alors que le complot réclame un esprit rare. »
Michel Rocard

Au moment où le virus a commencé d'envahir l'Europe, au tout début de l'année 2020, les Chinois avaient déjà jugulé la première poussée épidémique sur leur territoire. D'une part en isolant les personnes positives après avoir confirmé leur contamination par un test PCR, d'autre part en utilisant les médicaments potentiellement efficaces contre ce nouveau microbe. À l'époque, les deux seules molécules qui avaient montré une réelle efficacité in vitro en Chine étaient le remdesivir, développé initialement contre le virus du sida puis utilisé contre le virus Ebola mais qui, à l'instant T, n'était pas disponible en quantité suffisante, et l'hydroxychloroquine, qui était, elle, parfaitement disponible dans tous les pays du monde. Les premiers résultats communiqués par la Chine montraient d'ailleurs des résultats très encourageants, en particulier sur le portage viral.

À l'IHU, nous connaissions très bien cette molécule pour l'utiliser très régulièrement dans le traitement de nombreuses infections, comme la fièvre Q et la maladie de Whipple dont j'ai déjà parlé. Elle a aussi été historiquement prescrite à des millions de gens dans les zones tropicales humides pour son action contre le microbe du paludisme. Nous savions donc à quelle dose elle devait être prescrite et quels étaient les effets indésirables que son utilisation pouvait entraîner. Bref, sur la base de nos connaissances et des données transmises par nos collègues chinois, nous avons commencé de l'utiliser sur nos patients.

Fin janvier 2020, quand les Français résidant à Wuhan ont été rapatriés et placés en quarantaine dans un centre de vacances de Carry-le-Rouet, à 30 kilomètres au nord-ouest de Marseille, nous avons été contactés par le directeur de l'agence régionale de santé (ARS) de Provence-Alpes-Côte d'Azur pour prendre en charge ces personnes sur le plan médical. J'ai immédiatement proposé au ministère de la Santé de les tester à l'arrivée, afin de déterminer qui était porteur du virus et qui ne l'était pas, pour ensuite prendre les mesures appropriées, notamment la mise à l'isolement des personnes contaminées, histoire de ne pas créer un cluster en laissant l'ensemble des rapatriés au contact les uns des autres. Ma proposition semblait frappée au coin du bon sens, mais j'ai tout de même essuyé un refus, au motif qu'avant même la survenue des premiers cas en Europe seuls deux centres avaient été désignés pour tester les futurs malades en France : l'Institut Pasteur à Paris et l'Institut Mérieux à Lyon, qui n'avaient évidemment jamais testé quiconque pour ce virus.

Fin janvier 2020, c'est aussi le moment où les Chinois ont publié le génome du virus qu'ils venaient de séquencer. Dès lors, il nous était très facile de tester les patients, puisque nous savions quoi chercher. D'autant que les tests PCR étaient chez nous une opération routinière, dans la mesure où avant cette pandémie nous en faisions déjà entre 200 000 et 300 000 par an. Il n'empêche : j'ai dû négocier pied à pied pour qu'on nous laisse faire des PCR, mais avec une contrainte assez incompréhensible : en cas de test positif, nous avions ordre d'envoyer nos résultats aux deux laboratoires de référence prédésignés, comme s'ils étaient plus compétents que nous pour pratiquer ces tests et en interpréter les résultats. Sans compter que ces entraves nous empêchaient d'accomplir la mission que l'on venait de nous confier avec l'efficacité et la rapidité requises, à savoir déterminer qui parmi les rapatriés de Wuhan était contaminé et qui ne l'était pas.

C'est dans cet objectif que j'ai proposé au directeur général de la santé, Jérôme Salomon – qui est aussi un collègue professeur de maladies infectieuses –, d'envoyer immédiatement quelqu'un à l'aéroport, afin de pouvoir faire les prélèvements dans l'avion ou sur le tarmac et rendre les résultats dans les deux heures, de manière à isoler les cas positifs le plus rapidement possible. Dans le même ordre d'idées, j'avais proposé de laisser les personnes négatives entre elles et de refaire un prélèvement sept jours après leur premier test. Celles qui auraient eu deux tests négatifs à une semaine d'intervalle en étant restées à l'isolement avec les autres personnes négatives auraient alors pu rentrer chez elles. Cela me semblait être la meilleure stratégie pour éviter la diffusion incontrôlée du virus, sans pour autant maintenir à l'isolement des personnes qui n'avaient aucune raison d'être confinées. Ma proposition n'a pourtant pas été retenue, Jérôme Salomon préférant nous demander de bâtir un projet de recherche très officiel pour faire des prélèvements sur des gens qui revenaient avec une suspicion de maladie contagieuse et savoir ainsi si on devait les isoler ou pas.

J'ai eu beau lui expliquer que nous étions là dans le domaine du diagnostic et du dépistage, et pas du tout dans celui de la recherche, je n'ai pas réussi à le convaincre. Il nous a donc fallu en passer par ses exigences, c'est-à-dire rédiger un projet de recherche qu'on nous a ensuite demandé de requalifier. Avant de finalement nous entendre dire que nous devrions attendre quarante-huit heures après l'atterrissage pour commencer de prélever les rapatriés de Chine et leur dire s'ils étaient positifs ou non, le tout après leur avoir fait signer un papier par lequel ils acceptaient de participer à un travail de recherche. C'est ce qu'on appelle gérer simplement une épidémie émergente !

Quoi qu'il en soit, dès les prémices de l'épidémie, en janvier 2020, nous pensions que l'IHU Méditerranée Infection serait non seulement consulté, mais aussi inclus dans les structures de réflexion que l'on constitue en pareil cas pour suivre l'évolution de la situation et prendre les décisions les mieux fondées à l'instant T, après concertation avec les experts reconnus du domaine concerné, en l'occurrence les maladies infectieuses.

Il n'est d'ailleurs pas inutile de rappeler ici que l'IHU a été pensé, construit et financé justement pour faire face aux épidémies et y apporter les meilleures réponses possible. C'est donc avec surprise que nous avons accueilli la décision du ministère de la Santé de confier cette mission à l'Institut Pasteur, à l'Institut Mérieux et à l'Inserm, et de laisser l'IHU à l'écart, comme s'il s'agissait d'un hôpital lambda, sans aucune compétence particulière sur les maladies infectieuses. Un comble.

En apprenant cela, j'ai évidemment recontacté Jérôme Salomon, quelques jours après nos échanges autour des rapatriés de Wuhan. Lors de cette conversation, j'ai évoqué avec lui la question des thérapeutiques à mettre en œuvre dans la prise en charge des personnes infectées, et notamment de l'hydroxychloroquine, sur la base de l'étude que venaient de publier nos collègues chinois. Cette étude montrait en effet une réelle efficacité, non pas pour éradiquer le virus, mais pour faire baisser la charge virale, c'est-à-dire la quantité de virus présente chez un patient infecté dans les premiers jours de la maladie. J'avais également évoqué avec lui l'azithromycine, un antibiotique utilisé en routine dans le traitement des infections pulmonaires depuis des dizaines d'années. À l'époque, associer l'azithromycine à l'hydroxychloroquine me semblait une bonne stratégie pour éviter que les patients ne développent des surinfections pulmonaires susceptibles de ralentir leur guérison. Sauf que Jérôme Salomon n'y a prêté aucune attention, avant de m'expliquer que tout ce qui concernait les stratégies thérapeutiques avait été confié à mon collègue Yazdan Yazdanpanah, que j'ai aussitôt appelé. Et qui n'a pas prêté beaucoup plus d'attention à ce que je lui disais, m'expliquant que la seule option qu'il avait retenue était le remdesivir, cet antivirus développé par le laboratoire américain Gilead Science qui n'avait, à l'époque, jamais fait l'objet de quelque essai que ce soit sur le Covid et ne pouvait donc pas être considéré comme forcément plus efficace que l'hydroxychloroquine associée à l'azithromycine.

À ce moment-là, la seule vraie différence entre la stratégie que je proposais et celle de Yazdan Yazdanpanah était le prix des médicaments : 3,40 € pour 30 comprimés d'hydroxychloroquine et 8,50 € pour 6 comprimés d'azithromycine, contre 2 340 euros pour cinq jours de traitement au remdesivir.

Abstraction faite du coût exorbitant pour la Sécurité sociale d'une thérapeutique loin d'avoir fait ses preuves, j'ai souvent été frappé que des collègues sans grande expérience dans la mise au point de stratégies thérapeutiques considèrent de prime abord qu'à maladie nouvelle il ne peut y avoir d'autre réponse qu'une molécule nouvelle produite par l'industrie pharmaceutique. Avec à la clé des tarifs délirants et des profits considérables pour le laboratoire titulaire du brevet.

Qu'on ne se méprenne pas : dans mon esprit, la question du prix n'entre pas en ligne de compte lorsqu'on est en présence d'un traitement à l'efficacité démontrée sur la pathologie qu'il est censé traiter. L'industrie pharmaceutique, contre laquelle je n'ai pas d'a priori négatif, a ainsi produit ces dernières années de nouvelles molécules anticancéreuses excessivement coûteuses, mais tellement efficaces qu'il est effectivement difficile d'en priver les patients atteints de cette terrible maladie pour cette seule raison. Mais lorsqu'il s'agit d'une molécule pour laquelle on ne dispose d'aucune preuve d'efficacité, là je crie à l'escroquerie. Dans ce cas de figure, seul le laboratoire y trouve son compte – et dans quelles proportions ! –, au détriment des patients et de notre système d'assurance maladie.

Un autre aspect délétère de cette posture « pro-nouveauté », c'est le processus qui se met en place quand apparaît une nouvelle molécule : on débute par les tests d'efficacité et de toxicité sur la souris, puis on refait ces tests sur des macaques, avant de passer à l'Homme si les macaques ne meurent pas ou ne tombent pas malades du fait de leur traitement. Or, à ma connaissance, il y a très peu d'exemples, voire pas d'exemple du tout, d'une expérimentation sur le singe qui ait servi à quelque chose pour l'étape suivante, c'est-à-dire l'approbation de la molécule testée pour une indication sur l'Homme. Depuis de très nombreuses années, comme je l'ai déjà évoqué à propos des animaleries de Marseille, je milite ainsi pour l'abolition des essais thérapeutiques sur le singe, car je considère que l'on n'a pas le droit de faire souffrir des animaux jusqu'à la mort pour rien. Dans ma spécialité, les maladies infectieuses, je n'ai en effet pas d'exemple de thérapeutique dont la mise au point ait nécessité que l'on utilise les singes. Mais au lieu d'être bannis faute de pertinence démontrée, ces protocoles de tests sur les singes sont au contraire recommandés par les autorités françaises en charge de la santé et de la police du médicament.

Les mêmes autorités ont empêché l'équipe réunie dès mars 2020 à l'Institut Pasteur de Lille d'aller au bout d'un travail aussi intelligent qu'utile : tester 2 000 molécules connues pour trouver si, parmi elles, quelques-unes ou même une seule pouvait présenter un intérêt dans le traitement de ce nouveau coronavirus. Moins de deux mois plus tard, mes collègues ont trouvé. Il s'agissait du clofoctol, un antibiotique efficace contre les infections respiratoires d'origine bactérienne et disponible – sous le nom commercial d'Octofène – depuis le début des années 1970. Il était vendu en 2020 moins de 5 euros la boîte de quatre suppositoires.

Las, tout à leur stratégie du « remdesivir *only* », les autorités sanitaires n'ont eu de cesse d'empêcher mes collègues lillois de mettre en place un essai clinique sur une cohorte de patients non vaccinés de plus de 50 ans, comme l'a raconté un remarquable documentaire d'Arte. Au début en semant sur leur chemin toutes les entraves administratives possibles, comme j'en ai moi-même fait l'expérience avec l'hydroxychloroquine. Ensuite parce que, avec l'obligation vaccinale, il devenait impossible de monter un essai avec des patients non vaccinés. Fin du match.

Et qu'on ne vienne pas m'accuser une nouvelle fois d'alimenter les théories complotistes, car il ne s'agit pas ici de l'IHU Méditerranée Infection, de l'un des médecins de mon équipe ou de moi-même, mais de la mauvaise volonté des autorités sanitaires françaises à utiliser des médicaments connus pour traiter une maladie nouvelle.

Cette stratégie à laquelle nos collègues chinois recourent avec succès depuis très longtemps a pourtant de nombreux avantages. Puisqu'il s'agit de molécules connues, donc déjà très largement évaluées, on peut en effet s'abstenir de tester leur toxicité et on connaît déjà leur posologie et leur mode d'administration. La seule question qui vaille à leur propos, c'est : est-ce efficace contre la maladie que nous voulons combattre ? Mais quand on empêche des médecins, comme mes collègues de l'Institut Pasteur de Lille ou moi-même, de faire la preuve – ou non – de cette efficacité, on ne répond pas à cette question et on prive ainsi des populations entières de solutions potentiellement pertinentes, aussi bien sur le plan sanitaire que d'un point de vue économique.

Le recours aux molécules anciennes est pourtant sans doute une clé de la médecine actuelle et à venir. Mais pour qu'on en dispose vraiment, encore faudrait-il lever les hostilités que cela soulève sans justification évidente. Avant même la pandémie de Covid-19, je me suis ainsi très souvent posé la question : pourquoi cette hostilité ? Je n'y vois que deux explications. D'abord l'intérêt économique et financier des grands laboratoires, qui n'ont rien à gagner à cette politique, puisqu'une fois les brevets épuisés et les molécules génériquées, le niveau de marge du fabricant se réduit à presque rien. À la différence d'une molécule nouvelle couverte par un brevet, qui rapporte des fortunes à son détenteur en l'espace de quelques mois, parfois même quelques semaines, y compris quand ladite molécule s'avère in fine sans efficacité, comme ce fut le cas – entre autres – du remdesivir. Ensuite la doxa dominante, symptôme d'une conception dépassée de la façon dont va le monde dans lequel nous vivons. Depuis la fin de la Seconde Guerre mondiale, sous l'impulsion du capitalisme occidental, on s'est en effet vautré sans retenue dans un credo qui montre aujourd'hui ses limites : celui selon lequel la technologie serait forcément capable d'apporter une solution à tous nos problèmes. Je suis le premier à considérer la technologie comme absolument essentielle. Elle m'a d'ailleurs, comme on l'a vu précédemment, très souvent permis de devancer mes concurrents dans le domaine de la recherche, mais je n'ai jamais considéré qu'elle pourrait apporter des réponses à toutes mes questions, des solutions à toutes mes difficultés, et constituer un bouclier contre tous mes échecs. Cette doxa a fini par contaminer énormément d'esprits, imposant le principe selon lequel une molécule approuvée pour une ou deux indications ne peut pas s'avérer efficace pour d'autres indications. Et que pour l'approuver dans ces autres indications, il y aurait nécessité à refranchir l'ensemble des étapes d'évaluation qu'une nouvelle molécule doit franchir pour être approuvée dans une indication et une seule. Dès lors qu'une large majorité a fait sienne ce concept, tout débat contradictoire à ce propos devient impossible.

Ainsi, pour l'hydroxychloroquine, le manque de sérieux de certains médias a laissé croire qu'elle pouvait tuer parce qu'un Américain était mort en utilisant un décontaminant pour aquarium qui contenait du sulfate de chloroquine, c'est-à-dire un détergent et pas un médicament. Peu de gens le savent, mais le ministre de la Santé actuel, François Braun, a fait sa thèse sur la toxicité de l'hydroxychloroquine dans les tentatives de suicide. Avant d'entrer au gouvernement, il avait d'ailleurs expliqué que les doses auxquelles nous prescrivions l'hydroxychloroquine ne risquaient pas d'entraîner de complications cardiaques, comme cela a pourtant été largement diffusé sans aucune base scientifique sérieuse.

L'hydroxychloroquine est-elle pour autant en cause dans les tentatives de suicide ?

Cela arrive effectivement – François Braun n'aurait sans doute pas choisi cela comme sujet de thèse si tel n'était pas le cas –, mais la dose toxique d'hydroxychloroquine est comprise entre trois et quatre fois la posologie quotidienne recommandée

(2 grammes contre 600 milligrammes) et que, depuis le 1er janvier 2020, il est devenu plus difficile de s'en procurer, puisque c'est à cette date que l'hydroxychloroquine a cessé d'être en vente libre en France. À la différence du paracétamol – le principe actif du Doliprane et du Dafalgan –, dont la dose toxique est, selon les individus, très proche de la dose thérapeutique, qui est de 4 grammes par jour pour un adulte. En cas de surdosage, même léger, s'il est quotidien et prolongé, il existe même un risque important de lésions irréversibles du foie, voire d'hépatite fulminante, une pathologie qui nécessite une greffe urgente pour éviter la mort du patient. Le surdosage involontaire de paracétamol est d'ailleurs la première cause de défaillance hépatique en Grande-Bretagne et aux États-Unis. Plus dangereuse encore, l'association du paracétamol et du dextropropoxyphène – naguère commercialisée sous le nom de Di-Antalvic – a été retirée du marché en 2011 du fait de sa fréquente utilisation dans les tentatives de suicide.

*
* *

Pour ce qui est de la chloroquine et de l'hydroxychloroquine, longtemps commercialisées sous le nom de Nivaquine et Plaquénil, ce sont sans doute deux des molécules les plus prescrites dans le monde depuis le milieu du XXe siècle, puisque, je le répète, elles ont longtemps été considérées comme le meilleur traitement préventif contre le paludisme, avant d'être supplantées, à partir des années 1980, par la méfloquine – vendue sous le nom de Lariam – dans les zones où sévit cette maladie. Leur toxicité est donc parfaitement connue. Suggérer que ce médicament constituait une menace grave pour la santé des patients aux doses que nous recommandions pour le Covid, soit 600 milligrammes par jour et par adulte sans antécédents cardiaques lourds, relevait donc manifestement de la volonté de nuire.

Un autre médicament connu depuis près de cinquante ans a fait l'objet de la même hostilité réflexe dès que certains collègues l'ont proposé, c'est l'ivermectine. Le Japonais Satoshi Omura, qui a reçu un prix Nobel pour sa découverte, a d'ailleurs été contraint d'intervenir quand un processus de diabolisation de cette molécule a été enclenché, pour rappeler d'une part sa faible toxicité, et d'autre part que, s'il était effectivement très employé par les vétérinaires, il était aussi utile en médecine humaine et singulièrement en parasitologie. Le Sénégal organise d'ailleurs une distribution annuelle d'ivermectine à la population, car il s'agit de la molécule la plus efficace pour combattre les parasitoses digestives, très fréquentes en Afrique. On lui connaissait aussi une activité antivirale et une efficacité dans la lutte contre certains types d'infections bactériennes bien avant le Covid. Et c'est également le meilleur traitement pour les poux, même si cette indication n'a jamais été proposée par son premier fabricant, les laboratoires Merck. À l'IHU, nous savons pourtant qu'une prise unique d'ivermectine, suivie d'une deuxième prise une dizaine de jours plus tard, éradique les poux de tête de façon spectaculaire. Il existe d'ailleurs des publications sur ce sujet, dont les nôtres, mais le premier à avoir publié un article dans ce sens, remarquable à plusieurs égards, est mon collègue parisien le professeur de dermatologie Olivier Chosidow. Nous avons en revanche été les premiers à l'utiliser pour lutter contre les poux de corps, vecteurs de nombreuses épidémies. C'était dans l'est de la République démocratique du Congo, qui s'appelait encore le Zaïre à l'époque, lors d'une terrible épidémie de poux au moment de la guerre civile du Rwanda. Mais, en dépit des résultats spectaculaires qu'il permettait, nous avions – déjà – été empêchés de l'utiliser après un article erroné publié par le *Lancet* sur la vaccination contre la rougeole et l'autisme. Cet article affirmait que l'ivermectine prescrite chez des sujets âgés entraînait des cas de démence. Le papier n'a jamais été confirmé, mais il a suffi à convaincre l'OMS d'interdire son utilisation pour enrayer l'épidémie de poux qui sévissait alors.

Cela n'a pas éteint pour autant mon intérêt pour cette molécule dans le traitement des infestations de poux. Pour avoir été associé au séquençage du génome du pou, j'avais en effet découvert la nature de la bactérie symbiote du pou, qui le nourrit en vitamine B, ce qui m'avait ensuite permis de mettre en évidence que, à l'image de la doxycycline, l'azithromycine – encore elle – pouvait tuer le symbiote du pou, donc le pou lui-même, et que l'association ivermectine/azithromycine avait un effet synergique et une efficacité plus remarquable encore sur ces parasites. J'avais même pris un brevet à ce sujet, avec l'ambition de lancer une start-up pour développer cette solution, mais l'état de folie dans lequel nous étions déjà vis-à-vis de ce qu'on appelle le « repositionnement » de molécules sur d'autres indications que celle pour laquelle elles avaient été approuvées a eu raison de mon projet. Au détriment des malades plus qu'au mien, car ce qui rend le marché des produits anti-poux si florissant, c'est justement qu'ils ne marchent pas, suscitant en permanence de nouvelles formulations pas franchement plus efficaces, mais qui ont pour grand mérite aux yeux des autorités et des soi-disant experts d'être nouvelles. Car je le répète tout autant que je le regrette : l'idée même qu'une molécule connue, c'est-à-dire trop ancienne pour être encore couverte par un brevet, soit plus efficace qu'une molécule spécialement mise au point pour une pathologie connue ou émergente est un concept incompatible avec la structure mentale de nos décideurs. Pour aller au bout de mon idée et faire approuver cette thérapeutique contre les poux, il aurait donc fallu investir massivement et sans garantie de résultat. J'ai donc abandonné, à la fois la start-up, le brevet et la possibilité d'utiliser cette association ivermectine/azithromycine contre les poux, quand bien même elle resterait la plus efficace.

Cette histoire n'est malheureusement pas un cas isolé. Les mêmes entraves ont en effet empêché l'utilisation de la vitamine D, dont on n'a tout de même pas réussi à faire interdire la prescription, comme ce fut le cas pour l'hydroxychloroquine, l'azithromycine et l'ivermectine, en dépit de leur bonne tolérance et de leur très faible toxicité.

Durant les premiers mois de la pandémie, on a en revanche recommandé l'emploi du Rivotril chez les patients âgés, une molécule souvent utilisée pour ce qu'on appelle la sédation profonde, autrement dit l'euthanasie douce des sujets en impasse thérapeutique. À l'époque, je le rappelle, on recommandait de donner du Doliprane et de renvoyer chez eux les gens malades en attendant qu'ils guérissent spontanément. Ou que leur état s'aggrave assez pour qu'ils soient hospitalisés, voire admis en réanimation.

À cette époque, j'ai assisté effaré à une remise en cause sans précédent d'une loi d'airain en médecine : quand une personne se présente à un médecin en lui disant qu'elle est malade, le médecin a d'abord le devoir de l'examiner, puis de la prendre en charge, quelles que soient ses souffrances. Là, alors qu'une épidémie flambait aux quatre coins du monde, les déclarations du gouvernement incitaient les malades à ne pas aller voir les médecins, les médecins à ne pas recevoir les malades et à ne rien leur prescrire si ce n'est du paracétamol, et les malades à attendre d'être essoufflés et fiévreux avant de se rendre, non pas chez leur médecin, mais aux urgences de l'hôpital le plus proche. Le résultat ne s'est pas fait attendre : non seulement des centaines de personnes sont mortes chez elles sans jamais avoir vu de médecin, mais la plupart des services d'urgences se sont vite retrouvés saturés, puisque plus personne ne filtrait les entrants et que plus personne ne traitait les patients avant qu'ils ne soient en détresse respiratoire.

Les instructions qui ont conduit à cette situation étaient d'autant plus incompréhensibles qu'avant nous les Chinois avaient adopté une autre stratégie, qui consistait à observer les patients fiévreux sans attendre qu'ils ne puissent plus respirer seuls et les traiter en fonction de leur état et de son évolution. Car dans cette maladie – on l'a su très tôt, quand on se donnait la peine de regarder précisément ce qui se passait en Chine –, l'insuffisance respiratoire n'est pas ressentie par le malade avant un stade problématique de l'infection. C'est ce que nous avons appelé l'hypoxie heureuse. Le taux d'oxygène s'effondre mais le patient ne le ressent pas, car dans un premier temps, son taux de CO2 n'augmente pas, comme c'est le cas pour les autres types de pneumonies. Il ne s'essouffle donc pas tout de suite, ce qui n'empêche pas ses poumons de s'épuiser faute d'oxygène. Comme nous l'avions compris, nous avons rapidement mesuré le taux d'oxygène dans le sang de nos patients pour suivre l'évolution de la maladie sans nous fier uniquement à leur ressenti. C'est une opération simplissime. On a juste besoin d'un oxymètre de pouls, une petite machine qui coûte entre 10 et 20 euros. C'est donc nous les premiers qui avons conseillé de mesurer le taux d'oxygène des patients, afin de les supplémenter dès que ce taux baissait et d'anticiper ainsi la hausse de leur taux de CO2. Car ce qui les essoufflait, ce n'était pas le manque d'oxygène, mais bien cette profusion de CO2 qui survenait dans un second temps. Avec le Covid, à la différence des autres pneumonies, l'insuffisance respiratoire ne se manifeste pas, à tout le moins au début, par une augmentation du taux de gaz carbonique. C'est ce qui fait la particularité de l'atteinte respiratoire que l'on observe dans cette maladie. Quand les patients commençaient à ressentir un essoufflement, il était ainsi bien souvent trop tard pour les sauver, alors qu'en assurant un apport d'oxygène précoce leurs poumons ne s'épuisaient pas et eux non plus.

De la même façon, on a rapidement observé que certains patients mouraient très brutalement à cause d'un phénomène d'hypercoagulation qui bouchait leurs artères pulmonaires. Il fallait alors mesurer un paramètre sanguin, les D-dimères, et, s'il était défavorable, prescrire des anticoagulants, y compris chez les patients sans antécédents hématologiques ou cardiovasculaires.

Parmi les remises en cause sans précédent que la pandémie a suscitées de la part du gouvernement et de ses conseils, dont le célèbre cabinet américain McKinsey, il y a également celle d'une deuxième loi d'airain de la pratique médicale, qui occupe une large part du serment d'Hippocrate que prêtent tous les étudiants en médecine de France le jour où ils deviennent docteur en médecine : l'impossibilité de refuser des soins à un malade, quand bien même il n'existe pas encore de traitement connu contre sa maladie. Or, c'est bel et bien ce que le gouvernement nous a demandé de faire aussi longtemps qu'il n'y a pas eu de vaccin approuvé et disponible, ce qui ne s'était littéralement jamais vu, y compris lors de précédentes pandémies, qui jamais n'avaient enclenché pareil processus, pareille folie. Comme si la faculté de prescrire avait été transférée d'autorité des mains des médecins à celles du président de la République, des ministres et des soi-disant experts sensés les alimenter en conseils judicieux.

Pour ce qui me concerne et, je le sais, pour un très grand nombre de mes collègues, j'estime que nous avons assisté là à une rupture historique, car nous n'avions jamais vu de maladie pour laquelle les autorités nous ordonnaient de ne rien faire, sinon espérer que les patients allaient guérir spontanément – ce qui heureusement était le cas la plupart du temps – et accompagner les autres vers la mort sans rien faire d'autre que les soulager jusqu'à la fin. Comme l'immense majorité des médecins, je pense au contraire que toute maladie nécessite une prise en charge médicale, c'est-à-dire des soins et la mise en œuvre de tout l'arsenal disponible pour faire au mieux à l'instant T, en fonction des connaissances acquises – et à condition de faire l'effort de les acquérir sans attendre. J'ai constaté, un peu ahuri, que ce n'était pas le cas pour la pandémie de Covid.

*
* *

La première fois que j'ai été convoqué devant le conseil départemental de l'ordre des médecins, il était présidé par une radiologue, Mme Metras, qui est aussi l'épouse d'un chirurgien cardiaque avec qui j'ai travaillé pendant vingt ans sur les endocardites. La séance avait débuté de façon très conviviale et très amicale, mais quand j'ai demandé ce qu'on me reprochait pour justifier cette convocation, je me suis entendu dire que plusieurs médecins s'étaient plaints de mon « manque de confraternité ». Non pas parce que je les aurais critiqués publiquement, mais parce que je disais aux patients qu'ils devaient être soignés et que leur médecin était là pour ça, alors que les autorités leur demandaient de ne pas les recevoir. Conséquence : ils se faisaient insulter par les patients qui voulaient les consulter et auxquels ils ne savaient plus quoi répondre. Ils considéraient donc comme un manque de confraternité le fait de délivrer aux patients un message purement médical en décalage avec celui du gouvernement, auquel ces médecins ne faisaient qu'obéir. Je suis évidemment tombé de l'armoire face à ce « chef de mise en accusation ».

Non pas parce que je craignais pour moi-même et ma carrière, mais parce que la question que ma convocation posait en réalité, c'était celle de la liberté de prescrire des médecins et de la liberté d'exercer leur métier sur le fondement de ce qu'ils pensent être leur connaissance, sans qu'il puisse y avoir de censure à cette liberté. Pour les universitaires, c'est-à-dire les professeurs de médecine, cette question a été résolue. Car, ainsi que j'ai eu l'occasion de le rappeler à ce moment-là, les universitaires ont non seulement le droit mais aussi le devoir constitutionnel d'agir ainsi.

C'est finalement quand j'ai été traduit devant le conseil de l'Ordre de Bordeaux que ma liberté de prescrire – et celle de mes collègues – a été confirmée, comme a été confirmé le fait qu'une prescription médicale ne dépend pas exclusivement de l'autorisation de mise sur le marché du médicament prescrit, mais aussi de la connaissance du médecin, qui s'oblige à choisir le traitement selon lui le plus adéquat pour le malade en face de lui.

Au bout du compte, ce que m'a essentiellement reproché le conseil de l'Ordre de Bordeaux, c'est mon soi-disant manque de courtoisie à l'endroit de certains collègues, ce que j'ai trouvé un peu fort de café quand, à la même époque, il ne se passait pas un jour sans que j'essuie une bordée d'insultes et de calomnies sur les plateaux de télévision, dans les studio de radio, dans les colonnes des journaux et sur les réseaux sociaux. Y compris formulées par des collègues médecins, ce qui n'a semble-t-il guère ému le conseil de l'Ordre, qui n'a en tout cas convoqué aucun de mes contempteurs diplômés de médecine, après m'avoir pourtant convoqué de façon comminatoire pour la même raison.

On me reprochait donc ce « manque de confraternité », non pas pour avoir appelé nuitamment et anonymement un collègue – ce qu'il m'est arrivé de subir –, mais pour avoir indiqué qu'en dépit des injonctions gouvernementales je continuerais à faire mon métier, à recevoir des patients et à les prendre en charge du mieux possible, avec les moyens à ma disposition et mes connaissances médicales en infectiologie/virologie. À l'IHU, nous avons d'ailleurs publié une déclaration collective pour réaffirmer ces principes intangibles qui régissent notre profession, théoriquement à l'abri des soubresauts politiques du moment.

Sur la base de ce qui nous venait de Chine, nous avons donc très rapidement mené une étude, avec l'accord du ministère, pour vérifier les premiers résultats publiés par Pékin, qui mettaient en évidence une diminution significative de la charge virale, c'est-à-dire de la quantité de virus présente dans l'organisme d'un patient, une donnée que l'on mesure par prélèvement dans le rhinopharynx – le nez profond – et analyse PCR. Notre étude consistait à mesurer cette charge virale chez les patients traités à l'hydroxychloroquine, associée ou non à l'azithromycine, qui était prescrite à ceux qui présentaient des manifestations respiratoires. Le projet déposé ne possédait pas de groupes témoins, puisque nous souhaitions comparer nos résultats aux données de la littérature, les seules existantes à ce moment-là – celles publiées par la Chine –, qui évoquaient un portage du virus de vingt-huit jours après le diagnostic. Notre objectif, c'était de voir si nous obtenions des portages inférieurs à dix jours, voire huit jours, chez les patients traités. Par chance, nous avons été amenés à tester des patients à Nice et à Avignon qui ne pouvaient pas être inclus dans l'étude, mais qui pouvaient nous servir de témoins puisque nous disposions de leurs données. Nous avons ainsi pu comparer leur charge virale avec celle des patients que nous traitions et dont la charge virale avait diminué de façon si spectaculaire que nous avons rapidement pris la décision d'interrompre l'étude et de poursuivre dans le cadre de soins courants, car les éléments dont nous disposions mettaient en évidence un tel niveau d'efficacité qu'il aurait été de mon point de vue criminel de ne pas en tenir compte dans la prise en charge des patients. On nous a alors reproché beaucoup de choses. D'abord d'avoir interrompu notre étude. Mais la poursuivre aurait signifié continuer de traiter certains patients et pas d'autres, pour démonter ce qui nous paraissait déjà évident. On nous a aussi reproché l'absence de groupe témoin normalisé pour conduire une étude en double aveugle. Mais cela aurait abouti à dire aux malades qui en auraient fait partie et à leur famille : « Nous avons un traitement a priori efficace, mais pour confirmer qu'il l'est, nous allons vous inclure dans une étude où vous aurez une chance sur deux de recevoir le traitement, et une chance sur deux de recevoir des pilules en sucre. » Une loterie à laquelle il est difficile de souscrire quand on vous donne une chance sur deux de perdre. Parce que c'était notre connaissance à l'instant T et notre liberté de médecin, nous avons donc choisi de traiter nos patients avec de l'hydroxychloroquine, associée ou non à de l'azithromycine, à un moment où, je le rappelle, il n'existait absolument aucune alternative thérapeutique.

À l'époque, on nous a également reproché notre définition des cas positifs et négatifs, que le monde entier a depuis adoptée. L'article que nous avions publié à ce sujet est d'ailleurs l'un des plus cités de l'IHU sur le Covid. Plus récemment, une émission de télévision nous a accusés de fraude en brandissant des résultats de Nice différents de ceux publiés. Nous avons demandé à un huissier de vérifier toutes nos données et nos e-mails pour démontrer que cette accusation ne tenait pas.

Dans le même domaine, nous avions remarqué très tôt, c'est-à-dire dès l'arrivée de nos premiers malades, une proportion très importante d'anosmie et d'agueusie – la perte de l'odorat et du goût –, un phénomène que personne n'avait encore décrit à ce moment-là en Europe. Certains de nos patients ont immédiatement attribué cette incapacité à percevoir les odeurs à la prise d'hydroxychloroquine – on l'a vraiment chargée de tous les maux –, avant que d'autres constatent ce que nous avions décrit et qu'anosmie et agueusie deviennent un des signes majeurs d'identification de la maladie.

À la suite de ces événements, j'étais resté en contact avec les gens au ministère, malgré l'hostilité d'Agnès Buzyn à mon égard depuis ma croisade contre son mari, Yves Lévy, alors qu'il dirigeait l'Inserm. Il avait alors tenté de mettre la main sur les IHU, des établissements indépendants depuis leur création et qu'il souhaitait placer sous son contrôle, avec l'assentiment – sinon le soutien – de la ministre de la Santé, son épouse.

De fait, le départ d'Agnès Buzyn – pour qui j'ai le plus grand respect en tant qu'hématologue –, qui a quitté son ministère pour se présenter à la Mairie de Paris, semblait plutôt une bonne nouvelle pour nous. Il n'est jamais très confortable, dans un établissement hospitalo-universitaire, de savoir que votre ministre de tutelle ne vous aime pas et n'aime pas votre indépendance. Au point de ne même pas vous consulter lorsqu'une épidémie émerge, alors que vous êtes le seul hôpital spécialisé du pays dans lequel l'État a massivement investi dans l'idée, justement, de faire face à ces épidémies.

*

* *

Après le départ d'Agnès Buzyn, notre nouvel interlocuteur, Olivier Véran, s'est d'abord montré très amical. Il souhaitait absolument me tutoyer, bien qu'il ait trente ans de moins que moi, ce qui ne me gênait pas. On m'a expliqué que cela faisait désormais partie des mœurs politiques. J'ai donc fait comme si je trouvais ça habituel. C'est à ce moment-là que le conseil scientifique mis en place par l'État et dirigé par le professeur Jean-François Delfraissy, que je connais depuis fort longtemps, m'a demandé de participer à une réunion à l'Élysée. Au cours de cette rencontre, j'ai pu expliquer au président de la République qu'il n'était pas raisonnable de limiter le recours aux tests PCR à deux ou trois laboratoires du pays, dès lors que c'était l'examen le plus simple du monde, que tout le monde était donc capable d'en réaliser, à condition de le faire avec rigueur. C'était la première fois – il me l'a confié plus tard lors d'une autre conversation – que quelqu'un lui disait que nous n'avions pas besoin de laboratoires hyperspécialisés pour faire une PCR de Covid. Le signe que son environnement ne lui disait pas la vérité ?

La vérité, c'est que dès les premiers jours une silencieuse et insidieuse guerre de territoires s'était enclenchée, parce que deux laboratoires avaient imaginé pouvoir tester l'ensemble du pays, alors qu'ils n'arrivaient pas même à suivre le rythme des tests à Paris. Dans cette lutte d'intérêts, le gouvernement a été soit intoxiqué, soit effrayé – ou peut-être les deux –, ce qui a conduit à emprunter une voie sans issue sur le fondement d'un mensonge : celui que très peu de laboratoires étaient en mesure de pratiquer des tests PCR. Parmi eux figurait donc l'Institut Pasteur de Paris, qui est un institut privé qui ne reçoit pas de malades et ne travaille pas jour et nuit comme un grand CHU ou le service de virologie de Lyon. Le fait de dénoncer et d'apporter une réponse à chaque argument avancé pour justifier cette folie nous a valu beaucoup d'hostilité. En affirmant publiquement que nous étions parfaitement capables d'effectuer des tests PCR en nombre, nous ne faisions pourtant qu'énoncer une réalité, une évidence. Car l'IHU a justement été bâti pour faire face à des crises sanitaires de grande ampleur, avec des outils dimensionnés pour ça. Nous ne nous sommes d'ailleurs pas contentés de l'affirmer. Nous l'avons démontré en appelant les malades à venir se faire tester chez nous et en pratiquant plusieurs centaines de tests quotidiennement sur la longue durée, avec un résultat disponible au plus tard vingt-quatre heures après le prélèvement. Au bout de seulement quelques jours, la moitié des voyageurs qui prenaient le TGV entre Paris à Marseille venait d'ailleurs à l'IHU pour une seule chose : se faire tester. Moins par militantisme pro-Raoult que pour obtenir une réponse impossible à envisager à Paris sans aucun passe-droit. Dans ce contexte, le fait que nous étions en mesure de répondre à leur demande et que nous étions les seuls à le proposer en France – et à le dire haut et fort – a évidemment suscité l'irritation de certains collègues et d'une partie du personnel politique, qui ne déteste rien tant que les francs-tireurs. Mais j'ai tout de même été surpris que cette irritation persiste et qu'on m'en fasse personnellement grief une fois le gouvernement revenu à la raison. Car au bout de quelques semaines à nous dénigrer, tout le monde s'est finalement mis à faire des PCR, y compris les laboratoires d'analyses médicales privés, que l'on avait instamment priés de rester l'arme au pied quand leurs représentants avaient levé le doigt pour proposer leurs services au début de la pandémie. Comme nous, ils n'étaient pas considérés comme compétents par les « conseillers » et les « experts » de la présidence et du gouvernement.

Avant que nos gouvernants réalisent qu'ils s'étaient fourvoyés, nous avons ainsi testé jusqu'à 5 000 personnes par jour à Marseille, avec des résultats toujours en moins de vingt-quatre heures. Pratiquer des tests à l'échelle industrielle était donc chose possible dès les premières semaines. Ce n'était pas une question de compétences ou de disponibilité, mais juste une question d'organisation, ce que nous n'avons cessé de dire. L'indépendance de décision des IHU nous a certes facilité les choses, puisqu'à l'inverse de la grande majorité des établissements nous n'étions pas tenus de demander quelque autorisation que ce soit à nos tutelles pour faire notre métier.

Cela nous a notamment permis d'acheter en toute liberté ce dont nous avions besoin pour faire face à d'éventuelles difficultés d'approvisionnement. Nous nous sommes ainsi procuré tous les réactifs nécessaires pour maintenir le rythme de nos tests auprès d'un très gros laboratoire vétérinaire de Lyon qui nous l'avait proposé. Et qui l'avait également proposé au conseil scientifique, sans jamais recevoir de réponse. Il n'empêche : pendant que nous tenions la cadence imposée par l'afflux de patients sur les marches de l'IHU, nos détracteurs à Paris continuaient d'affirmer que nous étions incapables de faire des tests, alors que nous avions assez de matériel d'avance pour en faire 30 000, notamment avec les réactifs reçus de nos collègues vétérinaires de Lyon.

Dans cette affaire de tests, plus personne n'oserait le contester aujourd'hui, c'est le postulat de départ qui était faux. Mais l'expérience a montré qu'il est toujours très difficile de remettre en cause a posteriori le postulat de départ, donc d'admettre qu'une stratégie différente fondée sur un autre postulat puisse être non seulement la bonne, mais la seule qui vaille.

Cette erreur initiale – on ne doit pas tester les gens avant qu'ils soient hospitalisés – a empêché la mise en œuvre de soins précoces, ce qui explique en grande partie – ainsi que nous l'avons publié – la surmortalité considérable enregistrée à Paris par rapport à Marseille à la même époque.

Que j'aie osé l'expliquer publiquement devant l'Assemblée nationale m'a valu une fois de plus des torrents de haine et des menaces de plainte qui ne se sont jamais concrétisées. Et pour cause : les chiffres que je citais étaient publics et publiés. Il était donc difficile de les contester. Et encore moins de baser une action judiciaire en diffamation contre moi sur ces chiffres-là. À l'appui de mes déclarations lors de mon audition au palais Bourbon, nous avons publié des données comparatives indépendantes du nombre de cas. Elles tenaient compte de l'âge moyen de la mort et de la mortalité à Paris par rapport à Marseille et il en ressortait une différence très significative au détriment de Paris. Il y a donc eu un véritable problème de prise en charge dans la capitale, ce qui n'est pas étonnant compte tenu de ce que l'on sait maintenant. Notamment qu'en évaluant les patients par téléphone il était rigoureusement impossible de savoir si les gens avaient déjà une forme grave de la maladie, puisqu'on ignorait leur taux d'oxygène dans le sang. De même, on ne pouvait pas connaître et vérifier leurs données sanguines, notamment les éventuels troubles de la coagulation, avec le risque que leurs artères se bouchent et entraînent leur décès. En renonçant à examiner les patients en personne, à l'exception de ceux qui étaient déjà en train de s'étouffer, on a privé les malades d'une prise en charge précoce, avec pour conséquence un taux de mortalité très élevé partout où l'on procédait de la sorte.

Une fois que cette « stratégie » a été remise en cause et qu'on est revenu à des pratiques plus habituelles en matière de diagnostic et d'évaluation des malades, la normalisation de la mortalité n'a pas tardé, à Paris comme ailleurs. Sur ce plan, il est du reste intéressant de souligner que les endroits où les patients ont été pris en charge le plus tardivement et le moins efficacement ont été les grandes métropoles, en France comme ailleurs. Rien de surprenant à cela : pour une foultitude de raisons sur lesquelles il serait trop long de s'étendre, la médecine de proximité a en effet peu à peu disparu des grands ensembles urbains, que ce soit à New York, Londres ou Paris, trois capitales qui ont affiché des taux de mortalité absolument épouvantables dans les premières semaines, voire les premiers mois de la pandémie. En Angleterre, par exemple, on voit bien que la mortalité à Londres et la mortalité en Écosse ou au pays de Galles par rapport au nombre de cas diagnostiqués n'ont strictement rien à voir. C'est donc bien l'organisation des soins dans les métropoles qui pose des problèmes considérables, révélés à cette occasion.

*

* *

Après que la stratégie mise en œuvre à l'IHU a fini par s'imposer, parce que c'était le bon sens, on ne nous a pas laissés tranquilles avec l'hydroxychloroquine, que nous persistons pourtant à prescrire en dépit des critiques, parce que nous constations tous les jours l'efficacité de notre protocole sur les patients qui continuaient d'affluer. À ce moment-là, l'État français, en partie sous l'impulsion de l'OMS, dont j'ai fini par avoir les courriers internes, a obtenu de son côté l'ajout de l'hydroxychloroquine dans les études cliniques mises en œuvre au plan international, mais sans prendre la précaution de m'en informer, ni de me demander quelle dose je recommandais pour ce traitement. La conséquence, c'est que la posologie retenue n'était pas celle que nous prescrivions à l'IHU, qui était, je le rappelle, de 600 milligrammes par jour et par patient, alors que celle retenue pour ces études était de 400 milligrammes. Qui l'avait fixée ? Mystère… mais je parie sur un des « experts » qui ont si bien conseillé le gouvernement et si bien massacré les médecins qui ne chantaient pas la même messe.

Les Anglais ont aussi inclus l'hydroxychloroquine dans leur essai à grande échelle à la demande de l'OMS, mais la dose qu'ils ont retenue, 2,4 g le premier jour, était rien moins que quatre fois supérieure à celle que nous recommandions. Et au-delà de ce que nous considérons comme la dose toxique, qui justifie une consultation médicale préalable. Ce choix dont je ne m'explique pas les raisons a en tout cas entraîné une perception de la toxicité de l'hydroxychloroquine en Angleterre totalement déconnectée de ce qui se passait chez nous avec, pour enfoncer le clou, une prétendue étude qui était un faux grossier, à l'origine du scandale désormais connu sous le nom de Lancetgate. Derrière ce simulacre d'étude clinique, on retrouvait une équipe de Pieds nickelés signataires d'un article qui rapportait l'effet de l'hydroxychloroquine dans le Covid chez 80 000 malades dont personne n'a jamais su d'où ils sortaient, avec un taux de mortalité de 10 %. Publié un jeudi soir par le *Lancet*, qui passait jusqu'alors pour l'une des revues scientifiques les plus sérieuses au monde, cet article a littéralement mis le feu aux poudres. Sans prendre la peine de vérifier quoi que ce soit, l'OMS et le ministère de la Santé ont, dès le week-end suivant, brutalement interdit toute prescription d'hydroxychloroquine au motif que cela tuait les malades. Pour qui connaissait un tant soit peu cette molécule et ses indications, pareille affirmation était évidemment farfelue. Car si les chiffres avancés par les auteurs de cette pseudo-étude avaient été exacts, cela aurait signifié qu'en 2006, une année où plus d'un milliard de traitements d'hydroxychloroquine ont été prescrits à la surface du globe, nous aurions dû avoir une centaine de millions de morts de ce seul fait, ce qui ne serait évidemment pas passé inaperçu. Je rappelle une nouvelle fois que cette molécule, disponible depuis le milieu du XXe siècle, a été massivement utilisée dans la prévention et le traitement du paludisme, même si elle a depuis été supplantée par d'autres médicaments dans cette indication, du fait des résistances que sa grande utilisation a favorisées. Mais elle est toujours très prescrite dans certaines maladies inflammatoires auto-immunes comme le lupus ou la polyarthrite rhumatoïde. Rien qu'en France, 63 millions de comprimés ont été distribués sans ordonnance en 2019, une époque où l'hydroxychloroquine était encore en vente libre. Elle n'est délivrée sur ordonnance obligatoire que depuis le 1er janvier 2020, pour des raisons qui m'ont toujours semblé obscures. De fait, accorder foi à cette étude publiée par le *Lancet* et prononcer l'interdiction de sa prescription – ce qui, je le rappelle, contrevient aux principes fondamentaux de la médecine – n'était pas, de la part de l'OMS et de l'État français, une décision raisonnable et étayée, mais une réaction purement émotive, donc idiote dans le contexte d'une pandémie, qui nécessite à l'inverse sang-froid, rigueur et sérieux. Je me demande d'ailleurs encore quels ressorts animaient les décideurs qui ont commis cette inexplicable erreur : la peur, la volonté de préserver certains intérêts, la bêtise dans toute sa splendeur ? Peut-être finirai-je un jour par le savoir. Quoi qu'il en soit, quelques jours seulement après sa publication, le tollé suscité par cette étude a été tel que le *Lancet* s'est empressé de la retirer en s'excusant auprès de la communauté scientifique, de très nombreux chercheurs s'étant émus qu'un article aussi grossièrement fallacieux ait pu passer le filtre du comité de lecture qui révise les articles qu'on lui propose avant de décider s'ils peuvent ou non être publiés. L'erreur est d'autant plus difficilement pardonnable que, avant sa publication, seulement trois études avaient été soumises au *Lancet* pour révision. Celle-ci et deux autres parfaitement valables que le journal n'a pas retenues et sur lesquelles je reviendrai. Le choix de publier la seule étude fausse est donc sans aucun doute l'un des plus calamiteux qu'ait fait le comité du *Lancet* depuis sa création en 1823, il y a tout juste deux siècles.

D'autant plus calamiteux que, une fois que l'OMS et le ministère français de la Santé avaient pris cette décision d'interdiction et l'avaient rendue publique avec force publicité, il devenait extrêmement difficile de revenir dessus. Toutes les études en cours sur l'hydroxychloroquine ont ainsi été stoppées tout aussi brutalement, en particulier les deux essais français organisés en dehors de l'IHU, au moment précis où ils commençaient de montrer que les traitements avec hydroxychloroquine affichaient un bénéfice par rapport à ceux sans hydroxychloroquine. Sauf qu'au moment où ces essais ont été interrompus, le nombre de patients inclus était encore insuffisant pour apporter la preuve indiscutable qu'une différence existait bel et bien entre les patients qui en recevaient et ceux qui n'en recevaient pas. De façon incompréhensible, les auteurs de cette étude se sont pourtant crus autorisés à publier qu'il n'y avait aucune différence, alors même que leurs données tendaient à démonter l'inverse, ce qui est une faute scientifique extrêmement grave contre laquelle j'essaye de lutter sans beaucoup de succès depuis. Si on devait considérer des essais de cette nature comme valables et juger leurs données crédibles, cela créerait pourtant un dangereux précédent. Car il suffirait alors de composer des cohortes avec trop peu de malades pour ensuite affirmer qu'il n'existe pas de différences entre les deux groupes quand on teste un traitement. Or, quand on débute un essai de cette nature, on doit théoriquement préciser le nombre de patients nécessaire pour que les données recueillies soient conclusives, ce qui n'était pas le cas des trois études françaises publiées en dehors des nôtres et sur lesquelles le ministère de la Santé et de nombreux médias se sont pourtant appuyés pour nous dénigrer. Sauf que si les auteurs de ces trois études s'étaient conformés à cette approche communément admise, aucune d'entre elles n'aurait pu rapporter ces résultats.

*
* *

Le plus abracadabrantesque dans cette affaire, c'est que dans les mois qui ont suivi la publication de ces études – et je mets celle du *Lancet* dans le même sac – on a plusieurs fois essayé de me donner des leçons de méthodologie en matière d'essais thérapeutiques, ce qui ne s'était jamais produit avant cette pandémie de Covid.

Une mise en accusation totalement hallucinante quand on sait ce qu'il s'est passé ensuite avec un autre médicament, le fameux remdesivir que mon collègue Yazdan Yazdanpanah tenait dès le départ pour la seule molécule efficace, quand bien même aucune étude n'était encore venue le démontrer.

Des études sur le remdesivir, il y en a bien eu. Quatre en tout, dont les trois incluant des Français. Mais, curieusement, aucune avec groupe contrôle, ce qui ne semblait poser de problème à personne, alors que c'est ce seul argument que les mêmes personnes ont toujours mis en exergue pour contester les résultats de nos propres études et crier sur tous les toits qu'elles n'étaient ni sérieuses, ni rigoureuses.

Mais de qui se moque-t-on ?

Au moment de ces évaluations du remdesivir dans ces conditions, on continuait néanmoins de me reprocher non seulement l'absence de groupe contrôle, mais surtout le fait que nous n'avions pas prévu d'étude en double aveugle, c'est-à-dire quand ni les patients ni les médecins ne savent ce qu'ils prennent ou ce qu'ils donnent, le traitement en test ou le placebo. Cette méthode, je le répète, n'a absolument aucun sens ni aucune utilité quand cette étude consiste à mesurer la charge virale des patients inclus dans une cohorte d'étude. Car il n'y a rien de subjectif à mesurer une charge virale. Le résultat est indépendant du patient lui-même, aucun biais ne peut venir le fausser. Et comme le seul intérêt d'un essai en double aveugle est de corriger les biais... pas besoin d'être grand druide pour comprendre son inutilité dans le cas d'espèce.

Pour évaluer l'efficacité du remdesivir, en revanche, un groupe contrôle aurait été fort utile, ne serait-ce que pour corriger les biais placebo/nocebo.

In fine, quelles étaient les conclusions de ces études, publiées dans deux revues naguère très réputées, le *Lancet* et le *New England Journal of Medicine* ? Que les patients traités au remdesivir allaient plutôt mieux. Mieux que quoi, mieux que qui ? On l'ignore puisqu'il n'y avait pas de groupe contrôle. Quand des gens sérieux et rigoureux ont fini par s'y intéresser, les masques n'ont pas mis longtemps à tomber. L'inefficacité du remdesivir a été démontrée et l'OMS a fini par conclure qu'il n'était pas plus efficace contre le Covid que contre le sida ou Ebola, comme cela avait été mis en évidence lors des essais effectués sur ces deux infections sur proposition du laboratoire américain Gilead Science, qui le produit et détient son brevet. On s'attendait alors à ce que ce médicament retourne illico aux oubliettes. Mais non : le 8 octobre 2020, la présidente de la Commission européenne, Ursula von der Leyen, a en effet signé l'achat de 500 000 doses de remdesivir pour un peu plus d'un milliard d'euros au laboratoire américain Gilead Science, qui avait pourtant déjà connaissance de l'étude qui concluait à son inefficacité. La commande a-t-elle été remise en cause quand, une semaine plus tard précisément, les résultats de cette étude ont été rendus publics ? Pas le moins du monde…

Gilead Science a donc engrangé un chiffre d'affaires de plus d'un milliard d'euros pour un traitement inefficace d'un côté, et ses actionnaires ont gagné des fortunes de l'autre grâce à… l'hydroxychloroquine ! À chaque publication scientifique sur cette molécule, en effet – et il y en a eu beaucoup, peu de sérieuses, mais il y en a eu –, des mouvements à la hausse ou à la baisse ont évidemment concerné l'action Gilead, selon que ces études concluaient ou non à l'efficacité du traitement que nous utilisions à l'IHU. D'après mes informations, ces mouvements dans la cote du titre en Bourse ont représenté en cumulé quelque 90 milliards de dollars, offrant l'opportunité de très substantiels bénéfices à celles et ceux qui connaissaient les dates de parution des articles et leur contenu. Je n'ai pas les moyens de savoir si quelqu'un en a tiré profit ou non, c'est l'affaire des agences étatiques de régulation des marchés financiers, mais je ne suis pas certain pour autant qu'elles s'y soient intéressées de suffisamment près. Il est déjà choquant, mais a priori pas illégal, que Gilead Science ait pu réaliser de telles recettes grâce au Covid sans avoir contribué en quoi que ce soit à la prise en charge de cette crise, mais il serait réellement scandaleux que des actionnaires bien informés en aient de surcroît profité pour se remplir les poches indûment, en vendant ou achetant les titres Gilead au moment le plus opportun.

Il n'empêche : en dépit du fait que tout le monde a vite reconnu que l'article du *Lancet* était un faux grossier, personne n'a souhaité par la suite reprendre les essais qui avaient été précipitamment interrompus à la suite de sa publication. Plus étonnant, mais plus grave aussi : les papiers qui mettaient en évidence l'efficacité de l'hydroxychloroquine et de l'azithromycine dans des groupes comparatifs ont été bannis, censurés par les grandes structures de publications scientifiques.

Dès le printemps 2020, les journaux de l'Infectious Diseases Society of America (IDSA) non seulement ont refusé tous les articles qui concernaient des molécules connues – et non couvertes par un brevet la plupart du temps –, mais ils ont également réservé leurs publications aux médicaments nouveaux, puis aux nouveaux vaccins.

La science ne peut pas espérer avancer en étant entravée de la sorte par des censures inexplicables autrement que par la préservation d'intérêts particuliers, pas seulement financiers d'ailleurs. Je me souviens ainsi de la conversation que j'ai eue avec le rédacteur en chef du *Lancet* au moment du scandale qui a secoué sa revue, à propos des deux études non retenues que j'ai mentionnées plus haut. Je l'avais donc appelé, non pas pour lui reprocher d'avoir publié l'étude à l'origine du scandale, mais pour m'étonner qu'il n'ait pas jugé utile d'envoyer pour relecture un papier de l'IHU qui concernait 3 000 cas traités à l'hydroxychloroquine, avec un groupe comparatif non randomisé de patients non traités. Il avait reçu cet article au même moment que celui du Lancetgate et qu'un troisième – que nous n'avions pas écrit – qui analysait un million de cas traités à l'hydroxychloroquine et n'avait pas enregistré d'accidents cardiaques.

Lequel des trois a-t-il choisi de publier en priorité ?

Le seul fondé sur des données d'origine inconnue.

Celui portant sur un million de cas sera néanmoins publié ultérieurement dans le *Lancet Rheumatology*, mais le mal était fait.

La façon dont ces événements se sont enchaînés m'a laissé pour le moins perplexe. Car si l'organisation internationale de la science devait s'accommoder de ces dérives dans les grandes largeurs à l'avenir, alors il y aurait quelques sérieux débats à conduire sur la manière dont les recherches, les essais cliniques et les stratégies de soin sont décidés et adoptés, que l'on soit ou non dans le cadre d'une pandémie. Car ce que cette crise a révélé des pressions qui pèsent de tous côtés sur le corps médical ne me dit rien qui vaille pour la santé des patients dans les années futures.

Aujourd'hui, la grande majorité des Français reste convaincue qu'à défaut d'être dangereuse l'hydroxychloroquine n'a jamais fait la preuve de son efficacité. Voire qu'on aurait démontré son inefficacité, ce qui n'a formellement jamais été le cas, quoi qu'en aient dit et en disent toujours les médias. En grande partie parce que les journaux dans lesquels in fine ont été publiés les articles qui mettaient en évidence l'efficacité de l'hydroxychloroquine n'étaient pas édités dans un pays occidental. Donc hors de portée de la plupart des scientifiques occidentaux, qui considèrent encore qu'il n'est pas de science ailleurs que dans les pays dits développés à dominante blanche et chrétienne.

*

* *

Lors de cette pandémie, on a pourtant pu observer des choses au-delà de notre horizon réflexe qui auraient mérité que l'on s'y attarde un peu plus. A-t-on cherché à comprendre pourquoi certains pays comme l'Iran ou l'Arabie saoudite, qui ne sont pas exactement des pays pauvres et sous-développés, ont affiché un taux de mortalité spectaculairement plus faible que celui de l'ensemble des pays occidentaux, sans pour autant avoir massivement vacciné, ni verrouillé leur population à domicile ?

A-t-on cherché à savoir pourquoi, tout au long de l'année 2021 et une bonne moitié de l'année 2022, les pays où le nombre de cas restait constamment le plus élevé étaient précisément ceux qui avaient confiné drastiquement et vacciné massivement ?

Pour tenter de comprendre les ressorts de l'ostracisme dont nous avons été victimes dans nos publications dès que nous avons avancé le pion hydroxychloroquine, nous avons regardé les paramètres récurrents qui différenciaient les études acceptées, relues et publiées de celles qui ne l'étaient pas dans les journaux les plus importants. C'est ainsi que nous nous sommes rendu compte que l'un des premiers paramètres entrant en ligne de compte, c'était la nationalité de l'étude. Si elle était américaine, la conclusion était toujours la même : l'hydroxychloroquine ne marche pas. Le deuxième paramètre, c'était : avez-vous des conflits d'intérêts avec l'industrie pharmaceutique ? Quand c'était le cas, la conclusion était là aussi toujours la même : l'hydroxychloroquine ne marche pas.

Nous avons fini par publier cet article, certes avec grande difficulté, mais nous y sommes parvenus. Et cette méta-analyse extrêmement précise (et vérifiable) est assez édifiante. Elle montre à quel point les études peuvent être biaisées en fonction des pays où elles sont conduites, des stratégies thérapeutiques qui y ont été adoptées et des intérêts financiers des grands laboratoires pharmaceutiques qui y alimentent le marché. Et le fait de le dire pour l'avoir moi-même constaté, le fait de rappeler que des fraudes sont régulièrement commises pour défendre ces intérêts plutôt que la santé des patients, ce n'est pas de mon point de vue du complotisme, mais du réalisme. Pour s'en convaincre, il suffit de récapituler les amendes infligées ces vingt dernières années à plusieurs « Big Pharma », au premier rang desquelles l'américain Pfizer, qui en est à plus 20 milliards de dollars pour différentes fraudes aux États-Unis. Pfizer mais aussi AstraZeneca ont également été sanctionnés en Chine et en Corée du Sud pour fraude et encouragement à l'utilisation de médicaments déconseillés. On peut aussi citer Purdue Pharma, qui a commercialisé l'OxyContin, une molécule dérivée de la morphine, que le laboratoire prétendait sans danger alors qu'elle entraînait de graves addictions, au point de tuer plus de 500 000 personnes aux États-Unis et de contribuer à la chute récente de l'espérance de vie moyenne dans ce pays. Virtuellement en faillite depuis, Purdue Pharma a encore des centaines de dossiers judiciaires en cours et le montant des amendes et dommages-intérêts réclamés par les victimes se chiffre en milliards de dollars. Le laboratoire Johnson & Johnson est également poursuivi dans cette crise des opioïdes aux États-Unis et le cabinet McKinsey, qui conseillait ces deux labos sur leur stratégie commerciale en matière d'antidouleurs, a dû payer plus de 500 millions de dollars d'amende pour mettre fin aux poursuites qui le concernaient, avant de trouver tapis rouge sur le seuil de la

République française, qui a payé très cher ses conseils, avec le succès que l'on sait. Ce sont des faits, pas des hypothèses. La corruption est endémique, pas fantasmagorique.

*
* *

Mais revenons à la pandémie de Covid et à l'IHU. Au fil des semaines, il nous est apparu de plus en plus clairement que, si on voulait être efficace, il fallait prendre en charge les malades de plus de 50 ans le plus tôt possible. D'abord par les soins courants, puis par le traitement symptomatique et la prise de médicaments antiviraux. Une stratégie que nous avons adoptée très tôt et que rien n'est venu sérieusement remettre en cause, malgré les efforts déployés ici et là pour contester nos résultats et les préconisations qui en découlaient.

Il en allait ainsi d'un article très confus publié par les Anglais d'Oxford dans le cadre de leur essai randomisé « Recovery ». Un travail qui a confirmé ce que l'on savait déjà à l'époque, à savoir l'inefficacité du remdesivir, mais qui prétendait également démontrer celle de l'hydroxychloroquine, selon une méthode peu orthodoxe que d'autres équipes ont également utilisée. Une méthode qui nous a laissés pantois à l'heure même où les nôtres étaient sévèrement critiquées. Car l'essai « Recovery » avait inclus dans ses cohortes des patients dont personne n'était en mesure de démontrer qu'ils étaient réellement malades, puisque aucun n'avait subi de test PCR pour confirmer qu'il était bien positif au Covid et à rien d'autre. Fonder un essai clinique sur des cohortes de malades dont le diagnostic n'est pas certain est juste une folie, en totale contradiction avec la doxa internationale sur ce type de travaux. Il n'empêche : plusieurs articles décrivant un essai conduit selon cette méthode ont tout de même été publiés dans certains journaux scientifiques considérés comme les meilleurs au monde, ce qui n'a pas manqué de m'interpeler, comme cela a d'ailleurs interpelé nombre de mes collègues qui n'auraient jamais osé présenter à ces mêmes journaux une étude aussi peu robuste dans sa méthode comme dans ses résultats.

Dans l'essai conduit par l'équipe d'Oxford, les Anglais ont également essayé les corticoïdes, une thérapeutique utilisée depuis des décennies dans le traitement des pneumonies très sévères, qui deviennent inflammatoires avant de dégénérer en fibroses. Cela était donc parfaitement connu, y compris de la Société française d'anesthésie et de réanimation (SFAR), même si jusque-là on ne traitait pas – ou alors dans des cas très particuliers – les infections virales aiguës avec des corticoïdes, qui ont le redoutable inconvénient d'être immunodépresseurs, c'est-à-dire qu'ils affaiblissent le système immunitaire des patients, au risque d'accélérer l'aggravation de l'infection que l'on essaye d'enrayer.

Dans le Covid comme dans la plupart des infections, qu'elles soient virales ou bactériennes, on distingue le plus souvent trois phases. La première est liée à la multiplication du microbe dans l'organisme, au moment où l'infection s'installe. La deuxième est aussi liée à l'activité du microbe dans l'organisme, mais également à la réaction du malade vis-à-vis de ce microbe, qui se manifeste par une inflammation. La troisième phase, c'est le déclin de l'activité microbienne, jugulée par l'inflammation. Mais si cette réaction inflammatoire flambe au point de créer des lésions, la priorité n'est alors plus de lutter contre le microbe, mais de maîtriser l'inflammation pour maintenir les fonctions vitales du patient, ce qui nécessite généralement une admission en réanimation. L'instant opportun pour administrer des corticoïdes se situe au moment où se produit la réaction inflammatoire. C'était d'ailleurs assez clair dans le travail publié par les Anglais, sauf que les différences entre les patients ayant reçu des corticoïdes et ceux du groupe témoin sans corticoïdes n'étaient pas significatives. Les auteurs de cet essai ont même mis en évidence une tendance à l'aggravation chez les patients traités précocement avec des corticoïdes et à l'amélioration chez ceux traités plus tardivement. Le problème, c'est qu'il y avait trop peu de malades admis à une phase précoce de la maladie par rapport à ceux admis tardivement, pour peu que l'on oublie l'absence de PCR prouvant qu'ils étaient bien malades du Covid. Le poids relatif des patients supposés « tardifs » sur l'ensemble de l'étude était donc trop important pour pouvoir conclure de façon indiscutable. Ce phénomène est un biais très connu des statisticiens et il est de fait assez surprenant, pour ne pas dire insensé, que ce papier ait pu être publié dans le *Lancet* sans montrer qu'en séparant les groupes on obtenait des résultats radicalement différents. On ne pouvait donc pas recommander, sur la base de cette seule étude, la prescription de corticoïdes pour traiter la maladie. Pourquoi, alors, cette étude a-t-elle été publiée avec in fine la recommandation d'administrer des corticoïdes aux patients positifs ? Je n'ai évidemment pas de preuve irréfutable de ce que j'avance, mais je crois sincèrement qu'il s'agissait d'une deuxième salve du *Lancet* contre l'hydroxychloroquine après le fiasco de la première, puisque, subsidiairement, cet article pro-corticoïdes concluait à l'inefficacité de l'hydroxychloroquine sur des patients dont personne ne pouvait dire s'ils étaient ou non positifs au Covid. Sans compter que nous étions alors dans une phase de la pandémie où, face à la polémique créée artificiellement autour de médicaments connus, peu coûteux et potentiellement efficaces contre la maladie, beaucoup de praticiens ne savaient plus vraiment à quel saint se vouer. La plupart préféraient donc attendre la sortie d'un vaccin miracle plutôt que de se risquer à prescrire un traitement autour duquel une espèce d'hystérie collective s'était déjà enclenchée.

*
* *

Déjouer les différentes stratégies mises en place pour dévaluer notre travail et démontrer la véracité de ce que nous avancions depuis le départ n'a pas été une sinécure. Pour y parvenir, nous avons fait ce que nous n'avions jusqu'alors jamais osé faire et qui n'a peut-être jamais été réalisé dans le monde : saisir de façon exhaustive et sous contrôle d'huissier les données de la totalité des quelque 30 000 cas traités en trois ans à l'IHU. Pour l'ensemble de ces cas, la mortalité a été évaluée sur la base des données de l'Insee, qui ne dépendent évidemment pas de nous. Les thérapeutiques mises en place pour chaque malade nous ont été données directement par la pharmacie centrale des hôpitaux, donc indépendamment de notre équipe, et deux biostatisticiens se sont chargés de créer la banque de données correspondantes, afin que ces datas soient disponibles et accessibles à tous les scientifiques qui voudraient les consulter.

Cette colossale somme de données nous a permis de comparer les différentes stratégies thérapeutiques. Résultat : la combinaison hydroxychloroquine/azithromycine est associée à une mortalité au moins cinq fois inférieure à celle des autres thérapeutiques, y compris l'azithromycine seule. L'ivermectine/azithromycine donne des résultats elle aussi, mais nettement moins significatifs que l'hydroxychloroquine utilisée aux posologies correctes, et non pas aux posologies trop élevées comme dans l'étude anglaise, ou trop basses comme dans l'étude française « Solidarité ».

Comme nous l'attendions, ce travail a aussi permis de confirmer l'effet sur les charges virales. Sur 1 000 patients pour qui nous disposions de plus de deux analyses des charges virales par PCR réalisées à sept jours d'intervalle, nous avons pu comparer les effets des différentes thérapeutiques avec des résultats comparables. La baisse la plus rapide est celle de l'association hydroxychloroquine/azithromycine, suivie de l'azithromycine seule. En pratique, ces données certifiées ne devraient pas pouvoir être remises en cause, puisqu'elles n'émanent pas directement de l'IHU et qu'elles concernent tous les patients qui y sont passés et non pas un groupe de patients sélectionnés par nous. Les conclusions que nous en tirons pourront toujours faire l'objet de critiques, mais au moins les diffamateurs ne pourront plus nous accuser d'avoir triché ou retenu des données arbitrairement. Ces données sont comparables à celles de la plus grande base de données au monde (2 500 études analysées), sur c19early.org.

Au bout du compte, c'est ce qui me gêne le plus. Car au-delà de la satisfaction égoïste que nous pourrions éprouver avec la démonstration que nous avions bel et bien raison, nous aurons toujours le regret d'avoir échoué à convaincre au bon moment, au détriment des malades que le Covid a durement affectés.

– 12 –

De la popularité et de la haine

« L'Histoire se répète la première fois comme une tragédie, la deuxième fois comme une farce. »
Karl Marx

Le choix que nous avons fait d'inviter les patients à venir se faire tester chez nous et, en cas de PCR positif, à être pris en charge, rassurés et soignés, en dépit des recommandations du gouvernement, nous a rapidement valu des réactions très contrastées.

D'un côté, nous avons subi un déferlement d'insultes, d'agressions et de haine, notamment de la part d'un petit groupe organisé dont la seule activité consistait à nous harceler et que l'on connaît désormais sous le sobriquet de « harcélosphère[8] ». De l'autre, nous avons reçu des marques de reconnaissance par brassées entières, qu'il s'agisse de patients de la région marseillaise ou d'ailleurs, ce qui reste pour nous très valorisant. Nous avons également eu des soutiens inattendus, comme celui d'un restaurateur africain installé près de la Timone, qui venait une fois par semaine offrir un repas aux personnels de l'IHU. Et je passe sur les nombreuses bouteilles de vin et de champagne,

8. https://www.francesoir.fr/societe-faits-divers/la-harcelosphere-contre-lihu-mediterranee-et-le-professeur-raoult-de-lobscene

les tableaux, le café et toutes sortes de victuailles que l'on nous a offerts, ainsi que sur les petits cadeaux accompagnés de remerciements qui arrivaient chaque jour à l'accueil de l'IHU. Malgré les innombrables tentatives de diabolisation dont mon équipe et moi avons été la cible, je n'ai jamais eu de problème lorsque je sortais dans la rue, ni à Marseille ni ailleurs, y compris à l'étranger, bien au contraire. La seule grande différence avec la période d'avant Covid, c'est que beaucoup plus de gens me reconnaissaient, mais jamais je n'ai eu à déplorer d'attaque, d'insultes ou d'invectives en public. Les gens ont toujours été extrêmement gentils et prévenants avec moi, même quand je me suis retrouvé au banc des accusés. La pression négative que l'on a essayé de faire peser sur moi sans répit n'était d'ailleurs pas le fait du grand public, mais avant tout de quelques journalistes qui m'ont pris en grippe sans que j'en comprenne vraiment les raisons et de cette « harcélosphère » qui n'a jamais cessé de dénigrer l'IHU, ses médecins et son chef.

Face à autant de malveillance, j'ai déposé plusieurs plaintes contre ces harceleurs et j'attends avec une certaine impatience que la justice se prononce sur leur cas.

Quelles que soient les suites judiciaires qui seront données à ces affaires, je tiens à redire à quel point les choix que nous avons faits et qui nous ont valu cette avalanche de haine ont été dictés par des impératifs strictement médicaux. Ceux qui nous ont accusés de nous démarquer des instructions gouvernementales pour nous faire mousser et avoir notre photo dans les journaux sont ceux qui nous connaissent le plus mal.

Quand elle nous est tombée dessus comme une pluie d'orage, la soudaine notoriété à laquelle nous avons dû faire face a plus été un ennui qu'une satisfaction. Les premiers jours, quand vous n'êtes pas habitué à être reconnu dans la rue, le fait qu'on vous aborde spontanément, que des inconnus vous appellent par votre nom, qu'ils vous serrent chaleureusement la main et vous demandent un autographe ou un selfie est une expérience gênante et plutôt perturbante au départ, parfois même désagréable.

Puis j'ai réalisé que si la notoriété pouvait être encombrante par certains côtés, elle soulageait par ailleurs d'une manière extrême. Car tous les gens que j'ai rencontrés ont été positifs. J'ai eu droit de leur part à des démonstrations de gentillesse, d'affection et de reconnaissance qui m'ont touché. Encore aujourd'hui, cela se poursuit de façon surprenante. Les manifestations de la population ont été si bienveillantes, si généreuses que je ne sais que dire. J'ai reçu des dizaines de tableaux, car on a pu voir combien j'aimais la peinture, du vin, car je suis amateur, et des centaines d'autres présents. Des manifestations enthousiastes et pudiques que je ne compte plus. Mais je veux souligner à quel point cela démontre que la population n'était pas neutre dans cette affaire et qu'elle savait témoigner de sa reconnaissance. À mon tour, je remercie chacun de ces supporters pour cela.

Le plus étonnant et étrange pour moi, c'est néanmoins que des journalistes, même les plus hostiles, m'aient aussi demandé un selfie après les – rares – interviews que je leur ai accordées. À force, je m'y suis toutefois habitué et, sans y avoir réellement pris goût, je trouve cela moins gênant désormais. Je me réjouis même que dans de telles circonstances de simples médecins comme moi puissent acquérir une notoriété semblable à celle des artistes ou des sportifs de renom. Cela prouve au moins que la célébrité n'est pas réservée à ceux qui nous divertissent, mais aussi à ceux qui se préoccupent de la santé des autres. Pour autant, cette notoriété que j'ai acquise sans la rechercher a fini par faire tellement peur qu'elle a suscité une réaction très cocasse du rédacteur en chef du *Journal du dimanche*, qui voulait absolument m'interviewer pour son journal et pour *Paris Match*. Après avoir échoué à me joindre directement, il est passé par mon ami Renaud Muselier et je lui ai finalement donné satisfaction, par amitié pour Renaud Muselier.

Quelques semaines plus tard, au moment de publier son tableau de notoriété annuel – un palmarès truqué puisque le *Journal du dimanche* sélectionne lui-même les personnalités pour lesquelles ses lecteurs sont invités à voter –, j'ai été évincé de cette liste au prétexte que j'étais trop clivant. Je crois pour ma part que c'était plutôt pour éviter que ma célébrité naissante n'apparaisse trop clairement. Car en pratique, les politiques – et probablement le président de la République lui-même – ont commencé à redouter une chose : que je me présente à l'élection présidentielle, puisque certains instituts de sondage avaient eu l'idée saugrenue de me « tester » parmi les candidats possibles. Une incongruité, car je n'ai cessé, tout au long de cette crise et même avant, de dire haut et fort que je ne souhaitais pas entrer en politique, ni aujourd'hui, ni demain. Et à l'inverse de la plupart des politiques, quand j'affirme quelque chose, je m'y tiens. Je l'ai d'ailleurs répété, y compris à Emmanuel Macron lorsqu'il est venu nous rendre visite à Marseille, et je n'ai ensuite pas cessé de le redire. Si j'avais dû être tenté par une seconde carrière en politique, je n'aurais pas attendu d'avoir 70 ans pour me lancer, d'autant que je ne compte plus les fois où on me l'a proposé depuis une bonne trentaine d'années.

Las, il s'est encore trouvé des gens pour redouter, sinon que je me présente, à tout le moins que je me prononce en faveur d'un candidat, alors que je n'ai jamais dévoilé pour qui je votais à quelque élection que ce soit et que je ne le ferai sans doute jamais. De même que je n'ai jamais livré jusqu'ici publiquement à quiconque le fond de ma pensée politique, qui fait à mon sens partie de la sphère intime, comme tout ce qui relève de la croyance et de l'opinion. Les seules opinions que j'aie jamais exprimées publiquement concernent la science, la médecine, la recherche… bref, les éléments constitutifs de mon métier, pour lesquels je me sens parfaitement légitime. En politique, en revanche, je ne me sens pas plus compétent que la majorité des Français et je trouve d'ailleurs surprenant que des artistes ou des sportifs fassent part publiquement de leurs préférences politiques ou des causes qu'ils soutiennent sans y être personnellement impliqués. Je trouve cela d'autant plus ridicule que ces prises de position de personnalités connues hors le champ politique n'ont, à mon sens, jamais eu le poids suffisant pour peser réellement sur le résultat d'une élection. Les Français ne sont pas si bêtes et ce que j'estime ridicule pour les autres serait plus ridicule encore si je le faisais moi-même.

– 13 –

Il n'est pas de sauveur suprême

« Ni Bill Gates, ni Pfizer, ni Gilead. »
Didier Raoult

On nous le promettait depuis le tout premier jour. Pour que le miracle s'accomplisse, les États ont même fait pleuvoir des centaines de millions sur les laboratoires, dans des proportions jamais vues jusque-là. À commencer par les États-Unis, où la subvention publique est pourtant un gros mot dans la bouche d'une majorité de responsables politiques. Et le miracle annoncé s'est bel et bien produit. Alors qu'il faut généralement entre cinq et dix ans pour mettre au point un vaccin efficace, en prenant le temps de vérifier aussi bien son efficacité que son innocuité sur ceux qu'il est censé protéger, il a suffi cette fois de quelques mois pour que soient approuvés deux, puis trois vaccins anti-Covid, mais au prix d'une transgression tout aussi inédite des règles habituellement très strictes qui président à la mise au point, aux essais cliniques, à l'approbation, puis à la mise sur le marché d'un nouveau vaccin.

Jusque-là, avant de pouvoir recommander un vaccin, il fallait en effet analyser son efficacité sur le plan de la transmission du microbe qu'il visait et de la protection qu'il était supposé apporter aux différentes populations à qui on le destinait.

Il fallait aussi que les phases de tests soient suffisamment longues pour que l'on puisse évaluer, avec un bon niveau de certitude, la durée de son efficacité et l'éventuelle survenue d'effets indésirables tardifs. Aussi, quand les premiers vaccins anti-Covid sont apparus sur le marché occidental, ma position a toujours été de dire qu'ils étaient effectivement utiles et pertinents pour essayer de protéger les gens soumis à des risques vitaux. Dans leur cas, la fameuse balance bénéfices/risques penche évidemment du côté des vaccins, même sans les précautions habituellement prises pour les approuver.

Fin 2020, quand les produits mis au point par Moderna et par Pfizer/BioNTech ont commencé d'être livrés, nous savions déjà que les formes graves de la maladie touchaient avant tout les personnes âgées – à ce moment-là, déjà plus de 99 % des personnes décédées en France des suites du Covid avaient plus de 45 ans et 50 %, plus de 85 ans. La cible prioritaire des vaccins était donc connue. D'autant qu'en dehors de l'âge nous connaissions aussi déjà les autres facteurs de risques et les franges de population les plus exposées. En l'occurrence, outre les personnes âgées, les personnes souffrant d'obésité, celles porteuses d'une maladie génétique, en particulier les trisomiques, et les personnes immunodéprimées, quelles que soient les causes de cette immunodépression. Nous savions que, malheureusement, les vaccins ne sont pas très efficaces chez les personnes immunodéprimées, mais le risque était néanmoins acceptable, dès lors que pour elles la probabilité de mourir du Covid si elles l'attrapaient était très sensiblement plus élevée que pour l'ensemble de la population. Vacciner toutes ces personnes malgré les incertitudes sur les caractéristiques des vaccins proposés à court, moyen et long terme était donc parfaitement raisonnable et je n'ai jamais dit autre chose. En revanche, pour les populations plus jeunes, en bonne santé, sans comorbidités ni affaiblissement du système immunitaire, il aurait été plus prudent de poursuivre les études. Mais une espèce d'angoisse existentielle semblait s'être emparée des responsables politiques et d'une partie du corps médical dans tous les pays industrialisés, où la seule religion à laquelle les populations étaient sommées d'adhérer, c'était la vaccination générale et systématique de toute l'humanité, du berceau jusqu'au grand âge.

Parmi les chantres de cette stratégie de blitzkrieg vaccinal à l'échelle planétaire, on retrouve étrangement un ingénieur en informatique particulièrement doué, Bill Gates, l'ancien patron de Microsoft. Il a certes eu la générosité de transférer une grande partie de sa fortune vers la fondation qu'il a créée avec son épouse, Melinda, pour financer des campagnes vaccinales et des programmes de recherche dans les pays pauvres. Mais de là à devenir une autorité incontestable en matière de maladies contagieuses, il y a un pas que je ne franchirai jamais. Être un philanthrope, même très riche et très généreux, ne vous confère pas automatiquement les connaissances et les capacités médicales nécessaires pour parler d'égal à égal avec les vrais spécialistes qui travaillent ces sujets au quotidien depuis le début de leur carrière. Et encore moins pour les supplanter dans les décisions à prendre pour enrayer une épidémie inédite dans son ampleur. Surtout quand ledit philanthrope n'est pas totalement désintéressé à l'affaire, à l'image de Bill Gates, qui a investi une partie de sa fortune dans les firmes qui créent et produisent des vaccins.

C'est donc avec un certain effarement que j'ai vu ces digues céder sous la pression du Covid et de tous ceux qui, en responsabilité, avaient peur qu'on vienne un jour ou l'autre leur reprocher de n'avoir rien fait, ou pas assez, ou trop tardivement. Pourtant, nous – c'est-à-dire les infectiologues – savions dès le départ que vacciner absolument toute la population n'empêcherait pas la transmission du virus. À l'IHU, nous avons d'ailleurs probablement été les premiers à savoir qu'une telle stratégie ne produirait pas les effets escomptés – sauf sur le chiffre d'affaires des laboratoires qui commercialisent les vaccins –, car pendant que beaucoup de collègues faisaient de la politique sur les plateaux de télévision à Paris, nous avons continué à faire de la science à Marseille, en particulier des séquences de génomes qui nous permettaient de suivre quasiment heure par heure l'évolution de l'épidémie. Et cette évolution m'a beaucoup surpris, dès les premières semaines. Le mutant chinois à l'origine de la première vague épidémique, arrivé en France via l'Italie, présentait ainsi une mutation que nous avons retrouvée dans tous les isolats européens. Ce mutant a dominé durant trois mois ou trois mois et demi et affichait une courbe en cloche, très typique des formes classiques d'épidémies. Sa décroissance a été assez rapide, puis il a disparu entre la fin du mois de mai et le début du mois de juin 2020. L'épidémie a alors connu un coup d'arrêt, avant que de nouveaux cas apparaissent un mois plus tard.

C'était donc en juillet et j'étais en vacances. Mais voyant que les courbes repartaient brutalement à la hausse, j'ai appelé mes équipes à l'IHU pour savoir ce qui se passait. Il s'agissait alors principalement de patients revenant d'Afrique du Nord en bateau. En analysant le virus qui les avait contaminés et en le comparant aux génomes de ceux que nous avions déjà séquencés, nous nous sommes rendu compte qu'il s'agissait d'un virus différent, avec un génome différent.

Comme nous collaborions depuis longtemps déjà avec nos collègues africains, nous leur avons demandé de nous fournir des prélèvements d'Algérie, du Sénégal et d'autres pays où nous avions également des partenaires. Après les avoir analysés et avoir rendu nos travaux disponibles sur les banques de données, nous avons déterminé que ce virus avait probablement voyagé de Paris à Kinshasa, où il avait muté, avant de passer en Côte d'Ivoire, au Sénégal, en Mauritanie et au Maghreb, puis de revenir en France par bateau. Ce premier variant du virus – nous avons été les premiers au monde à parler de variants – présentait pas moins de cinq mutations, ce que nous n'avions jamais observé auparavant. À la suite de cela, nous avons d'ailleurs défini les variants du Sars-Cov-2 comme des virus présentant au moins cinq mutations.

Ce premier variant était heureusement très peu contagieux et n'évoluait pas, ou très peu, vers des formes graves. À l'IHU, nous n'avons d'ailleurs enregistré aucun décès qui lui serait imputable. Il est vrai qu'au moment où il a atteint Marseille, ce variant était déjà à la fin de son histoire et s'est arrêté, sans se diffuser ailleurs. Nous l'avons appelé Marseille-1, mais son apparition puis sa disparition nous ont incités à continuer de suivre de très près, au jour le jour, les mutations et les variants. Le deuxième d'entre eux repéré chez nous, nous l'avons appelé Marseille-2 et il a été publié environ un an après dans *Nature*. Ce Marseille-2 avait émergé en Espagne, où il s'est massivement répandu, avant de flamber aussi au Royaume-Uni, mais très peu en France. Nous avons ensuite identifié Marseille-3, qui a rapidement avorté, puis Marseille-4, qui est parti du centre de la France. Pour ce dernier, nous avons pu démontrer qu'il était issu d'un élevage de visons situé en Eure-et-Loir, que nous avons pu détecter chez les hommes dès août 2020 et qui est le variant qui a le plus tué. La reprise épidémique en France a été déclarée en Mayenne, les premiers cas venant de l'abattoir de Laval.

C'était finalement bien l'élevage de visons d'Eure-et-Loir, même si la manière dont le virus était passé de l'élevage à l'abattoir de Laval n'a jamais pu être déterminée de façon incontestable. Mais il s'agissait bien du même virus, ce qu'a ensuite confirmé l'Institut Pasteur, mais avec trois mois de retard.

Pourquoi étions-nous visiblement en avance sur les autres structures françaises dans l'analyse de ces virus et la détermination des lieux où ils apparaissaient ? Parce qu'à l'inverse de la plupart de nos détracteurs, qu'ils soient médecins, responsables politiques, épidémiologistes ou journalistes, nous sommes toujours restés très attentifs à ce qui se passait hors de nos frontières, y compris en Asie, en Afrique et… en Europe.

Dès le mois de mai 2020, nos collègues hollandais avaient en effet alerté nombre de gouvernements, après avoir constaté l'apparition d'épidémies liées à ce virus dans leurs élevages de visons, où les animaux sont très nombreux à vivre dans un espace restreint et confiné. La transmission des microbes y est donc facilitée, et comme ce virus est transmissible à l'Homme, les personnels qui travaillent dans ces élevages ont été très rapidement contaminés. Puis ils ont contaminé les membres de leur famille et leurs proches, qui ont à leur tour facilité la diffusion du virus dans leur vie de tous les jours. Mais l'alerte des Hollandais n'a pas eu l'air d'émouvoir les autorités françaises, qui se félicitaient alors de voir la courbe de l'épidémie dans l'Hexagone se rapprocher de zéro. Puis l'OMS a publié une nouvelle alerte vis-à-vis des visons, qui n'a pas plus ému les Français. Lesquels ont fini par sortir de leur torpeur quand les Danois ont annoncé, courant octobre, qu'ils allaient ordonner des abattages massifs dans leurs élevages. Entre octobre et novembre, le Danemark a ainsi abattu quelque 17 millions de têtes de visons.

De notre côté, nous avons eu beau réclamer à cor et à cri qu'on nous transmette des prélèvements, ils ne sont jamais arrivés. Et quand nous avons tout de même eu l'opportunité de vérifier, nous n'avons pas été surpris de constater qu'il s'agissait bien du même virus, comme nous l'avions pressenti. Il présentait en effet la même séquence que le Marseille-4. Les virus prélevés en Hollande et au Danemark présentaient à la racine une mutation identique à celle que nous avons retrouvée dans le Marseille-4. Ce variant est celui qui a le plus tué en France, ce qui aurait sans doute pu être évité avec une surveillance active des clonages de visons, comme le recommandait l'OMS depuis juin 2020.

– 14 –

Une société au bord de la crise de nerfs

« L'étrange défaite »
Marc Bloch

Comme j'ai eu l'occasion de l'expliquer précédemment, j'ai été très marqué par l'histoire de ma propre famille, pleine de « bruit et de fureur », de guerres et d'héroïsme au combat ou dans la vie quotidienne. Aussi, rien de ce qui m'est arrivé dans ma vie ne m'a vraiment surpris.

Quand l'épidémie de Covid a débuté, je n'ai donc pas été étonné par la réaction des gens, car j'y étais préparé. L'éventualité d'une épidémie de grande ampleur est en effet présente en permanence à l'esprit des infectiologues, qui savent tous ce qu'une crise de cette nature peut générer en termes de comportements. Le jour où le président de la République a annoncé aux Français qu'ils allaient devoir se confiner chez eux pour empêcher la diffusion du virus, il a employé le mot « guerre » à dessein. À ce moment-là, c'était effectivement le mot le plus adapté, car cette épidémie naissante présentait bel et bien toutes les caractéristiques d'une guerre. Un ennemi que l'on ne connaissait pas, une diffusion du virus semblable à une armée qui avance inexorablement, des armes à l'efficacité difficile à démontrer… et le parallèle ne s'arrête pas là. Comme lors de la Seconde Guerre mondiale, nous avons en effet assisté impuissants à une débâcle générale alimentée par la peur, à la signature par les autorités d'un armistice sans combat, le temps que se produise le miracle vaccinal. Sans compter le comportement du personnel administratif, qui a appliqué sans ciller des instructions contradictoires avec les principes dans lesquels il avait été élevé et a rédigé des rapports à charge pour répondre aux ordres du ministre du moment. La servilité, la soumission momentanée, j'en avais jusqu'alors seulement entendu parler dans les récits sur l'histoire de ma famille. Mais là, ce n'était plus seulement des images dans la tête d'un enfant ou d'un adolescent. Cette fois, j'ai pu les voir en face, les traîtres, les lâches, les dénonciateurs… Ce n'était plus du roman mais la triste réalité : les pressions, les menaces, les sanctions, les insultes, les coups bas et la diffamation, mais aussi, face à ces ignominies, les résistances qu'on a pu tous observer.

*

* *

Outre ces constats, cette « guerre » m'a aussi permis de confirmer ce que j'avais déjà observé, mais jamais dans de telles proportions, à savoir qu'en France le pouvoir sur la recherche médicale et scientifique s'est peu à peu concentré entre quelques mains. Des mains qui appartiennent à des individus au parcours semblable, qui se connaissent tous, se cooptent, se soutiennent et restent solidaires en toutes circonstances, avec pour principal objectif leur propre intérêt, leur propre situation, leur propre statut. À mes yeux, ni l'ambition ni l'entraide entre collègues ne sont répréhensibles, à condition qu'elles soutiennent l'intérêt collectif plutôt que les carrières d'un microcosme moins soucieux de faire progresser la science que son influence auprès des politiques.

L'Inserm et l'Agence nationale de recherche sur le sida et les hépatites virales, qui ont fini par fusionner, ont ainsi largement contribué à autoriser des essais thérapeutiques mis en place par l'industrie pharmaceutique, sans se soucier du fait que ces essais thérapeutiques n'avaient qu'une finalité : vendre le plus de molécules possibles au prix le plus élevé. Rien de nouveau ou de surprenant à cela : les laboratoires pharmaceutiques sont des entreprises privées capitalistiques, et comme toutes les entreprises privées capitalistiques, leur but principal est de réaliser le plus de profits possible, même si leur métier est précisément de concevoir et de vendre des médicaments et des vaccins. Le dire n'a rien de scandaleux, c'est simplement la réalité du monde dans lequel nous vivons. Mais dans le contexte du Covid, le rappeler vous valait d'être immédiatement qualifié de complotiste, ce qui en dit long sur la façon dont une partie des gens appréhende la réalité du capitalisme au XXIe siècle. Et sur la capacité des individus à coller des étiquettes dans le dos des gens qu'ils ne connaissent guère qu'à travers les réseaux sociaux et les médias, dont on connaît la fiabilité lacunaire.

Il n'y a ainsi jamais eu de place dans mon esprit pour les théories du complot, mais cet état de fait ne m'a jamais empêché d'être extrêmement lucide sur les faiblesses de l'espèce humaine. Comme le disait Bonaparte, il n'y a que deux forces qui unissent les hommes : la crainte et l'intérêt.

Quoi qu'il en soit, je n'ai jamais considéré le capitalisme comme une plaie pour l'humanité, bien au contraire, mais, comme tout système, il doit être borné, encadré, régulé. Même s'il est une invention néerlandaise ensuite théorisée par les Anglais, ce sont les Américains qui en ont fixé les limites, avec notamment la loi antitrust de 1890, destinée à briser le quasi-monopole que John D. Rockefeller avait constitué en moins de vingt ans sur le marché naissant mais stratégique du pétrole, avec la Standard Oil. Soixante ans plus tard, ce furent encore les Américains qui définirent les grandes lignes de la lutte contre la délinquance dite en col blanc, avec la prise illégale d'intérêt – ou le conflit d'intérêts – et l'abus de bien social. Mais depuis l'avènement du capitalisme « ultra-libéral », porté par Ronald Reagan aux États-Unis et Margaret Thatcher en Grande-Bretagne, ces textes ne sont plus aussi scrupuleusement respectés et les barrières à l'avidité des hommes sont peu à peu tombées. Le dernier coup de boutoir a d'ailleurs été donné par les Gafa – c'est-à-dire Google, Apple, Facebook et Amazon –, avec la complicité des gouvernements successifs, aux États-Unis mais aussi au cœur de l'Europe. Leur puissance financière avait atteint des niveaux tellement insensés que les politiques s'en sont effrayés. À un point tel qu'ils n'ont plus osé leur tordre le bras et remettre leur pouvoir en cause par la loi. D'autant moins que, désormais, les firmes dont la richesse confine à l'hyper-puissance – et pas seulement les Gafa – se serrent les coudes face aux gouvernements et se permettent des choses qui les auraient conduites tout droit en prison il y a seulement quelques années. Après avoir joué un rôle très trouble dans la présidentielle américaine de 2016, Twitter, Facebook, Instagram et consorts ont depuis agi comme si rien ni personne ne pouvait plus les contraindre à jouer le jeu qui a permis jusque-là au capitalisme de prospérer, c'est-à-dire payer leurs impôts, respecter leurs clients et leurs employés, partager leurs profits avec leurs collaborateurs et accepter la libre concurrence dans toutes ses dimensions. Plus grave : ils ont introduit de façon larvée et honteuse une forme de censure au bénéfice de l'industrie pharmaceutique et des gouvernements occidentaux, qui continuent de leur faire confiance malgré la répétition des scandales. Aux États-Unis, où les conflits d'intérêts étaient naguère lourdement sanctionnés, la question n'émeut malheureusement plus grand monde parmi le personnel politique et la magistrature. En Europe, où la lutte contre ces dérives était déjà peu fonctionnelle, la situation est pire encore.

J'en ai fait l'expérience à titre personnel avec la Société européenne de maladies infectieuses et de microbiologie clinique dont je gérais le journal, *Clinical Microbiology Infection*. Pour éviter toute suspicion de conflit d'intérêts, je souhaitais interdire aux gens ayant des liens avec l'industrie pharmaceutique de rédiger eux-mêmes les guides de prescriptions thérapeutiques. Il a fallu que je me batte un an et demi pour obtenir gain de cause, alors qu'il s'agit d'une des règles adoptées par la Société américaine de médecine. De même avec le rédacteur en chef du *Clinical Infectious Diseases*, journal leader sur les maladies infectieuses, dont j'ai d'ailleurs été l'auteur le plus prolifique, puisque je détiens toujours le record en nombre d'articles publiés depuis la création de cette excellente revue. Excellente et réputée, mais aujourd'hui dirigée par un ex-membre du bureau directorial de Gilead Science, qui n'a pas tardé à réorienter sa politique éditoriale et à publier de nombreux papiers favorables aux thérapeutiques développées par son ex-employeur. Je n'ai évidemment pas de preuve matérielle qu'il s'agisse là d'un choix délibéré lié au passé de ce rédacteur en chef, mais le fait qu'il existe un lien entre lui et Gilead n'est pas contestable. Il y a quelques années, dénoncer ce type d'anomalies non seulement était encouragé, mais faisait le plus souvent l'objet de réajustements salutaires. Désormais, cela suffit à vous classer parmi les complotistes malintentionnés. Quel renversement ! Qui en dit long sur la puissance de ces firmes, dont le chiffre d'affaires dépasse aujourd'hui le PIB de certains pays d'Europe.

Le plus insupportable dans cette guerre que l'industrie pharmaceutique livre à tout individu ou organisation qui menacerait sa réputation – et donc ses profits –, c'est qu'elle a fini par circonvenir le principal rempart qui l'empêchait jusqu'à présent d'agir à sa guise sans aucun contrôle : les États et leurs institutions à vocation médicale, sanitaire et scientifique. Pour avoir refusé de hurler avec les loups parce que les politiques le souhaitaient, j'en ai fait personnellement les frais, mais les membres de mon équipe, mes principaux collaborateurs, en ont aussi été les victimes. Avant la pandémie, 9 d'entre eux faisaient partie des chercheurs les plus hautement cités de France en sciences de la vie et de la santé, sur un total de 86 personnes. C'est plus qu'à l'Inserm ou à l'Institut Pasteur. Mais au lieu de les remercier et de les gratifier, parce qu'ils rehaussent le niveau déclinant de la recherche française et par là même la place des universités françaises dans le classement de Shanghai, on a préféré les sanctionner. D'abord en les privant de la prime d'encadrement doctoral dont bénéficient pourtant 10 % des enseignants-chercheurs, c'est-à-dire une majorité de gens très loin de leur niveau sur le plan scientifique. Ensuite en les privant de la promotion à laquelle ils avaient légitimement droit en 2020 et en 2021, pour l'accorder à des gens dont la production scientifique n'a jamais dépassé le dixième de la leur. Et comme si cela ne suffisait pas, certains ont même été menacés de poursuites par l'AP-HM dès qu'a été nommé le nouveau directeur général, François Crémieux, avec mission de nous réduire au silence.

Nous réduire au silence, voire nous éliminer, c'était aussi visiblement la mission des différentes inspections envoyées à l'IHU depuis le début de la crise sanitaire. La première chose qui m'incite à le penser, c'est que les « inspecteurs » que j'ai vus défiler ici n'avaient strictement aucune compétence pour évaluer des unités de recherche du niveau de celles que nous avons à l'IHU. En me penchant sur leur CV, j'ai en effet constaté que leur palmarès en matière de publications était très en dessous de celui du moins titré de mes collaborateurs, alors que juger de façon crédible la production scientifique d'un établissement comme celui-là requiert a minima un niveau équivalent, sinon supérieur à celui des chercheurs que l'on est censé évaluer. Mais dans ce monde post-Covid, la compétence est une valeur vidée de son sens, même si le mouvement anti-élites qui a ringardisé les talents hors le champ artistique – quoique – avait débuté bien avant cette épidémie. Même nos ministres n'ont désormais plus besoin de connaissances spécifiques de bon niveau dans leur domaine de responsabilité pour être nommés, puis suivis dans leurs choix.

Durant cette crise, il faut bien constater que ni la ministre de l'Enseignement supérieur et de la Recherche, Frédérique Vidal, ni le ministre de la Santé, Olivier Véran, n'avaient de compétence scientifique attestée par des publications. Il n'est donc guère étonnant que la plupart de leurs décisions aient été prises non pas pour des raisons médicales, sanitaires ou scientifiques, mais seulement en fonction de leurs impératifs politiques et de l'opinion de leurs conseillers – eux-mêmes pas toujours les plus compétents. Ces deux ministres (ou ex-ministres) ont il est vrai « grandi » dans un service d'État, où l'obéissance et la fidélité au chef sont devenues la meilleure garantie de promotion. Un petit nombre réussit après un parcours jalonné de succès aux concours et de mérites académiques dûment certifiés, mais j'en ai croisé moins souvent dans les couloirs du pouvoir et sous les ors de la République que dans les laboratoires de recherche et les amphis des facultés. Désormais, le mérite ne se mesure plus selon les critères objectifs qui prévalaient naguère, mais selon le niveau d'obéissance dont sont capables de faire preuve les impétrants. Pour être promu aujourd'hui, dans quelque domaine que ce soit, obéir en courbant l'échine est souvent beaucoup plus efficace que désobéir en ayant raison.

Pour autant, cette crise nous a aussi valu de nombreux signes de reconnaissance très positifs. Le premier, c'est celui que nous ont adressé le président de la République et son épouse. Tout d'abord en prenant contact avec moi, puis en nous rendant visite à Marseille, manifestant un réel intérêt pour les éléments que je rapportais. Mais la pure politique a vite repris le dessus et il est devenu rapidement très compliqué, y compris pour Emmanuel et Brigitte Macron, de défendre l'hydroxychloroquine, surtout après les décisions prises précipitamment à la suite de l'énorme trucage du Lancetgate et des déclarations de l'OMS, qui ont leurré le gouvernement suffisamment longtemps pour rendre très délicat tout retour en arrière.

Dans ce contexte particulier, je sais que le fait de n'avoir jamais voulu réfléchir comme un politique, mais seulement comme un médecin et un épistémologiste, n'a pas servi mes intérêts, ni ceux de l'IHU et ceux de mes collaborateurs, qui ont énormément souffert d'une situation dont ils n'étaient pourtant en rien responsables. Ainsi, c'est en qualité de médecin et épistémologiste que j'ai immédiatement exprimé les plus grandes réserves vis-à-vis des plus graves décisions à caractère social prises dès les premières semaines, comme le confinement généralisé, le couvre-feu, puis le port du masque en extérieur, soudain devenu utile dans la bouche des politiques, à partir du moment où les stocks de masques avaient pu être reconstitués. De telles mesures n'ont pourtant jamais fait la preuve de leur efficacité dans le passé et ne l'ont d'ailleurs toujours pas faite, puisqu'on sait désormais, données françaises à l'appui, que les personnes confinées ont été plus souvent infectées que les personnes non confinées. De même, nous n'avons toujours aucune évidence que le port du masque en extérieur ait la moindre efficacité. Quant au couvre-feu, on pourrait considérer qu'il a été décidé seulement pour confirmer que nous étions effectivement en guerre.

Trois ans plus tard, je peux affirmer que mon scepticisme vis-à-vis de ces mesures que rien n'est venu réellement entamer durant cette crise était pleinement justifié. De même que mon scepticisme à l'égard des bénéfices à attendre d'une campagne de vaccination globale, laquelle n'a effectivement pas éteint l'épidémie, comme on l'avait imprudemment promis à la population. Et c'est bien ce scepticisme qui a mis fin aux échanges que j'avais jusque-là avec le président de la République et le ministère de la Santé. Pour ce dernier, c'est le départ du professeur Antoine Tesnière qui a mis un terme brutal aux contacts que le directeur du seul IHU spécialisé de France doit nécessairement avoir avec son ministère de tutelle durant une crise épidémique. Son successeur, un collègue issu du clan de

Yazdan Yazdanpanah qui n'aurait jamais dû accéder à ce poste du fait de conflits d'intérêts incompatibles avec le contexte de cette crise, ne m'a jamais pris au téléphone, ce qui en d'autres temps aurait été considéré comme une faute professionnelle. Il n'empêche : en dépit du caractère vexatoire – et pour tout dire stupide – de cette attitude, j'ai continué loyalement, tous les lundis, de tenter de prévenir le ministère de la Santé de la communication que j'allais diffuser le lendemain sur la chaîne YouTube de l'IHU, afin de ne prendre personne par surprise et, le cas échéant, de discuter de son contenu. Dans la foulée de cette rupture unilatérale de nos relations, le ministère de la Santé s'est, de mon point de vue, enferré dans une politique assez étrange sur le plan de la thérapeutique, que d'autres pays occidentaux ont d'ailleurs adoptée de façon tout aussi étrange. Une politique qui a consisté à d'abord dénigrer sans preuves les thérapeutiques les plus simples, les mieux connues, les moins toxiques et, in fine, les plus efficaces, avant de purement et simplement les interdire, sans plus de preuves. Ce fut le cas pour l'hydroxychloroquine, pourtant prescrite à des milliards de personnes dans le monde contre diverses affections depuis plus de soixante-dix ans ; puis pour l'azithromycine, qui reste le traitement le plus prescrit au monde pour les pneumopathies ; et enfin pour l'ivermectine, là aussi le traitement le plus utilisé au monde contre les parasitoses. Une folie qui a même conduit le ministère à tenter un moment de limiter l'usage de la vitamine D, parce que certains de mes collègues lui trouvaient un intérêt dans la prise en charge des patients Covid. De même, un autre de mes collègues a été menacé pour avoir évoqué le curcuma, qui a une efficacité in vitro que nous avons pris la peine d'évaluer avec le professeur Bernard La Scola et qui est incontestable. Cette épice a été utilisée par nos collègues indiens dans la prise en charge du Covid et on ne peut pas nier, chiffres à l'appui, que ce pays – dans l'incapacité technique et financière de vacciner l'ensemble de sa gigantesque population – est loin d'avoir connu le cataclysme qu'on lui prédisait en Occident.

L'interdiction injustifiée de ces thérapeutiques a beau démontrer l'état de panique dans lequel était plongé le ministère à ce moment-là, elle n'était pas le climax de ce vent de folie qui a soufflé dans les rangs de nos décideurs. Car alors qu'on interdisait ces molécules ultra-prescrites aux effets secondaires ultra-connus et peu inquiétants, on a dans le même temps recommandé l'usage du Rivotril chez les sujets âgés dans les ehpad, ce qui de mon point de vue relève de l'euthanasie.

*

* *

Il y a là quelque chose qui pose vraiment problème sur le plan médical. Car j'ai beau avoir retourné la question dans tous les sens, je ne comprends toujours pas ce qui pourrait justifier le fait d'interdire des médicaments qui ont déjà rendu de très grands services sans mettre en péril les personnes traitées, et d'affirmer qu'on ne pourra rien faire ni espérer avant d'avoir un vaccin, pour finir par pousser les médecins à prescrire aux sujets âgés en détresse un médicament dont on sait à coup sûr qu'il va les tuer. Non, je ne me l'explique toujours pas, sauf à émettre des hypothèses qui me vaudraient une nouvelle fois d'être étiqueté complotiste d'extrême droite.

Au bout du compte, je reste confiant et serein. Non seulement parce qu'une partie des critiques et des reproches qui m'ont été faits ont déjà trouvé une conclusion qui m'est favorable, mais aussi parce que, avec le temps qui passe, la fièvre qui retombe et les intérêts particuliers qui se déportent, l'analyse d'une crise devient possible et la vérité scientifique finit toujours par apparaître. Et je sais que cette vérité ne me sera pas défavorable.

*
* *

En attendant, si j'avais une chose à retenir de cette pandémie, c'est qu'elle a mis en lumière une réalité dont j'avais déjà conscience précédemment, mais qui s'est confirmée de manière désolante à cette occasion : en cas de crise majeure, la France n'est plus capable de décider pour elle-même, de façon autonome, en s'appuyant sur ses propres forces, comme c'était l'habitude sous la présidence du général de Gaulle. Depuis, c'est le suivisme qui caractérise la décision politique, en France comme dans d'autres pays. Désormais, il suffit que les Américains décident et que les Anglais suivent pour que le reste du monde occidental adhère et se conforme strictement aux instructions de la sphère anglo-saxonne, que ce soit dans le domaine économique, sociétal ou scientifique.

Un panurgisme qui, en l'espèce, nous a coûté très cher. Non seulement en centaines de millions de vaccins payés rubis sur l'ongle par les Européens à des firmes très majoritairement américaines, mais aussi en vies humaines, puisqu'il n'est plus contestable désormais que le nombre de cas et le taux de mortalité ont été globalement bien plus élevés dans les pays les plus riches du monde occidental, c'est-à-dire l'Amérique du Nord, l'Europe de l'Ouest, le Brésil, le Mexique, le Chili… Les pays les plus pauvres et les plus démunis sur le plan médical, auxquels on promettait de crouler rapidement sous le poids des cercueils, s'en sont en revanche beaucoup mieux tirés en recourant aux molécules les plus accessibles. C'est-à-dire celles que l'on s'efforçait d'interdire en France et ailleurs en Occident, où l'on était absolument certain que le salut viendrait des vaccins et de molécules nouvelles et forcément très chères.

L'effet sanitaire a été au mieux modeste, voire nul, mais la rentabilité n'a jamais été à ce point au rendez-vous. La société

Moderna a ainsi généré plus de 18 milliards de dollars de chiffre d'affaires en 2021, pour un bénéfice de plus de 12 milliards, elle qui n'avait jamais fait le moindre sou de profit jusqu'à cette crise. À rebours du miracle qu'on nous annonçait avec la mise au point des vaccins à ARN messager, on observe aujourd'hui que les taux de mortalité les plus élevés ont été enregistrés parmi les populations les plus vaccinées, qui ont aussi connu les taux d'incidence de la maladie et le nombre de cas les plus hauts.

Plus fascinant et dramatique encore, la baisse historique de l'espérance de vie aux États-Unis sur les années 2020, 2021 et 2022, qui a perdu plus de cinq ans dans l'intervalle, pour culminer aujourd'hui à un niveau inférieur à celle des pays du Maghreb, de Cuba et de la Chine. Les États-Unis restent pourtant un des pays au monde où la richesse par habitant est la plus haute et le pays où les dépenses de santé par habitant sont de très loin les plus élevées au monde.

Au bout du compte, et même si, je le répète, j'exècre les prédictions, à peu près tout ce que j'ai décrit durant cette crise a fini peu ou prou par se réaliser. Et par convaincre une partie de nos détracteurs que ce qui sortait de l'IHU était digne d'intérêt. Pour autant, j'ai toujours résisté aux demandes qui m'étaient faites à chaque interview, l'obsession des journalistes – et ils ne sont pas les seuls – étant de pousser leurs interlocuteurs à jouer les devins, puis de présenter leurs remarques et hypothèses comme des vérités, avant de les clouer au pilori si d'aventure leur pronostic se révèle inexact. J'en ai fait les frais quand, au cours des premières semaines, on m'a demandé avec insistance s'il y aurait ou non une deuxième vague. J'ai refusé de me prononcer une fois, deux fois, avant de rappeler un fait que mes interviewers ont aussitôt transformé en prédiction : qu'il n'y avait pas, dans toute l'histoire de la médecine, un exemple incontestable de deuxième vague meurtrière due au même virus. Ce qui est vrai, puisque le rebond émane des variants ;

c'était pour moi sous-entendu, mais pas pour les journalistes ! C'est ce qui s'est passé lors de la terrible pandémie de grippe des années 1918/1920, qui n'a très certainement pas rebondi à cause du même virus, mais de ses variants, comme c'est toujours le cas pour la grippe. J'avais donc une confiance très mesurée dans les prédictions pour lesquelles on m'a forcé la main, et je ne croyais pas plus aux prédictions des autres… qui se sont tout aussi souvent révélées inexactes, ou en tout cas assez éloignées de la réalité.

Ces approximations ont aussi été le lot des prédictions prétendument « scientifiques » élaborées à partir de modèles mathématiques. Pour s'en rendre compte, il suffit de reprendre la production des nombreux épidémiologistes, qui ne sont pas des médecins mais des statisticiens de la santé, et de comparer leurs prédictions chiffrées avec la réalité constatée. L'écart est parfois abyssal, mais les médias, qui adorent les devins, ont continué de leur dérouler le tapis rouge, présentant leurs travaux non pas pour ce qu'ils étaient, c'est-à-dire de simples hypothèses, mais comme une certitude pour les jours, les semaines et les mois à venir. Quelle erreur !

Les épidémiologistes ne sont pas les seuls à blâmer dans cette affaire ; ils ont eux aussi cédé à la pression politique et médiatique. Car la soif de prédire est une maladie aussi vieille que l'humanité elle-même. Toutes les civilisations ont eu leurs devins, leurs pythies, leurs auspices… auxquels on prêtait le pouvoir de lire l'avenir. Dans les entrailles ou le vol des oiseaux, dans le marc de café, dans les cartes, les lignes de la main ou la position des astres.

Désormais, ce sont les modèles mathématiques auxquels on accorde ce pouvoir magique, avec d'autant plus de confiance qu'ils sont « mathématiques », donc habillés des oripeaux de l'exactitude. En ce qui me concerne, ils ne me semblent pas plus dignes de confiance que toutes les « techniques » de divination inventées par l'Homme au fil des âges. Plus encore lorsqu'il s'agit de prédire l'avenir d'une maladie qui n'existait pas auparavant et pour laquelle nous n'avons, de fait, aucune expérience ni référence. Là, on n'est plus dans le rationnel, mais dans le délire le plus ardent.

Tout cela ne serait finalement pas très grave si on avait laissé ces prédictions à la place qu'elles méritaient, c'est-à-dire peu ou prou celle d'un horoscope. Mais on s'est servi de ces analyses statistiques d'une façon scandaleuse, dans le droit fil d'une dérive impulsée par l'industrie pharmaceutique et, malheureusement, acceptée par de très nombreux médecins et chercheurs. Cette dérive, c'est la scientifisation de la prescription médicale, qui a balayé toutes les méthodes classiques d'évaluation thérapeutique au profit de ce qu'on appelle l'*evidence based medicine*, qui reconnaît en priorité les études randomisées.

De quoi s'agit-il ?

Les études randomisées sont des études où les personnes qui vont recevoir le traitement et celles qui vont recevoir un placebo sont tirées au hasard. Traitement et placebo sont ensuite administrés en double aveugle, ce qui signifie que ni le malade ni le médecin ne savent ce qu'ils ont reçu ou administré. Et comme je l'ai déjà brièvement expliqué, seul celui qui collecte les données y a ensuite accès pour en tirer ses conclusions. De prime abord, cette procédure semble parfaitement sûre et fiable sur le plan scientifique, puisqu'elle permet théoriquement d'éviter quelques-uns des biais les plus courants en matière d'études médicales. Sauf qu'elle est directement à l'origine de manipulations parmi les plus retentissantes de l'histoire des médicaments, comme lors du lancement du Vioxx par les laboratoires Merck, sur la base d'une étude randomisée en double aveugle dont les résultats avaient été tronqués pour dissimuler les effets secondaires très graves que provoquait cette molécule.

L'absence d'étude randomisée en double aveugle, c'est, rappelez-vous, ce qu'on n'a cessé de me reprocher à propos de l'hydroxychloroquine, qui reste la principale source d'insultes et de menaces que j'ai reçues durant cette crise. À ce sujet, je voudrais d'ailleurs préciser une chose : je n'ai jamais dit qu'il s'agissait d'un médicament miracle, comme j'ai entendu de très nombreux journalistes l'affirmer dans leurs articles, sur les ondes ou à la télévision. Car ce sont eux, les journalistes, qui ont utilisé ce mot avant de le mettre dans ma bouche. Tous ceux qui ont dit « l'hydroxychloroquine, présentée par le professeur Raoult comme un médicament miracle » sont donc de fieffés menteurs qui n'assument pas leurs propres abus de langage, leurs approximations et leurs erreurs manifestes d'interprétation.

Pour revenir aux très nombreuses études produites durant cette crise et aux reproches que l'on m'a faits sur celles de l'IHU, je dois rappeler une vérité qui, à l'époque, nous avait proprement scandalisés. À savoir que les études censées évaluer l'efficacité du remdesivir de Gilead Science, pour la grande majorité publiées dans des journaux réputés comme le *Lancet*, le *Clinical Infectious Diseases* et le *New England Journal of Medicine*, n'étaient ni randomisées, ni en double aveugle et – plus grave – n'avaient pas de groupe témoin, à la différence des nôtres. Ce qui n'a pas empêché ces journaux de les publier, alors même qu'ils refusaient les nôtres pour ces mêmes motifs.

Pour avoir réussi à publier, à peu près au même moment, une étude comparative avec groupe témoin sur l'efficacité de l'hydroxychloroquine associée à l'azithromycine[9], nous avons pourtant déclenché des réactions d'une violence inouïe. Le journal où est sorti notre papier a été harcelé de lettres de menace et de dénonciation, la plupart focalisées non pas sur les résultats mais sur le fait que le rédacteur en chef de ce journal était aussi l'un des

9. Raoult Didier, « Rational for meta-analysis and randomized treatment: the COVID-19 example », *Clinical Microbiology and Infection*, 27 janvier 2021.

coauteurs de l'étude. Ce n'est effectivement pas très judicieux, même s'il n'a évidemment pas édité lui-même ce travail. Depuis, j'ai appris que l'article avait été reviewé par deux des chercheurs les plus cités au monde sur les coronavirus en 2020 et deux des spécialistes en maladies infectieuses et microbiologie classés parmi les cent meilleurs au monde. Autant de personnes peu suspectes de complaisance vis-à-vis de l'IHU et des chercheurs qui y travaillent.

Paradoxalement, c'est la bibliothèque américaine Cochrane, connue pour avoir publié de nombreuses séries manipulées, qui a fini par montrer que les essais randomisés n'étaient pas supérieurs aux essais basés sur une méthodologie classique. Jusqu'au Covid, 70 % des recommandations de l'Infectious Diseases Society of America étaient d'ailleurs basées sur des essais non randomisés. Dans le passé, on n'a ainsi jamais fait d'essais randomisés pour savoir comment il fallait traiter la plupart des maladies courantes.

Je suis d'autant plus mesuré sur le fait d'ériger les études randomisées en nec plus ultra que la base de ma connaissance repose sur la sérendipité, c'est-à-dire la découverte par hasard, que les philosophes familiers de l'histoire des sciences appellent l'abduction. Je crois en effet depuis très longtemps que ce qui est découvert par hasard dans le cadre d'une recherche scientifique a beaucoup plus de chances de se révéler exact que les découvertes fondées sur la confirmation d'une hypothèse initiale. Énormément de découvertes scientifiques majeures ont ainsi été faites par le plus grand des hasards. Mais les méthodologistes ont horreur de ça, eux qui préfèrent définir par avance les points qu'ils se donnent le droit d'analyser. Une absurdité qui va parfois très loin, comme lors de la crise qui nous intéresse, quand nous nous sommes retrouvés face à une équipe parisienne qui refusait d'analyser ses résultats sous hydroxychloroquine et azithromycine, car elle n'avait pas prévu de le faire au départ.

Nous avons pu obtenir quelques éléments qui montraient pourtant une efficacité significative, mais comme ce n'était pas prévu, l'affaire en est restée là.

Autre curiosité contre laquelle il a fallu se battre : l'absence de déclaration de conflits d'intérêts des auteurs dans la quasi-totalité des articles publiés au cours des premiers mois, comme si aucun intérêt n'était en jeu dans cette pandémie. Il a d'ailleurs fallu que nous insistions par écrit auprès des principales publications pour que ces déclarations soient faites et publiées. Et à ceux qui douteraient de leur importance dans un contexte comme celui du Covid, je recommande la lecture de la méta-analyse réalisée par Matthieu Million à partir de l'ensemble des études publiées durant cette période. Elle montre en effet que l'existence d'un conflit d'intérêts chez un auteur biaisait l'analyse de l'efficacité de l'hydroxychloroquine de façon systématiquement défavorable. En l'espèce, je crois moins au hasard et à la malchance qu'à la faiblesse des hommes face à leurs intérêts. Comme je l'ai déjà expliqué, ces différentes études discréditant ce traitement et mes propres communications ont entraîné des mouvements très importants sur le titre Gilead en Bourse, selon le moment où elles étaient diffusées. L'intérêt de promouvoir le remdesivir contre l'hydroxychloroquine et de retarder autant que possible le verdict, voire de l'empêcher de tomber n'était pas médical mais bel et bien financier. J'ai donc du mal à imaginer que personne, parmi les dirigeants, les collaborateurs et l'entourage de cette firme, n'ait activement participé aux mouvements de capitaux considérables constatés durant cette période, en vendant et rachetant des titres Gilead au gré des informations qui leur parvenaient avec un temps d'avance. Pour ce qui était de mes communications, il est vrai que je leur facilitais la tâche en publiant chaque mardi avec la régularité d'un métronome. Les intérêts sont autrement plus gigantesques pour les industriels du vaccin, qui se sont partagé un chiffre d'affaires de 57 milliards de dollars sur l'année 2021, un montant record dans l'histoire de la médecine, avec à la clé, on l'a vu plus haut, des bénéfices sans précédent pour les deux principaux acteurs, Moderna et Pfizer.

Et avec quel bénéfice pour les patients ?

La question n'a pas encore été posée publiquement avec la force requise.

En ce qui me concerne, ce bénéfice me semble très en deçà des promesses qui ont été faites, même si je ne m'attendais guère à beaucoup mieux, du fait même de la nature de ce virus et de son comportement évolutif. Les doutes que nous avions sur la capacité des vaccins à mettre un terme rapide à cette pandémie ont été très rapidement confirmés par nos travaux. Je crois ainsi que nous avons été les premiers à démontrer qu'un patient avait eu deux infections successives par deux virus différents. La méthodologie employée excluait toute possibilité d'erreur et nous l'avons publié. Avec deux virus différents, il ne pouvait pas s'agir d'une rechute ou d'une infection prolongée, mais seulement d'une réinfection. Ce patient ayant une immunité normale, nous avons pu conclure que, dans un certain nombre de cas au moins, le Covid-19 n'était pas immunisant. Or, on sait depuis longtemps que pour les microbes qui ne sont pas immunisants, il n'existe pas ou peu de vaccins réellement efficaces, c'est-à-dire susceptibles de faire disparaître la maladie ou d'en réduire l'incidence à presque rien.

Comme je l'ai déjà expliqué, la vaccination a permis d'éradiquer ou de contrôler un très grand nombre de maladies jadis meurtrières, mais elle n'est malheureusement pas la solution à toutes les pathologies potentiellement mortelles, en particulier lorsqu'elles ont un virus pour origine. D'autres agents pathogènes résistent aussi, comme les bacilles responsables de la tuberculose, sur lesquels nous butons depuis des décennies, comme nous butons sur la grippe, le sida ou le paludisme, qui eux non plus ne sont pas des maladies immunisantes. C'est donc aussi le cas du

Covid, qui peut s'attraper plusieurs fois sur un laps de temps très court. Je connais d'ailleurs personnellement des gens qui l'ont attrapé quatre fois en deux ans. De fait, le pari qu'un vaccin allait pouvoir régler tout cela en deux coups de cuillère à pot n'était pas un pari très sûr. D'autant moins sûr à partir du moment où, à l'IHU, nous avons mis en évidence cette caractéristique particulière du Covid.

*
* *

Avoir osé douter publiquement de l'efficacité future des vaccins avant même leur approbation m'a valu non seulement d'être étiqueté antivax, ce qu'évidemment je ne suis pas, comme tout infectiologue sérieux, mais aussi d'entrer en conflit avec le conseil scientifique, qui alertait sur la possibilité d'un rebond de l'épidémie après la première vague, rebond auquel je ne croyais pas. Et qui ne s'est d'ailleurs pas produit. Les vagues successives qui ont suivi la première avaient en effet pour origine chaque fois un variant différent du virus. Courant 2020, j'ignorais évidemment combien de vagues étaient susceptibles de se produire en combien de temps, mais je savais déjà que s'il s'en produisait, elles surviendraient toujours à cause d'un nouveau variant. Le profil en cloche de la première vague sur une période de trois mois et demi, typique d'une banale épidémie, plaidait clairement en faveur de cette hypothèse. On sait maintenant que cette première vague était due à un mutant apparu en Italie, où il avait fait des ravages. Quand le deuxième épisode a débuté, je ne croyais donc pas qu'il puisse s'agir d'un rebond lié au même virus. Pour les raisons que je viens de décrire, mais aussi parce que je ne connaissais pas de situation de rebond démontrées pour des épidémies passées. Celles qui ont connu plusieurs vagues étaient très vraisemblablement dues à un virus, puis à ses variants. Mais comme on ne dispose pas d'informations génétiques pour les analyser, on ne pourra jamais démontrer de façon indiscutable qu'il s'agissait d'infections successives, pas plus que l'on ne pourra prouver qu'il s'agissait de rebonds d'une même infection.

Dans le cas de l'épidémie qui nous intéresse, je me suis évidemment précipité sur les génomes des épisodes de l'été 2020 dès qu'ils ont été disponibles pour les analyser. Et j'ai tout de suite constaté qu'il s'agissait de variants.

Une réalité que j'ai eu le plus grand mal à faire accepter par le conseil scientifique, qui refusait de me croire contre toute évidence. Mais il est vrai que l'accepter aurait obligatoirement conduit à accepter le fait que le vaccin ne serait très vraisemblablement pas la solution attendue, ce qui était scientifiquement évident mais politiquement inacceptable à la fin de l'été 2020, trois mois avant l'arrivée des premiers vaccins à ARN messager en France.

Deux ans plus tard, tout le monde s'est enfin rendu à l'évidence, même si très peu de personnes osent l'exprimer clairement et publiquement. Car les vaccins n'ont empêché aucune nouvelle flambée de cas, que ce soit avec Delta, avec Omicron ou ses sous-variants. Mais le gouvernement continue de pousser à la vaccination, qui ne devrait plus concerner que les populations à risques, c'est-à-dire les personnes âgées, les obèses, les diabétiques, les trisomiques, les immunodéprimés, les insuffisants cardiaques et respiratoires. Lesquels ne sont d'ailleurs pas garantis d'en réchapper, même vaccinés à intervalles réguliers, car des patients continuent malheureusement de mourir avec un schéma vaccinal complet. La mise en place de ce scénario était d'autant plus probable qu'on savait depuis longtemps déjà qu'il existait des réservoirs de virus chez les animaux, notamment les mustélidés – dont les visons, les félins et les muridés (souris, rats) –, pour alimenter de nouveaux foyers.

*
* *

C'est l'addition de ces trois phénomènes – maladie non immunisante, capacité du virus à muter et présence de réservoirs animaux – qui m'a fait comprendre que le Covid 19 serait sans aucun doute impossible à éradiquer. Rien n'est venu remettre en cause cette évidence ces derniers mois, mais la stratégie adoptée par les nations occidentales n'a pas évolué pour autant : comme Bill Gates, qui y a un intérêt financier direct, de nombreux gouvernements – dont le nôtre – continuent de présenter la vaccination comme la seule voie possible pour de débarrasser de la maladie. Sans réellement l'espérer eux-mêmes, puisque l'instruction reste de se faire vacciner tous les trois à quatre mois, ce qui est tout de même le signe d'une piètre efficacité.

Y croire encore, au miracle vaccinal, relève donc au mieux de l'aveuglement ou de la stupidité, au pire du calcul. Car c'est dorénavant une certitude : le Covid est une zoonose qui fait des allers-retours incessants entre l'Homme et les animaux, avec une mutation à chacun de ces mouvements. Il est donc totalement illusoire d'espérer sa disparition pure et simple, quand bien même les politiques en rêvent depuis trois ans. La probabilité la plus forte, c'est même la persistance de ces virus dans le temps, comme le suggèrent certains des épisodes récents. Celui qui avait pour responsable le quatrième grand variant du Covid, le Delta, a en effet montré une capacité nouvelle du virus : celle d'infecter les gens très peu de temps après la vaccination. Au cours de cette « vague Delta », nous avons ainsi observé une augmentation plus forte du nombre de cas dans les quinze jours à trois semaines suivant la vaccination, avant de rebaisser par la suite, puis d'augmenter à nouveau au bout de trois à six mois, c'est-à-dire la période excessivement courte d'immunité vaccinale. À l'IHU, nous avons tenté d'expliquer ce phénomène par la présence d'anticorps facilitant, comme cela se produit avec la dengue, par exemple. Une équipe californienne, qui a eu la même intuition que nous, a publié un article quelques jours avant le nôtre, confirmant qu'il y avait bien un souci de ce côté-là. Mais au lieu de susciter des travaux complémentaires, comme c'est souvent le cas face à un phénomène inédit, cet article a au contraire déclenché une série d'études qui ont pris en compte seulement les infections survenues au moins quinze jours après la vaccination. Tous les cas déclarés moins de quinze jours après la vaccination n'ont donc pas été étudiés. Il a ainsi fallu attendre une action judiciaire contre Pfizer aux États-Unis pour obliger le laboratoire à publier l'ensemble de ses données sur le vaccin. On s'est alors aperçu que ce phénomène n'était pas exclusif du variant Delta et qu'il avait été identifié dès l'origine par Pfizer, qui s'est bien gardé de divulguer cette information aussi longtemps qu'on ne l'y a pas contraint. Pour autant, le fait qu'on assiste à une recrudescence de cas dans les quinze jours qui suivent la vaccination n'est toujours pas connu du grand public, parce que aucune communication officielle n'est venue le préciser. Il est vrai qu'on ne peut pas dire d'un côté : « Allez tous vous faire vacciner tous les trois ou quatre mois » et, dans le même temps : « Vous avez des risques d'être infecté dans les quinze jours qui suivront votre vaccination si vous vous faites vacciner. » Quoi qu'il en soit, puisque ce phénomène existe, il mériterait d'abord d'être connu du grand public, auquel il n'est jamais raisonnable de mentir, même par omission, et ensuite d'être étudié et expliqué. C'est ce que nous avons essayé de faire en publiant notre article après nos collègues californiens, montrant que ce rebond du nombre d'infections après la vaccination était une réalité incontestable.

Mais durant cette crise, le sujet des vaccins est soudain devenu tabou. Du jour au lendemain, on n'a plus pu en parler autrement que pour en dire du bien, pour entretenir l'espoir de la solution miracle, pour rassurer les populations et ne surtout pas mettre les politiques et les grands labos dans l'embarras ou les confronter à leurs déclarations fluctuantes, voire à leurs mensonges. Du jour au lendemain, toute critique, toute expression du moindre doute, voire tout rappel historique faisant référence à autre chose qu'un triomphe vaccinal vous valaient d'être immédiatement et violemment étiqueté antivax, complotiste, facho, pro-Poutine ou que sais-je encore… Un délire inédit et incompréhensible que je croyais jusqu'alors impossible de la part de nos élites. À ma très grande surprise, j'ai ainsi entendu des gens très célèbres, qui avaient parfaitement réussi dans leur domaine, s'irriter à la télévision, traiter de criminels les gens qui n'étaient pas dupes de cette efficacité vaccinale plus que relative.

Pour s'en convaincre, il suffit de consulter un site pourtant largement financé par les idolâtres du vaccin-panacée, comme Bill Gates et les Gafa : le John-Hopkins Covid. Ce site recense, pour chaque pays du monde, le nombre de cas diagnostiqués, le nombre de morts et le nombre de vaccins délivrés. À la simple lecture de ces chiffres, il ne faut pas être grand druide pour comprendre que l'efficacité de la vaccination anti-Covid est loin, très loin d'atteindre le niveau de performance des vaccins qui ont eu un impact majeur sur les maladies pour lesquelles ils avaient été conçus. Là encore, les pays les mieux vaccinés ne sont pas ceux qui ont eu le moins de cas. Début novembre 2022, la France était ainsi deuxième derrière l'Allemagne en nombre de cas enregistrés sur le mois d'octobre. La France est pourtant l'un des pays, si ce n'est le pays où la couverture vaccinale est censée être la plus élevée au monde, si on en croit notre gouvernement. Cette déconnexion entre nombre de cas et couverture vaccinale apparaît tout aussi clairement quand on analyse les données officielles de la Corée du Sud, du Japon, de la Nouvelle Zélande et de la Chine, où une augmentation significative du nombre de cas et du nombre de morts a été constatée après une campagne vaccinale massive, alors qu'il n'y avait pas ou que très peu de cas nouveaux avant sa mise en place. Plus épatant encore : depuis le début de la pandémie, les pays qui ont affiché sur la longue durée le nombre de cas rapporté à la population et le taux de mortalité le plus bas sont pour l'essentiel les pays dits en développement, en Afrique, en Asie et en Amérique du Sud. Ces pays n'ont pourtant pas échappé à la propagande en faveur d'une vaccination générale, mais l'égoïsme des pays occidentaux, qui ont capté toutes les doses pour vacciner leur population, le coût de ces vaccins et leur efficacité relative qu'il était facile de constater dès les premiers mois de 2021 ont favorisé une certaine résistance dans ces pays, qui s'en sont finalement bien mieux sortis que la plupart des nations les plus riches.

C'est là une réalité que les dirigeants occidentaux préfèrent ignorer, tant elle semble à leur désavantage. Car les faits sont têtus et ce qu'ils démontrent n'est pas vraiment à leur gloire. Notamment le fait qu'aux États-Unis, en Angleterre, en France et ailleurs c'est dans les grandes villes, et singulièrement autour des métropoles comme New York, Londres ou Paris, que l'espérance de vie a baissé le plus fortement et le plus rapidement depuis 2020. Ces pays restent pourtant le modèle que leurs dirigeants et l'OMS continuent de citer comme exemple en matière de santé publique. Après ça, on voudrait que les pays en développement suivent aveuglément nos recommandations… Je connais bien l'Afrique et je peux certifier que les Africains ne sont pas si bêtes. À l'inverse d'une partie de nos élites politiques et économiques, les Africains savent lire et raisonner sur la base de chiffres et de données fiables plutôt qu'en fonction d'impératifs politiques ou de préoccupations carriéristes.

Tout cela n'est malheureusement pas une surprise pour moi. Que la vaccination soit devenue un enjeu financier et politique au détriment des impératifs de santé publique est en effet la conséquence d'une dérive vieille de plusieurs années, qui a laissé le politique dicter les choix médicaux dans des proportions déraisonnables. La voix des médecins et des scientifiques a cessé d'être écoutée, dès lors qu'elle n'allait pas dans le sens souhaité par le politique, qui a multiplié les entraves, les obligations et les contraintes ces dernières années, pour ce qui concerne aussi bien la pratique médicale que la formation. Dans ce domaine du contrôle politique de la médecine, la France est d'ailleurs un exemple… de ce qu'il ne faut pas faire. Comme je l'ai déjà expliqué, c'est à force de vouloir imposer politiquement la vaccination, notamment en recourant aux vaccinodromes plutôt qu'aux médecins traitants, qu'on a non seulement nui à la réussite de ces campagnes massives, mais aussi favorisé le rejet de la vaccination chez une part croissante de la population, qui refuse désormais tous les vaccins, y compris ceux qui fonctionnent parfaitement bien et ne posent aucun problème.

Où est passée l'intelligence dans tout cela ?

Qu'est-ce qui a pu pousser les gens, y compris certains collègues, y compris à Marseille, à perdre toute distance critique vis-à-vis des choix politiques et à entrer en vaccination comme on entre en religion, en privilégiant le croire au savoir ?

Et que sont venus faire les artistes, les écrivains, les économistes et les scientifiques sans compétences médicales dans cette galère propagandiste, dont on commence à mesurer les effets désastreux ?

De mon côté, je me suis toujours efforcé de garder mon sang-froid vis-à-vis de ces injonctions. Dès le départ, j'ai prudemment recommandé d'utiliser ces nouveaux vaccins en priorité chez les gens les plus exposés au risque de forme grave potentiellement mortelle. Car pour les autres, je le répète, on a su très rapidement que les vaccins n'avaient pas d'effet sur la contagion. À Marseille, dès les premières semaines après le début de la vaccination, on s'est en effet rendu compte que la proportion de cas positifs parmi la population vaccinée était la même que chez les non-vaccinés, avant même de savoir que le vaccin rendait plus vulnérable au virus les deux premières semaines après la piqûre. Et ça, c'est incontestable.

– 15 –

Fake news et fake med

« Dans un monde où chacun triche,
c'est l'homme vrai qui fait figure de charlatan. »
André Gide

Depuis les balbutiements d'internet et son ouverture au grand public, il y a une trentaine d'années, nous avons assisté à une sorte de révolution silencieuse dans la diffusion de l'information et dans sa régulation. L'apparition du réseau mondial dans nos vies n'a pas été une révolution en soi, puisqu'il n'était à l'origine qu'un moyen supplémentaire de diffuser des informations, en plus des supports écrits, radiophoniques et télévisuels existants. Là où, en revanche, il a bousculé l'ordre établi et acquis une dimension révolutionnaire, c'est quand il a permis à chaque individu d'accéder à une chose jusque-là réservée à une élite : la possibilité de publier soi-même, via les blogs, les réseaux sociaux ou les forums en ligne.

Cette soudaine ouverture a lourdement impacté les médias traditionnels, qui ont perdu une partie à la fois de leur audience et de leur influence, alors que dans le même temps la défiance du public à l'égard de ces sources d'information n'a cessé de s'amplifier. L'un des moyens que la presse a alors mis en œuvre pour tenter de conserver ses positions et sa crédibilité a été de partir à la chasse aux *fake news*, en lançant des rubriques de *fact checking* quotidiennes pour établir sa vérité. Mais ces « vérifications » n'ont pas toujours permis aux consommateurs d'information de séparer à coup sûr le bon grain de l'ivraie, car ces rubriques ont parfois été elles-mêmes des vecteurs de fausses informations, d'autant plus dévastatrices qu'elles émanaient de médias considérés comme sérieux et crédibles par une majorité de Français. J'en ai moi-même été victime très précocement, car après que j'ai relayé la déclaration des Chinois qui annonçaient leur fin de partie, j'ai immédiatement été étiqueté « *fake news* » – notamment sur le site du ministère de la Santé – et mes posts ont été retirés de Facebook. Nous avons évidemment demandé ce qu'ils appelaient des *fake news*, dès lors que ce que nous avions relayé était une information basée sur des données publiées et sur les annonces officielles du gouvernement chinois. Aussi infondée qu'excessive, cette réaction incroyablement hostile m'a aussitôt mis en alerte. Car sous couvert de rétablir la « vérité », nous avons furtivement réintroduit dans le paysage une habitude que la loi de juillet 1881 sur la liberté de la presse avait judicieusement supprimée : la censure. Certes, on se garde bien de la qualifier ainsi, mais en étiquetant *fake news* des informations vérifiables issues de sources clairement identifiées, on ne fait rien d'autre que censurer, c'est-à-dire soustraire au regard du public des informations susceptibles d'affecter les intérêts de telle ou telle entreprise, telle ou telle institution, tel ou tel gouvernement… Ce processus censé préserver les citoyens de la désinformation et de la propagande est d'autant plus dangereux et pervers que les soi-disant détenteurs de la vérité n'ont le plus souvent aucune légitimité et pas beaucoup plus de compétences pour arbitrer entre le faux et le vrai. Mon équipe et moi-même en avons fait l'amère expérience au cours de cette pandémie, quand des cohortes de prétendus experts essayaient par tous les moyens de nous faire passer pour une bande de délinquants irresponsables et incompétents. Au seul motif que nous refusions de hurler avec les loups et de véhiculer sans aucune distance des « informations » dont les seuls fondements étaient de sortir des canaux « officiels », c'est-à-dire le gouvernement, ses officines et l'industrie pharmaceutique. Durant cette crise, soit on se rangeait à l'opinion majoritaire sans la moindre réserve, soit on se retrouvait catalogué comme diffuseur de *fake news* ou, pire encore, comme dangereux complotiste.

Cette confrontation a, pour ce qui nous concerne, atteint son paroxysme quand un groupe d'activistes rassemblés sous la bannière « NoFakeMed » – groupe contre lequel j'ai depuis porté plainte – a abreuvé d'insultes tous les scientifiques qui ne partageaient pas leur point de vue à la lettre – et dont je faisais évidemment partie, de même que la plupart des membres de mon équipe. Ce groupuscule aux méthodes proches de l'Inquisition s'est ainsi autoproclamé arbitre de la vérité scientifique et médicale, alors que ses membres les plus agressifs affichent un CV d'une grande médiocrité dans ce domaine et un palmarès proche du néant en termes de publications scientifiques. La doctrine qu'ils défendent bec et ongles contre toute évidence se résume en une phrase : les médicaments anciens et traditionnels sont irrémédiablement dépassés et doivent nécessairement être remplacés par de nouveaux produits issus de l'industrie pharmaceutique, avec à la clé des bénéfices évidemment considérables pour les patients.

Sauf que la simple observation des faits nous offre une autre perspective.

Dans cette affaire, les seuls bénéfices considérables n'ont pas profité aux malades, mais bien à l'industrie pharmaceutique et à ses nouveaux produits, dont les résultats sont pourtant très en deçà des attentes qu'ils avaient soulevées et des promesses qui avaient été faites sur leur supposée efficacité. La réalité dans ce domaine, c'est que depuis le début du XXIe siècle un traitement nouveau et un seul a pu faire la preuve de son efficacité en maladies infectueuses par rapport aux médicaments connus, c'est le traitement contre l'hépatite C, avec une molécule mise au point dans les années 1990 et dont le brevet a été racheté… par le laboratoire américain Gilead Science – encore lui. Idem en cancérologie, où les seules vraies nouveautés depuis vingt ans relèvent des immunothérapies, qui ont permis des progrès très significatifs pour certaines formes de cancer mais ne constituent pas, à tout le moins pas à ce jour, l'arme décisive contre cette maladie.

En pratique, à partir de février 2020, il est devenu impossible pour quiconque, quels que soient ses faits d'armes scientifiques, de prétendre qu'une molécule connue et déjà massivement utilisée pouvait avoir la moindre efficacité sur le nouveau coronavirus baptisé Sars-Cov-2. J'en ai personnellement fait les frais, de même que les membres de mon équipe, mais nous n'avons pas été les seuls. Comme je l'ai déjà évoqué, quand des collègues européens et américains ont essayé l'ivermectine, un antiparasitaire dont plusieurs études – y compris celle de l'Institut Pasteur – ont montré l'intérêt dans le traitement du Covid, un incroyable tir de barrage a débuté à l'échelle internationale. La Food and Drug Administration (FDA) américaine a même osé écrire sur son site : « Si vous n'êtes pas un bœuf ou un cheval, ne prenez pas d'ivermectine », suggérant ainsi qu'il s'agissait d'un médicament vétérinaire inadapté à l'homme. Il a fallu que le scientifique japonais nobélisé qui a découvert cette molécule prenne publiquement la parole pour rétablir la vérité. C'est-à-dire que l'ivermectine était bien utilisée en médecine humaine et qu'elle avait maintes fois fait la preuve de son efficacité comme antiparasitaire. Ce qui n'a guère empêché la plupart des médias et des canaux d'information officiels de continuer de fustiger les scientifiques qui osaient évoquer cette molécule… sous la plume de journalistes ou de soi-disant scientifiques toujours prompts à dénoncer les totalitarismes : il y avait réellement de quoi s'étonner.

La réalité, aujourd'hui, c'est que l'ensemble du système de santé international fonctionne selon le même principe économique fondé sur l'innovation et sa rémunération. Toute nouvelle molécule approuvée par les autorités sanitaires bénéficie en effet d'un brevet exclusif qui permet au laboratoire qui en est à l'origine de fixer lui-même un prix et de conserver une exclusivité sur sa commercialisation pendant vingt ans. Une fois son brevet tombé dans le domaine public, les profits que l'on peut espérer tirer d'une molécule fondent comme neige au soleil. Du point de vue économique, personne n'a donc intérêt à trouver de nouvelles indications à d'anciennes molécules, si ce n'est les patients qui pourraient en bénéficier. Seuls les Chinois, qui restent à la marge du système capitaliste des Big Pharma, continuent ce travail de repositionnement systématique de médicaments connus sur de nouvelles indications. Avec un atout dont ne disposent pas les nouvelles molécules : la parfaite connaissance de leur toxicité et des effets indésirables qu'elles sont susceptibles d'entraîner. C'est comme cela qu'ils avaient eu l'idée, dès les premières semaines, de tester la chloroquine in vitro et de constater une activité antivirale prometteuse.

*
* *

Au-delà des polémiques sur l'efficacité réelle ou supposée des médicaments et des vaccins, ce que nous enseigne cette pandémie quand on l'analyse avec un peu de recul, c'est que les différences constatées d'un pays à l'autre, d'une région à l'autre, voire d'un hôpital à l'autre en termes de mortalité étaient liées au management des malades plutôt qu'à l'innovation thérapeutique. Les seules nouveautés qui ont eu un impact mesurable durant cette pandémie sont les innovations techniques, comme les électrocardiogrammes réalisés à la maison avec une montre, ou la mesure du taux d'oxygène dans le sang avec un oxymètre grand public. Sauf que cette réalité-là contrevient à l'opinion des technocrates, qui pensent que l'intelligence artificielle finira par supplanter l'intelligence humaine dans la pratique quotidienne du soin, négligeant par incompétence un aspect fondamental de la médecine clinique, c'est-à-dire la nécessaire individualisation du diagnostic et du soin, seule façon d'intégrer la complexité des patients et des rapports entre patients et soignants, qui échapperont toujours à la standardisation si chère aux énarques.

Comment imaginer, par exemple, que l'on standardise l'interrogatoire, c'est-à-dire le seul moyen dont disposent les médecins pour comprendre un malade et sa maladie, en tenant compte des facteurs de risque spécifiques à ce malade et d'un élément que tous les médecins un peu expérimentés connaissent : le fait que les patients ne disent jamais la stricte vérité sur eux, leurs comportements et la façon dont ils gèrent leur maladie. Cela, aucune intelligence artificielle, aucun dispositif électronique ou numérique ne sera jamais capable de l'appréhender avec la même acuité qu'un médecin de chair et d'os, ni même de discriminer dans les propos d'un malade ceux qui sont cachés et ceux qui restent purement factuels. En clair, ce n'est pas demain la veille que la médecine digitale prendra le pas sur la médecine humaine. C'est en tout cas ma conviction.

Dans le cas qui nous intéresse, la pandémie de Covid, nous avons dû faire face à des oppositions, des dénigrements et des critiques d'une rare violence aussitôt que nous diffusions une information qui remettait en cause la théologie dominante. Je ne m'en serais pas étonné venant de sites web et de blogs hostiles ou d'entités que nos travaux et nos prises de position dérangeaient parce qu'ils nuisaient à leurs intérêts. Je m'y attendais moins, en revanche, venant de la grande presse, qui ne rate jamais une occasion de proclamer son indépendance vis-à-vis de tous les pouvoirs. C'est notamment le cas de l'Agence

France Presse (AFP), qui reste une entreprise soumise à l'État, son actionnaire majoritaire et son premier contributeur à travers les abonnements payés rubis sur l'ongle par les ministères, les préfectures, les collectivités territoriales et un grand nombre d'officines publiques, qui assurent ainsi plus de la moitié de son chiffre d'affaires annuel.

Quand on est une entreprise d'information, peut-on aller durablement contre son actionnaire de référence ?

La question reste posée.

D'autant qu'il est difficile de trouver une dépêche ou un article en contradiction avec la doctrine officielle, y compris quand elle se fourvoyait dans les grandes largeurs, comme on a pu s'en rendre compte au fil du temps, en reprenant justement leurs archives et en les soumettant, non plus au discours dominant, mais à la réalité de faits.

Parmi nos contempteurs les plus assidus et les moins impartiaux, je m'en voudrais de ne pas citer *Le Monde*, l'ex-journal de référence, et BFM TV, la chaîne d'émotions en continu, qui se sont échinés tout au long de cette pandémie à convaincre leur auditoire que des gens dont la compétence en matière de maladies infectieuses était plus que modeste étaient les seules sources crédibles. Et que les gens considérés jusque-là comme les meilleurs experts au monde dans ce domaine avaient perdu la raison, qu'ils ne comprenaient rien à ce virus et qu'ils avaient viré complotistes, puisqu'ils ne reprenaient pas à la lettre le discours officiel, le seul qui vaille… Belle preuve d'indépendance et de pertinence ! C'est d'ailleurs en réaction à la soumission aveugle de ces grands médias à la propagande officielle que j'ai lancé, sur le site internet de l'IHU, une web TV que j'avais baptisée, par provocation, j'en conviens, « Nous avons le droit d'être intelligents ». Chaque mardi, nous y faisions le point de ce que nous pensions connaître dans différents domaines des maladies infectieuses. À ma grande surprise, cela a rapidement pris une ampleur absolument considérable, avec au total près de 200 millions de vues, une dizaine d'émissions qui ont dépassé le million d'auditeurs, démontrant par là même l'intérêt du public pour des explications moins binaires et simplistes que celles offertes par les grands médias écrits et audiovisuels. La communication calibrée, avec d'un côté les « bons » ânonnant le discours *mainstream* franco-centré, et de l'autre les « mauvais » qui offrent d'autres perspectives, a vite lassé le grand public. Et le succès de notre web TV montre à quel point les grands médias ont perdu de leur influence et de leur crédibilité.

Je ne les ai d'ailleurs jamais contactés moi-même. Ce sont toujours eux qui m'ont sollicité pour des interviews, que j'ai refusées pour la plupart, surtout si elles m'obligeaient à me déplacer jusqu'à Paris, à un moment de la crise où j'avais bien plus important à faire à Marseille que dans une salle de rédaction ou sur un plateau de télévision. Et si je les ai en grande partie refusées, c'est aussi parce que certains interviewers n'ont que faire de ce que vous avez à dire d'important. Ils n'ont en général qu'une seule question en tête, une obsession sur laquelle ils cherchent à tout prix à vous piéger. À vous faire dire ce qui fera leur gros titre dans la foulée et dont le plus souvent le public se fiche comme de sa première chemise. C'est pour ça que les gens viennent aussi s'informer chez nous, car ils savent pouvoir y trouver une expertise étanche aux critères de marketing et d'audience qui gouvernent les médias d'information. Et comme nos propres outils de communication sont très suivis, parfois plus que les grands médias eux-mêmes, ceux-ci m'en veulent beaucoup de cette influence qui était naguère leur chasse gardée. J'ai fait l'expérience de ces stratégies destinées à vous déstabiliser pour vous faire dire LA phrase qui tournera ensuite, le plus souvent sortie de son contexte, et qui parfois vont même jusqu'à vous faire dire, par des artifices de montage et des coupes judicieuses, l'inverse de ce que vous avez réellement dit.

Les rares émissions auxquelles j'ai participé sont d'abord celles de Cyril Hanouna, qui a fait preuve d'une certaine bienveillance et d'un sens journalistique plus affirmé que nombre de ses confrères en posant des questions non pas pour piéger qui que ce soit ou essayer par tous les moyens de démontrer – ou au moins d'affirmer – que je disais forcément des bêtises, mais pour essayer de comprendre ce qui se jouait.

Le fonctionnement de la plupart des rédactions et l'attitude de leurs journalistes durant cette crise m'ont rappelé, à vingt ans d'intervalle, à quel point les médias américains avaient aussi délaissé l'information au profit de la propagande à la suite des attentats du 11 septembre 2001, quand le patriotisme aveugle s'invitait sur toutes les antennes, abolissant la nécessaire distance critique que se targuent pourtant de cultiver tous ces médias.

*
* *

En France, on a donc délibérément ignoré la compétence pour faire place à l'obéissance et au soutien inconditionnel des positions officielles, y compris quand elles fluctuaient au point de contredire de précédentes instructions. On a ainsi pu voir sur les plateaux de télévision ou dans les studios de radio des gens qui ignoraient tout de la biologie, des génomes viraux ou bactériens, asséner des contre-vérités avec aplomb et se prononcer sur des choses complexes dont ils n'avaient jamais entendu parler quelques mois auparavant. Si l'on ajoute quelques prédicateurs dont les télés raffolent, mais que j'assimile personnellement à des astrologues ou des auspices de l'époque romaine, l'information sur la pandémie est très vite devenue illisible. Contrairement à ce que se sont échinés à faire des cohortes de pseudo-experts durant toute cette période, on ne prédit pas l'avenir de maladies qu'on ne connaît pas. Et même quand on les connaît, il n'y a rien de plus aléatoire que l'avenir d'une épidémie, plus encore lorsqu'elle implique un pathogène nouveau, inconnu des véritables experts.

Parmi eux, personne – y compris moi – n'a jamais été capable d'anticiper la dynamique d'une banale épidémie de grippe d'une année sur l'autre, alors imaginez une maladie entièrement nouvelle ! Il n'empêche, les quelques fois où j'ai accepté de m'exprimer face à des journalistes, une question m'a été systématiquement posée, à laquelle j'ai toujours refusé de répondre : « Que pensez-vous qu'il va se passer dans les semaines et les mois à venir ? » Sauf qu'en France, quand vous avez une casquette d'expert, on n'accepte pas que vous puissiez répondre : « Je ne sais pas », ou : « On ne peut pas le savoir », quand bien même il s'agirait de la seule réponse possible, car la seule raisonnable. Dans la tête de ces gens-là, je l'ai déjà dit, quand on est « expert », on doit évidemment être aussi devin. Celles et ceux qui m'ont interrogé, quasiment sans exception, ont ainsi tous insisté, parfois même lourdement, pour que je réponde à cette question imbécile. Or, si je n'ai jamais douté d'un certain nombre de mes capacités, j'ai toujours fait preuve de la plus grande circonspection dès qu'il s'agissait de prédire l'avenir. La médecine, ce n'est pas de la voyance. Mais à l'époque, on aurait adoré que mes « prédictions » extorquées dans ces conditions recoupent la propagande gouvernementale, pour permettre aux autorités de se contredire sans en endosser la responsabilité.

Il faut pourtant assumer de se contredire, surtout quand on a affaire à quelque chose d'inédit et d'inconnu, comme avec ce virus. C'est même une marque d'intelligence que de savoir le faire. On a le droit de se tromper et de rectifier une fois qu'on a compris qu'on s'était trompé. Le tout est de l'admettre. Ce que n'a pas fait le ministre de la Santé après le Lancetgate, vu l'interdiction qu'il avait prononcée pour l'hydroxychloroquine aussitôt ce faux article publié. À ce moment-là, nous échangions encore, et une fois la supercherie du *Lancet* mise au jour, je lui ai donc suggéré de revoir sa position sur cette interdiction, afin notamment de permettre aux études de reprendre, ce qui semblait le plus raisonnable. Il m'a pourtant opposé une fin de non-recevoir, justifiant ce refus non pas sur la base des données factuelles alors disponibles, mais parce que, selon lui, ce n'était pas jouable… politiquement.

Que devais-je comprendre ?

Que c'était désormais les considérations politiques qui décidaient du sort d'un médicament dans une maladie qui tue aux quatre coins du monde ?

Que la conduite « politique » des opérations était prioritaire sur la gestion médicale et scientifique de la pandémie ?

Qu'on ne pouvait pas revenir sur l'interdiction précipitée d'un médicament potentiellement efficace, car c'eût été admettre que l'on s'était trompé et que cela était donc inenvisageable ?

C'est pourtant bel et bien ce qu'il s'est passé.

Tous les essais ont été interrompus à la suite de cette décision, ce qui n'a guère empêché mes détracteurs de faire comme s'ils étaient allés au terme de leurs recherches et avaient démontré l'inefficacité de l'hydroxychloroquine, ce qui n'est évidemment pas le cas.

*
* *

Cette incapacité à revenir sur des affirmations hâtivement formulées et sur les – mauvaises – décisions dès lors qu'elles étaient prises en dit long sur l'ego des gens qui nous gouvernent et, là encore, sur leur incapacité à l'assumer. Une attitude qui a d'ailleurs persisté tout au long de cette crise.

Notamment pour ce qui a ensuite concerné la vaccination, qui a donné lieu à des manœuvres d'intoxication d'une ampleur qui laisse rêveur.

Ce n'est pas moi qui le dis mais l'histoire de la médecine : la plupart des problèmes que nous avons eus avec l'utilisation des vaccins au XXe siècle et depuis le début du XXIe sont la conséquence de fautes politiques et jamais de stratégies ou de pressions antivaccinales infondées. Le recul de la vaccination contre la rougeole s'est ainsi amorcé après la publication par le *Lancet* – déjà lui – d'un article biaisé qui établissait un lien entre la vaccination contre la rougeole et l'autisme. Mais l'une des affaires qui a le plus nui à l'image et à l'acceptabilité de la vaccination, c'est quand le gouvernement américain a monté une fausse campagne de vaccination contre l'hépatite B au Pakistan, pour pouvoir faire des prélèvements sanguins sur la population de la région d'Abbottabad, où Ben Laden était soupçonné de se cacher, et vérifier ainsi sa présence ou celle de membres de sa famille. Cela a effectivement permis à la CIA de confirmer ses informations et ensuite d'éliminer le chef d'al-Qaida. Sauf que cette fausse campagne a mis à bas des années d'efforts pour mettre en place une stratégie vaccinale efficace dans cette région du Pakistan, l'un des deux seuls endroits au monde où la poliomyélite subsiste. Or, depuis cette affaire, il meurt plus de gens parmi ceux qui organisent la vaccination contre la poliomyélite au Pakistan qu'on ne compte de cas de poliomyélite dans le monde. Ce n'est pas la maladie qui les tue, mais les Pakistanais hostiles aux campagnes mises en place par les Américains depuis qu'elles ont servi de prétexte à la traque de Ben Laden.

Est-ce que la neutralisation de Ben Laden justifiait de remettre en cause cette stratégie vaccinale contre la poliomyélite pour des raisons purement politiques ? Car le second foyer résiduel de cette maladie, c'est l'Afghanistan tout proche, qui est l'une des nations où les États-Unis ont aussi déclenché une guerre en y entraînant nombre de leurs alliés dont la France, avant tout pour des questions de politique intérieure. N'en déplaise à Patrick Cohen, qui semble me vouer une haine inextinguible, le reste des poliomyélites dans le monde est d'origine vaccinale. Car on continue d'utiliser le vaccin vivant de type 2, qui aurait dû être arrêté depuis au moins trente ans si la politique vaccinale dans le monde était conduite selon des impératifs purement sanitaires, hors considérations politiques ou économiques. Ce vaccin vivant produit en effet des révertants, c'est-à-dire des virus qui mutent avec le temps, parce que les vaccins vivants ne sont pas des objets. Conséquence : des épidémies de poliomyélite sont réapparues sur des continents où la maladie avait totalement disparu, y compris à New York. Le programme vaccinal censé corriger ces erreurs est désormais piloté par la fondation Bill & Melinda Gates, qui suggère d'ailleurs que nous ne sommes pas au bout de nos peines avec la poliomyélite. Mais il est bon de rappeler que cette situation n'est pas le fruit du hasard ou le résultat d'une campagne antivaccination, mais bien la conséquence d'une mauvaise politique d'adaptation de la vaccination contre la poliomyélite et d'opérations politiques déguisées.

*

* *

L'aspect mutagène des virus est d'ailleurs un élément extrêmement important à saisir… et que très peu de soi-disant experts invités à s'exprimer dans les médias durant cette crise saisissent vraiment. En les écoutant, nous avons réalisé qu'une bonne partie d'entre eux ne comprenaient absolument pas ce qu'était un virus, et encore moins le génome d'un virus. D'où la somme incroyable de bêtises qui ont pu être dites au cours de cette pandémie, encouragées par les gouvernements et l'industrie des vaccins, qui voulaient faire admettre l'idée que les virus sont comme des objets et qu'il suffit de déterminer une cible au milieu de cet objet pour mettre dans le mille avec des anticorps ou un vaccin pour l'éliminer. Ce qui est évidemment une très grosse bêtise, un leurre pour les millions de gens auxquels on promettait un retour à la normale en deux temps trois mouvements dès qu'un vaccin serait mis au point.

On a vu avec le temps qu'un tel scénario relevait du conte de fées. Mais le dire à l'époque n'était pas audible, à une période où émettre la moindre réserve sur les bienfaits à venir d'une vaccination vous condamnait à porter l'étiquette antivax. Croire en cette fable, c'était en effet ignorer une réalité dont j'ai eu confirmation dès le début des années 2000, avec la découverte du plus gros virus au monde à cette époque, mimivirus. Cette réalité, c'est que les virus sont vivants, certes à leur manière, mais ils le sont. L'affirmer comme je le fais relève encore pourtant du sacrilège pour un certain nombre de gardiens du temple de la biologie. En pratique, un virus est d'autant plus vivant qu'il évolue et s'adapte sans arrêt aux situations et aux écosystèmes auxquels il est confronté. Et s'il parvient à le faire de façon suffisamment efficace, il va être capable de se développer dans cette situation et cet écosystème. Pour autant, nous ne savons pas encore pourquoi ni comment un virus devient pandémique. Pas plus que nous ne savons pourquoi certains variants d'un virus comme le Sars-Cov-2 s'implantent très bien et se développent dans un pays et pas dans l'autre, ni pourquoi le variant suivant s'implantera mieux ici que là. Nous avons ainsi vu des variants prospérer en Angleterre et en Espagne mais pas en France, alors que d'autres se sont fort bien adaptés en France et en Allemagne, mais pas en Espagne ou en Angleterre. Et que dire de ceux qui se sont répandus sur la planète entière, quelles que soient les conditions climatiques, la saison, les caractéristiques de la population ou la disponibilité des vaccins ?

Cette très grande variabilité des virus ne peut être analysée qu'à travers les génomes de chacun d'entre eux. D'où la nécessité de réaliser autant de séquences que possible pour disposer des données les plus complètes. C'est évidemment ce que nous avons fait et qui nous a permis d'être les premiers en capacité de définir les variants et de les discriminer les uns par rapport aux autres. Mais comme il était urgent à l'époque de décrédibiliser systématiquement nos travaux, quelles qu'en soient les conséquences pour la population en général et les malades en particulier, il a fallu attendre trois mois après nos premières conclusions pour que cette notion de virus et de variants soit acceptée. Ce sont nos collègues anglais du Wellcome Sanger Institute de Cambridge qui l'ont permis, avec l'excellent travail réalisé dans leur centre de séquençage, où ils ont mis en évidence un nouveau variant d'abord baptisé UK, puis rebaptisé Alpha pour ne pas stigmatiser le Royaume-Uni avec la terminologie « variant anglais ». Ces travaux et les nôtres ont donc fini par s'imposer, ce qui n'a guère empêché les pseudo-spécialistes de continuer à répandre leurs sornettes dans les médias qui les invitaient. Parmi ces fables, j'ai ainsi entendu à plusieurs reprises, dans la bouche d'« experts » autoproclamés, que le Sars-Cov-2 ne muterait pas, ce qui est juste ridicule quand on parle de virus à ARN. J'ai même entendu une « théorie » selon laquelle les grands virus ARN de ce genre-là étaient dotés d'un système de réparation suffisant pour ne pas tolérer les mutations, ce qui relève là encore de la déduction et non de l'information. D'autant que le taux de mutation de ce virus tel que nous l'avons calculé est comparable à celui de la grippe. Or, chacun sait depuis belle lurette que le virus de la grippe ne cesse de muter, mois après mois, année après année, au point qu'un siècle après la pandémie meurtrière de grippe espagnole, il continue de provoquer très régulièrement des épidémies mortelles, comme on l'a une nouvelle fois constaté cette année. Cette très grande variabilité du virus nous oblige d'ailleurs à recomposer chaque année les cocktails vaccinaux un peu « au doigt mouillé », avec pour conséquence une efficacité souvent assez modeste de la vaccination antigrippale, du fait même de cette variabilité permanente et imprévisible.

Ignorer cette variabilité a conduit à faire fausse route à plusieurs reprises. Notamment à parier sur le fait que le Covid suivrait la dynamique habituelle des épidémies, qui évoluent naturellement vers l'extinction, avant qu'une nouvelle épidémie ne survienne, non pas à cause d'un rebond, c'est-à-dire une seconde vague impliquant le même virus, mais à cause de l'apparition d'un variant mutant. Dans mon équipe, nous connaissons cette règle depuis une vingtaine d'années, grâce à l'analyse de génomes anciens que nous avons commencé à réaliser pour l'étude de la peste de 1720 à Marseille. Avec ces travaux, nous avons en effet pu montrer que les différents rebonds de peste répertoriés n'étaient pas dus à une bactérie unique, mais à des variants apparus par la suite. Il est donc faux de parler de nouvelle vague, puisqu'il s'agit littéralement d'une nouvelle épidémie.

Il en va ainsi de toutes les épidémies, qui naissent et meurent selon leur propre dynamique, leur propre rythme, avant que la bactérie ou le virus responsable ne produise des descendants dont l'activité sera différente. On peut ainsi avoir une maladie qui renaît sous une forme moins, autant ou plus transmissible que la première, avec des conséquences moins, autant ou plus graves pour les patients qui en sont atteints. Chaque variant d'un même pathogène a donc sa dynamique propre, et son histoire restera forcément singulière. D'où l'extrême difficulté, pour ne pas dire l'impossibilité de prédire ce qui va se passer au moment où apparaît une nouvelle maladie potentiellement épidémique.

Avec nos analyses de génomes, nous avons également pu retracer l'histoire des variants du Sars-Cov-2, que nous avons définis comme présentant au moins cinq mutations uniques du virus et capables de générer au moins cinquante cas dont nous aurions la séquence. Une définition empirique et pas du tout idéologique. Nos données recoupaient en effet celles publiées il y a une quinzaine d'années sur les virus de souris. Elles montraient que certaines mutations peuvent être bénéfiques pour le virus, en le rendant plus efficace, plus pathogène. Ces mutations « bénéfiques » entraînent alors une petite épidémie, mais le virus continue cependant d'évoluer et de muter, peu ou prou une fois tous les quinze jours en période épidémique. Ces mutations ne sont pas toutes « bénéfiques » et, lorsqu'elles s'accumulent, elles finissent par nuire au variant issu d'une première mutation « bénéfique », au point de le faire disparaître. C'est ce qui explique que ces épidémies durent en général entre trois mois et trois mois et demi, soit le temps nécessaire aux six ou sept mutations qui affaibliront suffisamment le virus pour le faire disparaître.

Il arrive néanmoins qu'une deuxième mutation « bénéfique » apparaisse, relançant ainsi le processus épidémique, le temps que survienne par la suite le nombre de mutations nécessaires à son inactivation. C'est aussi ce qui explique que les mini-épidémies liées à ce virus soient en forme d'entonnoir. Elles débutent de façon très active, avant qu'on voie le nombre de cas diminuer graduellement, avec des séquences de plus en plus divergentes, parce que moins il y a de cas dans une épidémie, plus elle implique des virus distincts les uns des autres. Et cela n'a rien à voir avec la théorie de l'immunité cellulaire.

Tous ces éléments relèvent de la science que nous produisons au quotidien et que l'on doit être capable d'appréhender pour comprendre de quoi il retourne. Faute de l'avoir saisi assez vite et de façon complète, la France, dans sa stratégie, a insuffisamment tenu compte de cette variabilité des virus, et singulièrement de celui du Covid. Car même si j'ai peut-être réussi à convaincre que les virus ne se comportaient pas comme des objets inertes mais comme des êtres vivants versatiles, je n'ai en revanche pas réussi à faire admettre qu'ils ne représentaient pas une cible fixe, mais une cible mouvante. Et que des vaccins conçus pour atteindre une cible fixe auraient des difficultés à atteindre une cible mouvante, ce qui s'est effectivement produit avec les vaccins basés sur le Sars-Cov-2 originel, qui se sont rapidement révélés peu efficaces, voire inopérants sur les variants successifs. Si on élabore un vaccin destiné à atteindre une toute petite cible, la probabilité que le virus mute dans le périmètre de cette cible est en effet beaucoup plus élevée qu'avec un vaccin ciblant l'ensemble du virus. C'est la raison pour laquelle j'avais suggéré, y compris au président de la République, que Sanofi travaille prioritairement sur un vaccin à virus inactivé, comme celui des Chinois, afin d'élargir la cible à l'ensemble du virus, voire à plusieurs virus différents, comme cela est fait chaque année pour les vaccins contre la grippe. Pour optimiser l'efficacité de ce futur vaccin, j'avais également recommandé que Sanofi utilise les adjuvants qu'il connaît particulièrement bien, afin de renforcer son pouvoir immunitaire. Je n'ai pas été écouté et je le regrette.

*

* *

Parmi les autres événements regrettables de cette crise sanitaire, je citerai également l'incroyable panurgisme des uns et des autres sous couvert de réunions internationales. Faute de certitudes pour avoir trop écouté les pseudo-experts et les groupes de pression agissant par intérêt, tout le monde s'est mis à copier tout le monde, cédant aux plus convaincants, aux plus corrompus ou aux plus peureux, poussant nombre de pays à adopter une ligne de conduite au petit bonheur la chance, par imitation des choix qui paraissaient les plus pertinents chez les autres.

Après s'être rendu compte que l'Angleterre séquençait à un rythme vingt fois plus élevé qu'en France – sauf à l'IHU Méditerranée Infection, je le précise –, notre président s'est soudain pris un coup de colère et nous a contactés dans la foulée pour recueillir notre opinion. Comme nous lui faisions remarquer que nous n'avions pas attendu de recevoir des instructions « d'en haut » pour faire notre métier, donc du séquençage à la chaîne, il a décidé de monter Emergen, une structure dotée des meilleurs équipements – les mêmes que les nôtres – pour réaliser des séquences de très haut niveau à très haut débit. Au moment où cette décision a été prise, 35 % de toutes les séquences réalisées en France depuis l'apparition du virus étaient le fait de l'IHU. Sur le plan national, en revanche, on avait déjà accumulé un retard considérable en nombre de séquences, que ce soit par rapport au nombre de cas diagnostiqués ou au nombre d'habitants, y compris par rapport à l'Afrique, où quatorze pays affichaient un nombre de séquences rapporté aux cas ou à la population supérieur à celui de l'Hexagone.

C'est peu dire que ce constat a déplu au chef de l'État, mais il était la conséquence de notre organisation et, d'autre part, de la prééminence des pseudo-spécialistes dans les instances où se prenaient les décisions. J'ai eu beau alerter à plusieurs reprises sur cet aspect des choses, souligner à gros traits que c'était le dernier avatar du déclin scientifique et technique de notre pays, on n'écoutait déjà plus « l'homme de l'hydroxychloroquine ». Au contraire, dès que je me risquais à donner un conseil ou une information que j'estimais capitale, le réflexe d'une partie des experts qui ont piloté la gestion de cette pandémie était de prendre systématiquement le contre-pied de ce que je disais et d'aller le proclamer avec fierté sur les plateaux de télévision, suggérant qu'en agissant de la sorte ils protégeaient la France et ses habitants du dangereux professeur Raoult.

Leurs échecs répétés ne les ont pourtant guère émus. Pas plus qu'ils n'ont ému le gouvernement, puisqu'une partie d'entre eux se sont vu décerner la Légion d'honneur dans les mois qui ont suivi, comme récompense de leur excellent travail.

Ce retard accumulé n'a d'ailleurs toujours pas été rattrapé. Nous séquençons en effet beaucoup plus de génomes aujourd'hui en France qu'il y a trois ans, mais l'analyse et les résultats de ce travail restent assez modestes comparés à ce qui se fait ailleurs. En pratique, c'est pourtant le séquençage des génomes qui a permis non seulement de montrer l'existence des variants et des variants émergents, dont on a vu apparaître les vagues successives, mais aussi de retracer le parcours de ces variants, depuis les lieux où ils sont apparus jusqu'à leur diffusion aux quatre coins du monde. Car ce sont toujours les déplacements humains, les voyages qui permettent aux virus de se diffuser géographiquement. C'était déjà le cas dans l'Antiquité et cela l'est resté au fil du temps, s'amplifiant dans des proportions inédites avec le développement récent des moyens de transport et du tourisme de masse. Il est d'ailleurs illusoire d'espérer entraver efficacement leur diffusion, car les frontières sont poreuses depuis toujours, en particulier en Europe, où il est quasiment impossible d'empêcher la circulation de ces virus. De façon théorique, les seuls endroits au monde où il est possible de barrer la route aux bactéries et aux virus, ce sont les îles, à condition que rien ni personne n'y entre sans précautions durant une épidémie. Il n'est d'ailleurs pas étonnant, dans le cas du Covid, que Taïwan et la Nouvelle-Zélande s'en soient mieux tirés au début que bien d'autres pays du fait de leur insularité et de leur politique sanitaire sans concession.

*

* *

Cette question de la variabilité des virus a toujours été centrale dans l'histoire des épidémies qui ont frappé l'humanité au fil du temps. Un des exemples les plus significatifs de la façon dont les virus se comportent et évoluent naturellement est celui de la myxomatose, volontairement introduite par l'Homme en Australie pour détruire la population de lapins qui était devenue trop envahissante. Au départ, ce virus tuait 100 % des lapins infectés et sa grande contagiosité avait vite fait craindre la disparition totale des lapins en Australie, y compris dans les élevages. Mais plus le temps passait, plus le virus s'atténuait, devenant petit à petit moins mortel et moins contagieux. Aujourd'hui, les lapins vivent avec ce virus et très peu en meurent désormais. Je le répète : cette caractéristique est commune à de très nombreux virus, souvent très virulents et contagieux lorsqu'ils apparaissent, avant de perdre peu à peu de leur contagiosité et d'évoluer vers des formes de moins en moins graves de la maladie.

C'est ce qui se passe actuellement avec le Covid, dont les variants successifs semblent chaque fois moins virulents que leur prédécesseur. Au départ, le Covid touchait surtout, dans ses formes les plus graves, les populations à risques, les sujets âgés, les personnes obèses, les diabétiques et les patients présentant des anomalies génétiques. À la fin de l'année 2022, nous avons ainsi constaté une augmentation très sensible du nombre de cas, mais une proportion beaucoup plus faible de formes graves – qui continuaient de toucher en priorité les mêmes catégories de population – et une faible mortalité. Sur cette neuvième vague – même si le terme est impropre pour les raisons expliquées précédemment –, la plupart des personnes infectées ont développé une sorte de rhume ou de grippe banale, quand elles développaient quelque chose. Aussi naturelle et attendue soit-elle, cette évolution du virus n'a pas réellement remédié au sentiment d'affolement général qui a accompagné cette épidémie. De nombreux ponts réputés solides ont ainsi lâché, en particulier celui qui permettait jusque-là de mettre en œuvre des politiques vaccinales pertinentes et réfléchies. Avec le Covid, il n'a même plus été possible d'émettre un avis divergent. Toutes les règles de prudence ont été balayées. Évoquer la question vaccinale hors les clous du gouvernement est devenu tabou. Y compris pour moi qui avais pourtant écrit un livre sur les vaccins – que je vous recommande[10] – où il n'est nullement question de remettre en cause leur utilité.

10. *La Vérité sur les vaccins*, Michel Lafon, 2018.

Contre le Covid et beaucoup d'autres maladies virales, les vaccins sont pourtant rarement – pour ne pas dire jamais – la solution miracle. D'autant que leur fabrication diffère d'un industriel à l'autre et en fonction des microbes contre lesquels on s'efforce de lutter. Dans certains cas, on les compose pour lutter contre des toxines. Dans d'autres cas, c'est contre des bactéries entières ou des virus, voire contre des segments de bactéries ou de virus. Les vaccins ont donc une activité très différente les uns des autres.

Certains d'entre eux ont changé l'histoire de l'humanité, comme les vaccins contre la variole, la rougeole, la rubéole, les oreillons, le tétanos, la diphtérie, la fièvre jaune, l'hépatite B, la poliomyélite et la rage, qui sont des exemples incontestés de progrès majeur et tout le monde est d'accord avec ça, y compris moi et les membres de mon équipe.

– 16 –

Une violente et inédite censure médicale et scientifique

« E pur si muove. »
Galilée

Une des stratégies utilisées par mes détracteurs pour dévaloriser mon travail et celui de mon équipe de travail a donc été d'essayer de démontrer que certaines de nos publications étaient fausses. L'une des plus farouches, parmi celles et ceux qui ont constamment cherché à me nuire et à nuire aux membres de l'IHU, s'appelle Elisabeth Bik. Microbiologiste de formation, elle s'est fait une spécialité de rechercher, dans les publications scientifiques, toutes les failles possibles et imaginables, toutes les traces de triche ou de falsification. Préoccupation louable et utile lorsque ce travail de révision est réalisé par des gens sérieux, honnêtes, impartiaux et compétents, comme c'est généralement le cas dans les revues scientifiques les plus respectées que sont *Nature*, *Science*, le *New England Journal of Medicine* et le *Lancet* – qui ne sont pourtant pas exemptes de tout reproche, comme on vient de le voir.

Sérieux, impartialité et compétence sont des qualificatifs dont on ne peut guère gratifier le traitement par Elisabeth Bik des publications scientifiques de l'IHU, en particulier celles que j'ai signées ou cosignées. Je me demande d'ailleurs toujours pourquoi elle a fait preuve d'une telle rage vengeresse à notre égard, sans se préoccuper le moins du monde des autres papiers publiés durant cette crise. À commencer par celui qui a donné lieu au Lancetgate et dont il a été rapidement et clairement démontré que c'était une escroquerie – mais la démonstration ne devait rien à cette biologiste hollandaise. Elle s'est en revanche fait une spécialité de l'analyse des photographies publiées dans les articles et nous a accusés d'avoir utilisé deux fois un même cliché dans l'une de nos publications. Les outils dont elle se sert pour faire ce « travail » n'ont rien de révolutionnaire, puisqu'il s'agit de logiciels grand public de type Photoshop. À chacune de ses médisances, nous avons donc réanalysé les données contestées, mais avec des outils autrement plus adaptés que les siens et, chaque fois, nous avons pu montrer que les clichés qualifiés d'identiques étaient en réalité différents. Elle ne possède donc visiblement pas les compétences indispensables au travail de censure dont elle s'est auto-investie. Pire : dans l'un des articles qu'elle a dénoncés, elle pointe une figure qui n'était pas dans mon article original et qu'elle a donc ajoutée pour preuve de ma malhonnêteté… un comble ! De même lorsqu'elle a signalé que des figures publiées étaient probablement des montages. Révélation fracassante… et parfaitement exacte. Sauf qu'il s'agissait de figures illustratives et non pas de documents originaux. Or, il n'y a aucune malhonnêteté à ajouter des dessins sur des figures, dès lors que l'ensemble n'est pas présenté comme un article original, ce qui était le cas.

D'autres reproches improbables, voire cocasses, nous ont aussi valu d'être harcelés par une kyrielle de parangons autoproclamés de l'éthique scientifique, comme ceux qui ont dénoncé l'utilisation d'un même numéro délivré par le comité d'éthique pour plusieurs travaux. Nous avions effectivement demandé au comité d'éthique du CNRS un avis sur les problèmes qu'était susceptible de poser l'analyse des microbes dans les déjections humaines. La réponse que nous avions reçue était très claire : dès lors qu'il n'y a pas de prélèvements directs sur des humains, mais seulement un travail d'analyse de déjections anonymisées, il s'agit alors de déchets microbiens d'origine humaine qui ne nécessitent pas d'avis supplémentaire du comité d'éthique pour chaque nouvelle série d'analyses. Cette réponse a bien évidemment été transmise à Aix-Marseille Université, mon université de tutelle, qui n'a pas jugé utile de considérer qu'elle existait, ce qui a continué d'alimenter le délire de nos détracteurs en faisant comme si nous étions fautifs. Un délire qui est allé plus loin encore, puisqu'on a même osé nous demander si nous avions sollicité le comité d'éthique pour étudier des poux… Heureusement qu'au XXIe siècle le ridicule ne tue pas plus qu'au XVIIIe, sinon il aurait fait bien plus de victimes que le Covid lui-même au cours de cette crise. Car non, les poux ne sont pas considérés comme un sujet de recherche médicale. Jusqu'à preuve du contraire, il s'agit d'insectes et non pas d'êtres humains. Et dès lors que nos analyses ne concernent pas l'origine génétique du sang humain digéré par ces poux, elles ne peuvent pas être considérées comme des analyses en lien direct avec l'Homme. Sauf à ce que nous classions les poux parmi les humains, ce qui, à ma connaissance, n'est pas encore fait.

Il n'empêche : l'acharnement d'Elisabeth Bik contre nous a tout de même produit de sérieux dégâts sur notre travail, notamment auprès de l'American Society for Microbiology, qui est allée jusqu'à nous interdire de publier dans ses journaux, sur la seule foi des accusations fallacieuses proférées par cette scientifique reconvertie en blogueuse. Je faisais pourtant partie des académiciens de cette société et je demeurais l'auteur scientifique le plus publié dans ses journaux. Aujourd'hui encore, je reste dubitatif sur le fait qu'une scientifique qui n'a jamais rien publié de significatif dans son domaine puisse avoir une plus grande influence auprès d'une société savante respectée que les meilleurs scientifiques au monde dans leur discipline. Pour le savoir, j'ai intenté une action contre l'American Society for Microbiology sur le territoire américain, afin qu'elle justifie sa décision. Si celle-ci repose seulement sur les pseudo-révélations d'Elisabeth Bik, je prédis que cette société savante aura alors le plus grand mal à conserver la crédibilité et la réputation qu'elle avait jusqu'à présent.

Idem du côté de *Plos*, un journal payant qui appartient à l'État américain et qui, sans la moindre explication, sans la moindre justification, nous a informés que nos papiers seraient désormais précédés de la mention « *expression of concern* », qui signifie qu'un doute existe sur la validité de nos études cliniques. Une censure de nos articles a posteriori d'autant plus étrange qu'elle instille un doute plus sérieux encore sur leurs procédures de révision et de validation, puisque nos articles avaient franchi ces étapes sans aucune difficulté avant la crise du Covid.

Autre exemple de l'incroyable emprise que cette blogueuse est parvenue à exercer sur les sociétés savantes les plus réputées : la demande que nous a adressée l'Infectious Diseases Society of America, dont je suis là aussi l'auteur le plus prolifique, à propos d'un document sur lequel Elisabeth Bik voyait deux photos identiques là où tout scientifique réellement compétent en microbiologie pouvait aisément distinguer deux photos différentes. Le plus navrant dans cette affaire, c'est qu'outre ma signature, cet article portait celle de Pascale Cossart, l'ancienne secrétaire perpétuelle de l'Académie des sciences et l'une des dix microbiologistes les plus citées au monde. Une dérive excessivement dangereuse pour la science en général, car le fait qu'une scientifique médiocre puisse saisir avec succès un comité d'éthique – dont le responsable est souvent un scientifique raté, malheureusement – pour remettre en cause le travail et la probité des chercheurs les plus cités et les plus respectés au monde, dans un domaine qu'elle est manifestement incapable d'analyser de façon rigoureuse, ne me dit là encore rien qui vaille pour l'avenir. Car considérer les approximations d'un justicier solitaire comme ayant la même valeur, voire une valeur supérieure aux travaux des meilleurs scientifiques au monde, publiés après révision par des pairs, est non seulement insensé, mais également suicidaire pour la recherche scientifique de haut niveau et les hommes et les femmes de très grande valeur qui y consacrent leur vie. Cela dit, quels que soient les efforts qu'Elisabeth Bik consentira pour continuer son œuvre de destruction massive, il lui sera toujours aussi difficile de dévaloriser ma production scientifique. Pour la bonne et simple raison que ma nature scientifique est principalement basée sur l'observation. Ce qui m'intéresse, ce sur quoi je m'appuie, ce sont les données factuelles, par définition reproductibles, donc aisément vérifiables par des scientifiques compétents et honnêtes. Mes collègues qui travaillent sur la biologie cellulaire ou l'immunologie n'ont pas cette chance, car la nature même de leurs travaux induit de terribles problèmes qui rendent très délicate la reproduction des résultats d'un laboratoire à l'autre.

Pour ce qui me concerne, la nature même de mes travaux m'a conduit à me concentrer sur l'observation et la découverte. Je suis d'ailleurs plus un découvreur qu'un chercheur, car je cherche en priorité à observer les mondes inconnus plutôt qu'à valider des hypothèses. Dans ce sens, la découverte des virus géants, qui a ouvert un champ totalement inédit, et celle de plus de 1 000 bactéries essentiellement humaines – sur les 3 000 identifiées dans le monde depuis les débuts de la microbiologie – ne souffrent d'aucune contestation, car leurs génomes ont été publiés et enregistrés dans les banques de données idoines, qui ne contiennent par nature que des données factuelles. Elles ne peuvent donc pas être sérieusement remises en cause du fait de leur existence physique. Il ne s'agit pas, en l'espèce, de déduction. Il n'y a donc ni image ni risque de fraude, sauf à être capable d'inventer des microbes, ce que pour l'instant je n'ai encore jamais réussi à faire – et que je n'ai d'ailleurs pas tenté de faire. Le fait que je figure parmi les scientifiques les plus cités au monde ne repose donc pas sur une opinion ou une réputation, mais seulement sur des données factuelles vérifiables à tout moment. Nos papiers les plus cités reposent ainsi sur le génome des virus géants, sur celui de *Tropheryma whipplei*, une bactérie réputée impossible à cultiver jusqu'à ce que nous y parvenions les premiers, et sur les rickettsies que nous sommes, là aussi, les premiers à avoir cultivées. Toutes ces données sont évidemment disponibles sur les banques de données et accessibles à tous ceux qui s'y intéressent. J'ai d'ailleurs toujours transféré les souches dont nous disposions au Center for Disease Control américain lorsqu'il me les a demandées, dans un souci de transparence et de juste contribution aux avancées de la science mondiale.

De la même façon, pour ce qui est de l'identification des bactéries, un autre domaine où je figure parmi les scientifiques les plus cités au monde, les techniques que nous avons mises au point dans mes laboratoires sont aujourd'hui utilisées dans tous les laboratoires du monde. La haine qu'elle nourrit à notre égard risque ainsi de ne pas suffire à Elisabeth Bik pour démontrer l'indémontrable et remettre en question des techniques adoptées par les laboratoires de microbiologie du monde entier.

Il en va de même pour les données les plus contestées que nous ayons produites au cours des vingt dernières années sur l'analyse de l'ADN ancien, un autre domaine où nous avons été précurseurs. Dès le départ, nous nous sommes focalisés sur l'ADN microbien prélevé dans la pulpe dentaire, ce qui nous a valu d'être critiqués par un scientifique britannique, avec pour conséquence plus d'une décennie d'incertitudes factices, avant que d'autres équipes confirment le bien-fondé de ce que nous avions mis au point et que le travail à partir de l'ADN ancien finisse par se généraliser. Car une fois encore, ces techniques dont je suis à l'origine se fondent sur des données purement factuelles dont la validité ne risque plus d'être contestée pour des décennies, sinon des siècles. Cela m'a enseigné deux choses : que la vérité finit toujours par s'imposer et qu'il est vain de payer des mercenaires pour tenter de détruire le travail scientifique des meilleures équipes, car on ne peut espérer l'effacement de collections entières de microbes et de séquences régulièrement publiées et disponibles en ligne.

– 17 –

Haro sur l'IHU

« Si les gens qui disent du mal de moi
savaient ce que je pense d'eux,
ils en diraient bien davantage. »
Sacha Guitry

Depuis le printemps 2022, beaucoup de gens s'étonnent, directement auprès de moi ou sur les réseaux sociaux, que les demandes de prolongation d'activité que j'avais formulées auprès de l'AP-HM m'aient été refusées sans justification, si ce n'est mon indiscipline vis-à-vis de la doxa gouvernementale. À l'heure où l'on manque de médecins expérimentés en infectiologie et d'enseignants en médecine, cette décision semble effectivement contraire aux intérêts des patients et du système de santé français dans son ensemble. D'autant que les raisons à l'origine de cette éviction me semblent relever exclusivement de questions d'ego, du côté de l'AP-HM et de son nouveau directeur général, François Crémieux, nommé à ce poste en juin 2021.

Concernant François Crémieux, j'affirme – même si lui continue de prétendre le contraire – qu'il n'a évoqué avec moi que deux choses lors de notre première rencontre, en juin 2021. La première, c'est ma plainte en diffamation contre le directeur de l'Assistance publique-Hôpitaux de Paris, Martin Hirsch, dont il avait été l'adjoint, plainte qu'il m'invitait à retirer, ce que j'ai évidemment refusé. Car en affirmant que j'avais menti devant l'Assemblée nationale quand j'avais évoqué un taux de mortalité sensiblement plus élevé à Paris qu'à Marseille les premiers mois de la pandémie – ce qui est parfaitement exact et vérifiable, je le redis –, Martin Hirsch m'avait en effet gravement diffamé, suggérant que les chiffres annoncés dans l'Hémicycle étaient un mensonge. Il m'avait également porté préjudice en annonçant qu'il allait déposer une plainte contre moi pour parjure, ce qu'il n'a jamais fait mais n'a jamais non plus démenti, incitant nombre de mes collègues à relayer cette fausse information sur les plateaux de télévision, à l'image du professeur Karine Lacombe, reconnue coupable en première instance. Face à mon refus, François Crémieux avait ensuite tenté d'obtenir satisfaction via le conseil d'administration de la Fondation Méditerranée Infection, puisque cette plainte avait été déposée au nom de l'IHU. Sans plus de succès. La seconde chose que le nouveau directeur de l'AP-HM m'avait demandée lors de ce premier contact, c'était de me prononcer pour demander au personnel soignant de respecter la loi sur la vaccination obligatoire, ce que j'ai fait car c'était la loi. Le gouvernement a fini par punir ceux qui refusaient de se vacciner en leur interdisant de travailler et je ne voulais pas avoir de responsabilités dans cette punition. Une interdiction toujours en vigueur au moment où j'écris ces lignes, bien que l'on sache désormais son inutilité, puisque le vaccin n'empêche pas les personnes vaccinées de porter et de transmettre le virus. À la décharge des autorités, ce sont des données dont nous ne disposions pas à l'époque. Mais comme le dit le proverbe latin, *Errare humanum est, perseverare diabolicum*, que l'on pourrait traduire par « l'erreur est humaine, mais persévérer dans l'erreur est diabolique ».

François Crémieux, dans les semaines qui ont suivi, m'a ainsi adressé plusieurs e-mails – dont j'ai bien sûr gardé la trace – pour que je me joigne à une tribune collective qui recommandait le vaccin pour tous, ce que j'ai refusé. D'une part parce que je ne signe jamais de tribunes collectives ou de pétitions. Quand j'ai quelque chose à dire, je le dis en mon nom et j'en prends la responsabilité. D'autre part parce qu'à l'époque, déjà, les données disponibles sur le virus, ses variants et les différents vaccins était insuffisamment robustes pour proposer une chose pareille. Si je m'avance à recommander quelque chose, c'est que je dispose des connaissances scientifiques requises pour le faire, ce qui n'était donc pas le cas en l'espèce. Ce que me demandait là le directeur général de l'AP-HM, c'était de m'asseoir sur ce principe fondamental et d'apposer ma signature sur une croyance – la vaccination généralisée va faire disparaître le virus – dont je savais déjà qu'elle avait peu de chances de se confirmer dans les faits. J'en étais d'autant plus convaincu à l'époque que les vaccins disponibles présentaient à mes yeux un défaut majeur : celui de n'intégrer qu'une toute petite partie du virus, la Spike, ce qui risquait de favoriser les virus porteurs d'une mutation sur cette protéine, qui joue le rôle de clé d'entrée du virus dans la cellule. Et comme je l'ai déjà expliqué, c'est précisément ce qui s'est produit avec les générations de mutants d'Omicron, qui se sont immédiatement montrés insensibles aux vaccinations antérieures.

Fin 2022, face à une nouvelle flambée de l'épidémie, les fabricants de vaccins ont donc proposé un nouveau cocktail vaccinal qui mixait les différentes souches d'Omicron apparues les mois précédents avec l'ancienne formule vaccinale, en espérant qu'il n'y aurait plus d'autres mutants. Avec quelle efficacité ? Impossible à prédire avec certitude. Car je le répète : en matière d'épidémie, l'avenir est imprévisible et le restera, plus encore si l'on a affaire à un nouveau microbe.

Quoi qu'il en soit, le refus que j'ai opposé sur des bases scientifiques aux injonctions de nature politique de François Crémieux n'est pas resté sans conséquences. Il est, j'en suis intimement persuadé, directement à l'origine du refus de ma demande de prolongation d'activité qu'il a lui-même signé quelques jours plus tard. J'ai bien sûr réagi en introduisant un recours contre cette décision, qui a pour l'instant échoué. Mais j'ai fait appel et j'attends encore le résultat de cette procédure.

La conséquence de cette décision de François Crémieux, c'est qu'elle a mis fin à ma possibilité d'exercer au sein du CHU où je travaille depuis plus de quarante ans. Comme je n'ai jamais souhaité ouvrir de consultations privées, ce que font un grand nombre de mes collègues, toutes spécialités confondues, je n'allais pas commencer à mon âge en fixant une plaque à l'entrée du cabinet que je n'ai jamais eu. Je ne pratique donc plus la médecine, ce que je regrette profondément. Je m'en excuse auprès d'un certain nombre de patients que je suivais pour des infections chroniques et qui me faisaient confiance, mais on ne m'a guère laissé le choix. J'espère seulement que les procédures que j'ai lancées pour obtenir gain de cause me seront favorables.

Pour autant, je n'ai pas laissé tomber ces patients du jour au lendemain. Car si je m'abstiens de prédire quoi que ce soit, je reste néanmoins prévoyant. Sachant ce que sont les limites d'âge dans la fonction publique hospitalière, j'avais ainsi anticipé ma fin de carrière en formant des collaborateurs pour prendre en charge ces malades chroniques que je suivais depuis des années, en particulier ceux qui souffrent d'une maladie de Whipple ou d'une fièvre Q.

*

* *

Outre le fait de mettre un terme brutal à ma carrière de praticien, François Crémieux avait d'autres instructions en arrivant à Marseille. En premier lieu celle de démanteler l'IHU dans sa forme initiale, c'est-à-dire celle définie par le jury international nommé dans ce seul objectif. Sans doute fort du soutien du gouvernement et peut-être même du président de la République, il s'est ainsi cru autorisé à annoncer dans les colonnes du journal *Le Monde*, de concert avec le président d'Aix-Marseille Université, que je quitterais la direction de l'IHU en décembre 2021, ce qui ne s'est pas produit. Pour une bonne et simple raison : le directeur général de l'AP-HM n'a aucun pouvoir sur la gouvernance de l'IHU, qui reste la prérogative de la Fondation Méditerranée Infection. Son seul lien hiérarchique avec l'IHU se situe au niveau du personnel soignant, dont il est l'employeur et qu'il rémunère.

Au bout du compte, je suis parti quand j'avais décidé de partir et pas avant. Je pensais seulement que je pourrais le faire en conservant une activité au sein de cet établissement qui représente le grand œuvre de ma vie. Et la seule satisfaction de François Crémieux à mon égard aura été de m'en priver. Je ne suis pas certain que cela lui portera chance pour la suite de sa carrière. Pour tout dire, j'avais initialement programmé de quitter la direction de l'IHU en septembre 2020, mais mon conseil scientifique m'en a dissuadé dès le début de l'épidémie, arguant à juste titre qu'il n'était pas raisonnable d'abandonner le navire en pleine tempête. Nous avions alors décidé de concert de prolonger mon mandat de deux années supplémentaires, ce qui nous conduisait à septembre 2022, date à laquelle j'ai effectivement quitté mes fonctions. D'une façon totalement volontaire et programmée, contrairement au discours de mes plus farouches détracteurs, qui continuent de chanter sur les toits que j'ai été renvoyé avec pertes et fracas, quand ils ne prétendent pas être personnellement à l'origine de mon éviction.

Ce moment où je devrais passer la main, je l'avais donc anticipé, y compris pour le choix de mon successeur. Dès l'origine, c'est-à-dire avant même que l'IHU soit fini de construire, je souhaitais légitime qu'un de mes plus proches collaborateurs me succède, car l'IHU a besoin d'un patron qui connaisse parfaitement les maladies infectieuses, qui soit un bon scientifique et qui connaisse déjà l'IHU de l'intérieur.

Durant cette période d'incertitudes sur ma succession, de nombreuses manœuvres ont été tentées pour empêcher que ce soit un homme ou une femme du sérail qui prenne ma suite. Outre le fait que pareil postulat était aussi irréaliste que la plupart des décisions prises durant cette pandémie, penser que cet établissement pourrait rester au sommet où nous l'avons hissé avec à sa tête un collègue totalement étranger à la France et à Marseille était une illusion dangereuse. Une illusion qu'a pourtant fait sienne Sophie Manelli, la journaliste de *La Provence* qui s'est autoproclamée redresseuse des torts de l'IHU. Quelques jours avant la décision de la commission ad hoc présidée par Louis Schweitzer, elle avait en effet annoncé comme une certitude que l'heureux élu serait un collègue australien. In fine, après de vagues errements motivés par le « tout sauf Raoult » en vogue à l'époque, la commission Schweitzer s'est finalement rendue à la raison en nommant celui dont j'avais suggéré le nom, c'est-à-dire le professeur Pierre-Édouard Fournier, qui a fait toute sa carrière dans mon équipe et possède toutes les caractéristiques – y compris le talent scientifique – pour maintenir l'IHU au plus haut niveau mondial en termes de recherche, de soin et d'enseignement en maladies infectieuses.

Le postulat imbécile selon lequel ce merveilleux établissement devait absolument faire table rase du passé, au risque de lui porter un coup fatal, n'a pas concerné que moi et les médecins de mon équipe. Il a aussi éclaboussé la présidente du conseil d'administration, Yolande Obadia, qui a également été poussée vers la sortie. Nos contempteurs n'ont pas eu beaucoup d'efforts à faire pour être payés de leurs efforts, puisque Yolande Obadia avait de toute façon la volonté de renoncer à son poste, après avoir elle aussi été la cible de l'abominable campagne de dénigrement que nous avons tous subie. La seule chose qu'on lui reprochait alors, c'était un conflit d'intérêts pour avoir signé, en une seule occasion, un document sans grande importance qui concernait aussi son compagnon, Jean-Paul Moatti, à l'époque P-DG de l'Institut de recherche pour le développement. Sur ce seul argument, on l'a menacée à plusieurs reprises de poursuites pénales pour la pousser à abandonner volontairement sa position, quand bien même, à mon sens, il n'y avait pas là matière à poursuites judiciaires. De toute façon, le binôme que nous formions depuis la création de l'IHU n'avait pas vocation à se séparer. Notre complicité et les nombreux points de vue que nous partagions avaient du sens tant que nous formions une équipe. La complémentarité exemplaire des actions que nous avons conduites a été déterminante dans la construction et la montée en puissance de ce formidable outil qu'est l'IHU, qui n'aurait guère été possible sans son aide et sans notre ambition commune pour cet établissement.

*

* *

Les pressions qu'a subies Yolande Obadia sont en tout cas significatives des stratégies multi-cibles qui ont été employées pour nous nuire. Menaces, insultes, dénonciations calomnieuses, mensonges… tous les moyens auront été mobilisés pour tenter de nous évincer, que ce soit devant le conseil de l'Ordre, la justice civile et pénale, ou via les corps d'inspection de l'État.

Parmi toutes ces tentatives, il y en a une que je ne peux passer sous silence, c'est celle fondée sur le cas d'un patient qui venait de mourir et à qui on avait prescrit des sulfamides – ce qui nous était apparu comme la meilleure thérapeutique possible contre le type de tuberculose dont il était atteint – en association avec d'autres antituberculeux. Cela arrive parfois avec les médicaments pionniers comme les sulfamides, qui sont les premiers antibiotiques mis au point dans les années 1930. Le problème avec ce cas, c'est qu'il a été publié par Mediapart, qui n'a pas hésité à exploiter un dossier médical volé, au mépris de la loi et de la morale. D'autant que je suis bien convaincu que les journalistes de Mediapart eux-mêmes ne se priveraient pas d'attaquer toute personne ou publication qui rendrait public leur dossier médical à la suite d'un vol. J'ai donc porté plainte contre ce site, qui a gravement enfreint un principe fondamental de notre droit, celui de la confidentialité absolue des données médicales personnelles. Et je l'ai fait d'autant plus volontiers que ce délit a été commis en conscience par des gens qui donnent des leçons de morale à la terre entière à longueur de colonnes et qui ne s'appliquent pas à eux-mêmes les principes qu'ils professent pour les autres. Un petit rappel par les tribunaux de ce que sont l'éthique médicale et la protection de la vie privée des individus ne leur fera pas de mal. Cela étant, c'est en partie grâce à cette entreprise de délation massive ourdie par Mediapart que j'ai compris à quel point le système de gestion des dossiers médicaux de l'AP-HM était particulièrement poreux. Après cet épisode, je me suis en effet rendu compte que des gens avaient pu consulter mon propre dossier, celui de mon épouse, celui de mon collaborateur Michel Drancourt, mais aussi celui de tous les patients admis chez nous avec une tuberculose, sans aucune raison médicale. Fort heureusement, il existe un outil incontournable dans le système informatique de l'IHU qui s'appelle le « bris de glace » et permet de savoir qui a consulté ces dossiers, à quelle date et à partir de quel ordinateur. Nous avons donc identifié la personne à l'origine de ce « bris de glace » et de la fuite des dossiers vers la presse, ce qui constitue non seulement un délit pénal, mais aussi une faute susceptible d'entraîner la radiation pure et simple de son auteur. C'est pourtant ce délit, cette faute professionnelle grave, qui est à l'origine de l'inspection conjointe de l'Igas et de l'IGÉSR dont j'ai déjà parlé et qui a été déclenchée à la suite des articles publiés par Mediapart, à partir de ces dossiers volés. Cet épisode m'a permis de confirmer une chose qui, pour moi, n'était jusque-là qu'une intuition, une impression : le fait que nos décideurs se fichent comme d'une guigne des informations que les praticiens comme moi leur font scrupuleusement remonter, même s'il s'agit d'une chose particulièrement grave, mais qu'ils réagissent au quart de tour dès qu'une de ces informations, même fausse ou déformée, se retrouve dans les médias.

Parmi les prétendues révélations de Mediapart issues de ce vol, il y en a une qui a finalement tourné à notre avantage, c'est celle qui dénonçait un essai thérapeutique illégal sur les traitements de la tuberculose que nous aurions monté en catimini à l'IHU. Car cette « information » a aussitôt déclenché une inspection de l'Agence nationale de sécurité du médicament et des produits de santé. Arrivés les poings fermés, convaincus par Mediapart qu'ils trouveraient chez nous de quoi nous écarter définitivement, voire nous faire condamner par la justice, les inspecteurs de l'ANSM sont vite revenus à de meilleurs sentiments après avoir constaté que les accusations de Mediapart n'étaient fondées sur rien, sinon sur l'interprétation fantasmatique de données médicales volées par des journalistes qui ne comprennent strictement rien à la recherche scientifique et aux maladies infectieuses, mais qui se sont laissé déborder par leur désir irrépressible de faire chuter Didier Raoult. Parce que, à mon corps défendant, j'étais entre-temps devenu une icône des complotistes et des antivax, tous classés à l'extrême droite. Et comme, pour Mediapart, tout ce qui se situe à droite de La France insoumise est étiqueté fasciste et mérite le bûcher, ils m'ont rêvé en Jeanne d'Arc avant même de savoir si le feu prendrait grâce à leur allumette.

Fort heureusement, les inspecteurs de l'ANSM ont fait honnêtement et rigoureusement leur travail, concluant rapidement que les accusations dont nous étions la cible ne reposaient sur rien de concret. À l'IHU, il n'y avait pas plus d'essai clinique sauvage que de beurre en branche. Nos patients étaient traités avec des médicaments qui avaient bel et bien une activité antituberculeuse dûment testée au laboratoire et aucun de ces traitements n'avait été prescrit hors AMM, même s'ils ne figuraient pas parmi les traitements recommandés par l'Infectious Diseases Society of America, dont la neutralité laisse dans le cas présent à désirer. Cette société savante bénéficie en effet des largesses financières de l'industrie pharmaceutique, en particulier de Gilead Science, pour des montants qui posent question quant à la contrepartie. Car cessons d'être naïfs : quand un industriel donne de l'argent à une organisation publique ou un individu, quel que soit son champ d'action, il en attend toujours une contrepartie, un retour sur investissement, c'est dans l'ADN du business. Quoi qu'il en soit, le financement des sociétés savantes par les laboratoires pharmaceutiques est désormais beaucoup plus transparent. Toutes les données sont en effet disponibles sur le site Eurosfordocs et accessibles à tous.

*
* *

Je ne voudrais pas donner un peu plus de grain à moudre à ceux qui me taxent de complotisme, mais j'ai tout de même observé une chose troublante qui ne souffre pour l'heure aucune exception : les collègues qui ont été les plus agressifs et les plus critiques envers moi, mon équipe et l'IHU dans son ensemble, sont justement ceux qui bénéficient des financements les plus généreux de l'industrie pharmaceutique, qui n'a eu de cesse d'alimenter la haine à mon endroit tellement je représentais une menace pour ses affaires. Aujourd'hui, évoquer la corruption vous fait courir le risque d'être aussitôt étiqueté complotiste, mais les gens qui collent ces étiquettes manquent singulièrement de culture. Il suffit en effet de lire Plutarque pour savoir que la corruption était déjà un fléau chez les Grecs et les Romains. La cupidité est constitutive de la nature humaine et seules la connaissance et la culture permettent de s'en abstraire. Et encore ! Il y a souvent loin entre les intentions affichées et les actions réalisées. J'en veux pour preuve le livre publié par Martin Hirsch en 2010, plus de trois ans avant sa nomination à la direction générale de l'AP-HP, et qui était intitulé *Pour en finir avec les conflits d'intérêts*. Sabre au clair, il y stigmatisait les financements de l'industrie pharmaceutique dont bénéficiaient certains médecins et services de l'AP-HP. Sauf qu'une fois nommé à la tête de cette vénérable institution, il n'a jamais cherché à remettre en cause ces financements, dont le montant n'a même pas diminué. « Faites ce que je dis, ne faites pas ce que je fais », conseillait saint Matthieu dans son Évangile. Martin Hirsch a suivi l'injonction au pied de la lettre.

Quoi qu'il en soit, à la suite de cette avalanche de mensonges, d'insultes et de calomnies, nous sommes plusieurs à avoir porté plainte. En premier lieu contre le directeur général de l'AP-HM pour consultation illégale de nos dossiers médicaux. Avec d'autant plus de conviction qu'il n'a, à ma connaissance, toujours pas porté plainte contre l'auteur du « bris de glace » sur ces dossiers, comme l'y oblige pourtant le fameux article 40 du code de procédure pénale, alors qu'il connaît parfaitement son identité, comme nous d'ailleurs. Le plus cocasse dans cette histoire, c'est qu'en 2017 on m'a reproché la même chose : ne pas avoir invoqué l'article 40 pour dénoncer au procureur un chercheur accusé de harcèlement sexuel par deux femmes de son laboratoire qui avaient refusé, à l'époque des faits, de porter plainte contre lui. Et comme je ne pouvais pas porter plainte à leur place – c'est impossible en droit français –, je ne voyais pas l'intérêt d'invoquer l'article 40 pour enclencher une procédure qui, en l'absence de plainte des victimes, n'avait strictement aucune chance d'aboutir.

Si François Crémieux n'a pas porté plainte contre la personne à l'origine de ce « bris de glace », c'est peut-être parce que j'avais déjà moi-même porté plainte contre lui pour dénonciation calomnieuse, après qu'il avait fait publier dans le journal de l'AP-HP un article où l'on affirmait détenir des preuves d'essais illégaux sur la tuberculose à l'IHU, ce qu'a infirmé l'ANSM à l'issue de son inspection. Dans le même mouvement, j'avais également porté plainte contre Mediapart pour utilisation illégale de données médicales personnelles volées, une procédure dans laquelle je me suis porté partie civile – et qui nécessite la consignation d'une somme si disproportionnée que la constitution de partie civile dans ce pays est devenue un privilège de riche. Nous attendons maintenant avec confiance que la justice fasse son travail.

Plus cocasse encore a été la réplique de François Crémieux à cette procédure en diffamation : il a lui-même porté plainte en diffamation contre moi. Pour quelle raison ? Le fait d'avoir mis en ligne une vidéo où je rappelais un fait historique déjà évoqué dans le chapitre sur mon histoire familiale : que l'actuel siège de l'AP-HM, là où le directeur général a son bureau, était jadis une prison pour femmes rouverte durant la Seconde Guerre mondiale et où mon grand-père et ma grand-mère avaient été emprisonnés pour faits de résistance. Une prison où, avant guerre, on guillotinait encore les délinquantes qui y étaient enfermées. Une réalité historique que le directeur général de l'AP-HM considère pourtant comme une grave insulte faite à l'institution qu'il dirige, comme s'il était loisible, en démocratie, de travestir l'Histoire pour en faire disparaître les pages les plus noires. C'est dire la haine que me voue cet homme, à qui on devrait rappeler que la Bastille est désormais détruite, et que l'un des échecs majeurs de Philippe Kourilsky quand il était directeur de l'Institut Pasteur a été de vouloir déménager ses locaux dans l'ancienne prison de Fresnes, un nom synonyme d'emprisonnement pour de nombreux Français et une adresse insoutenable pour les chercheurs de cet institut.

Parmi les armes utilisées contre moi, mon équipe et l'IHU dans cette guerre de communication, je dois également citer l'encyclopédie participative Wikipédia, dont la version française est à des années-lumière de son équivalent anglais en termes de rigueur et de pondération. Pour s'en convaincre, il suffit de choisir un sujet controversé et de consulter sa page sur l'une et l'autre des versions. L'impression que cela laisse souvent, c'est qu'on n'y traite pas du même sujet. Cela s'explique sans doute par le nombre sans commune mesure de lecteurs de la version anglaise par rapport à la française, mais aussi par le nombre et le sérieux des contributeurs anglophones autorisés à rédiger de nouvelles fiches ou à modifier les fiches existantes. Quant au nombre, à la compétence, à la légitimité et à l'honnêteté des contributeurs de la version française, c'est l'opacité la plus totale. Je serais pourtant ravi de savoir selon quels critères ceux autorisés à écrire sur l'IHU, les membres de mon équipe et moi-même ont été sélectionnés et qui ils sont. Car Wikipédia a raconté sur nous une telle somme d'horreurs et d'âneries que j'aurai dorénavant beaucoup de mal à faire confiance au contenu de cette encyclopédie, qui se dit ouverte et fondée sur des règles d'éthique très exigeantes. En tout cas, ce n'est pas évident en ce qui nous concerne. Et pas sur la longue durée, puisque nos premiers démêlés avec Wikipédia remontent à nos travaux sur les pestes historiques dont j'ai parlé précédemment et pour lesquels nous avions raison contre eux.

Wikipédia a pourtant persisté dans l'erreur pendant des années à notre détriment, allant jusqu'à refuser de regarder les preuves que nous détenions sur notre bonne foi et la qualité de notre travail. Chez Wikipédia comme sur les chaînes d'émotions en continu, on préfère manifestement le buzz à la vérité et l'opinion des justiciers solitaires à la réalité des faits.

Autre histoire intéressante : en 2019, c'est un collègue italien qui m'avait indiqué le site Expertscape, où j'étais classé au premier rang mondial en matière de maladies infectieuses et transmissibles. Puis j'ai eu le malheur d'évoquer ce site et ce classement devant les parlementaires lors de mon audition télévisée devant l'Assemblée nationale. Dans le mois qui a suivi, je n'étais plus premier, avant de carrément disparaître des cent premiers. J'ai bien sûr contacté le responsable de ce site, qui a été incapable de justifier clairement cette chute vertigineuse. Comme tous ceux qui ont cédé aux pressions en nous rétrogradant ou en nous faisant disparaître des classements où nous étions jusqu'alors parmi les plus cités depuis des décennies, pour certains articles qui n'ont jamais pu être démentis, pas plus à l'époque que depuis 2020.

Ce type de comportements de la part des responsables de ces sites, qui foulent au pied les règles élémentaires de l'éthique médicale et scientifique, n'est pas seulement une blessure morale et une injustice patente, c'est aussi une forme de condamnation sans procès, avec de très lourdes conséquences pour l'université dont la position dans le classement de Shanghai, qui agite tellement de gens, dépend – je le rappelle – à 20 % du nombre de ses chercheurs hautement cités. En négligeant cette réalité et en laissant faire ceux qui ont intérêt à nous discréditer sans réagir, l'université risque elle aussi de dégringoler dans ce classement et d'échouer à atteindre une place entre le vingt-cinquième et le trentième rang, comme l'ambitionnait Valérie Pécresse au moment de la fusion des trois universités d'Aix et de Marseille. À l'heure actuelle, je le rappelle, elle est au-delà de la centième place, en dépit de l'apport des chercheurs de l'IHU.

À quoi attribuer cette coupable apathie ?

Je l'ignore.

Car le seul reproche qui nous a été fait pour lequel nous n'avions pas d'argument, c'est de ne pas avoir consulté de comité d'éthique avant de prélever des poux sur les vêtements des personnes les plus pauvres admises à l'hôpital. Ni pour les mamans d'enfants infestés à qui nous en demandions et qui nous en donnaient toujours très volontiers. Autre grave faute éthique : nous ne leur avions pas fait signer de consentement éclairé pour ce don généreux (et anonyme), pas plus que nous n'avions fait signer les poux ou les propriétaires des vêtements. Nous le saurons pour la prochaine fois.

Cela fait sourire ?

Il y a parfois plus drôle. Comme cette aventure qui m'est arrivée il y a quelques années, et qui m'a fait douter des critères de recrutement des personnes en charge du contrôle de l'éthique dans les journaux scientifiques, autant que je doute de ceux des contributeurs de Wikipédia. Une des contrôleuses du groupe Public Library of Science de l'État américain m'avait ainsi demandé si nous avions fait signer des consentements éclairés… aux singes que nous avions prélevés. Ça ne s'invente pas.

*

* *

Pour revenir à l'essentiel, je dois rappeler qu'avant le Covid-19 j'étais le seul Français qui apparaissait dans les classements internationaux sur les coronavirus. Et en dépit du pilonnage ininterrompu que j'ai subi dès que nos travaux ont représenté une menace pour la prodigieuse opportunité de business qui se dessinait avec les molécules à venir et les vaccins, le nombre de personnes qui nous font confiance n'a jamais cessé de croître, car le déroulement de cette épidémie et l'évolution de ses indicateurs n'ont jamais cessé d'apporter de l'eau à notre moulin, aussi bien d'un point de vue économique et social que médical et scientifique. Beaucoup de gens ne s'y sont pas trompés, et c'est avant tout pour cette raison que nos outils de communication ont enregistré un niveau d'écoute globalement supérieur à celui de tous les autres canaux de communication scientifique français, Inserm, CNRS, Institut Pasteur, AP-HP… et qu'au niveau international nous étions, en termes d'audience, quatrièmes derrière Cambridge, Harvard et Stanford, mais devant Oxford et les autres universités. À ce niveau-là, il serait vain de prétendre que notre audience se composait seulement de complotistes, d'antivax ou de trumpistes. Dans le contexte français, il est certain qu'une notoriété scientifique de cette ampleur et une image publique de cette nature ne pouvaient que déchaîner jalousie et tentatives de déstabilisation, car le contre-pouvoir que nous représentions devenait difficile à nier.

Ce qu'il s'est passé en France a d'ailleurs inspiré de nombreuses autres stratégies de contre-pouvoir scientifique dans le monde. Aux États-Unis, tout un groupe s'est formé autour de McCullough. Au Brésil un autre groupe s'est formé et une véritable guerre a opposé pro- et anti-hydroxychloroquine et ivermectine. En Afrique, mes conférences ont eu un succès considérable, de même qu'au Proche-Orient et au Moyen-Orient, malgré ce pilonnage qui continuait pour nous empêcher de diffuser nos connaissances au gré de leurs avancées. Cela m'a malgré tout permis d'être celui qui a le plus publié en France pour le Covid, avec plusieurs membres de mon équipe à mes côtés – l'IHU a publié 500 articles à ce sujet –, et d'être considéré dans le monde comme un de ceux qui ont le plus contribué à la connaissance dans le domaine du Covid.

Toutes ces données sont vérifiables, factuelles et elles finiront bien par ridiculiser définitivement les scientifiques qui parlent de nous et de nos travaux avec la bave aux lèvres sans jamais avoir travaillé dans le domaine des maladies infectieuses. Comme elles ridiculiseront les journalistes qui ont un jour osé prétendre qu'ils comprenaient mieux la science que moi, au point que certains ont même tenté de me l'expliquer. Comme aussi un ex-ministre de la Santé qui m'a traité de chaman et de bricoleur, alors que sa production scientifique ne lui aurait pas permis de passer une thèse à l'IHU et qu'il aura peut-être prochainement à justifier de certaines de ses décisions devant la Cour de justice de la République, dont celles qui ont visé directement l'IHU et son directeur. Pour éviter à ces opérations de dénigrement et de déstabilisation de prospérer à l'avenir, peut-être faudrait-il aussi que les médias renoncent à certaines de leurs – mauvaises – habitudes, comme celle d'ériger en experts des gens qui n'en ont ni les titres, ni la compétence, ni l'expérience. Et d'en faire malgré tout leur seule référence, leur seule caution « professionnelle » sur la longue durée. C'est ainsi que l'on a vu un néphrologue consulté au quotidien sur des questions de virologie et être de fait reconnu comme plus savant en virologie que le microbiologiste le plus cité au monde dans ce domaine. Idem lorsqu'on permet à un journaliste polémiste de donner, face à la caméra, des leçons sur la poliomyélite et son vaccin et de dire n'importe quoi à ce propos, sans jamais admettre par la suite que c'était bel et bien n'importe quoi.

Dans cette affaire, les ignorants ont donc pris le pouvoir, au service d'un faux progrès qui a battu – que dis-je, explosé – le record de rentabilité jamais enregistré pour un produit de santé. Un produit qui a pourtant échoué à infléchir la courbe de l'épidémie partout où il a été massivement administré – et où il continue d'être administré et promu par les autorités. Un produit à propos duquel il était un temps impossible d'émettre le moindre doute sans être traité de charlatan, malade mental, traître à la patrie, anarchiste d'extrême droite ou que sais-je encore… et qui a permis de constituer des fortunes privées colossales avec de l'argent très majoritairement public estampillé « quoi qu'il en coûte ».

C'est peut-être cela que je trouve le plus inquiétant pour le monde dans lequel on vit et les générations à venir : s'il n'est plus possible de questionner les choix les plus impactants pour la population, comment pourra-t-on empêcher les firmes dotées d'une puissance financière comparable, voire supérieure, à celle des États, de décider elles-mêmes de ce qui est bon pour la population en fonction de ce qui est bon pour elles, sous couvert d'une politique de santé ? Si on laisse ce mouvement perdurer et s'amplifier, on prend effectivement le risque de vivre demain dans une société sous contrôle, sous surveillance, où la vraie démocratie ne sera plus qu'une illusion entretenue sur écran. Car si la crise sanitaire a été l'occasion de mobilisations enthousiasmantes pour soutenir les personnels soignants, développer l'entraide entre riverains et remercier ceux qui faisaient tourner la machine au quotidien – les fameux métiers de première ligne –, elle a aussi ravivé des flammes que l'on préférait croire éteintes pour toujours, comme celles de la délation, avec les dénonciations de voisins qui promenaient leur chien trop longtemps, recevaient des amis pendant le confinement ou ne respectaient pas le couvre-feu. Le tout sans réelle base scientifique pour des entraves imposées pourtant « pour le bien de tous ». Les seules prétendues « preuves » que ces restrictions inédites à la liberté d'aller et venir nous auraient sauvés du cataclysme sont, une fois encore, les modèles mathématiques prédictifs qui, analysés a posteriori, ont pourtant montré qu'ils s'étaient très rarement révélés exacts. Établis sur des données par essence très fragiles, ils n'ont pas plus réussi à prévoir le nombre de morts que l'apparition des variants ou l'impact réel de la vaccination. Or, je le répète, les faits sont têtus. Et aujourd'hui, il n'est plus contestable que les confinements drastiques imposés à la population chinoise jusqu'à fin 2022, soit presque trois ans d'enfermement quasi général, n'ont pas suffi à empêcher le virus de persister, de muter et d'infecter la population. Ni à empêcher une explosion des cas quand les Chinois ont enfin été autorisés à sortir de chez eux.

C'est une autre des grandes leçons de cette crise qui explique peut-être le vent de folie qui a parfois soufflé dans la tête des responsables politiques : la confiance quasi aveugle que l'on faisait à ces travaux divinatoires, fussent-ils « modèles » et « mathématiques », et l'aveuglement dont on a fait preuve vis-à-vis des faits, des observations de terrain… bref, de la réalité.

Pour évaluer – et non pas prédire – ce qu'il pouvait advenir à telle ou telle échéance, les signaux étaient pourtant nombreux, que nous n'avons pas voulu voir. Par exemple ce qu'il s'était passé sur les bateaux où le virus avait été détecté. Dans le cas du bateau de croisière japonais, fréquenté en grande partie par une clientèle plutôt âgée et pas forcément en bonne santé, 700 personnes ont été infectées, mais seules les personnes de plus de 70 ans ont fait des formes mortelles. Dans le cas du porte-avions *Charles-de-Gaulle*, dont l'équipage est très majoritairement composé de gens en excellente santé, un grand nombre de marins ont aussi été infectés, mais un tout petit nombre seulement a développé une forme grave et il n'y a eu aucun décès. C'était bien le signe que ce virus nécessitait de prendre toutes les précautions avec les gens âgés et fragiles, mais qu'il était urgent de ficher la paix aux jeunes et aux gens en bonne santé le temps d'en savoir plus. Sauf que les modèles mathématiques n'arrivaient pas aux mêmes conclusions.

Cet emballement, ces peurs irraisonnées et cette panique dans la gestion des événements, on en retrouve un exemple remarquable dans le livre de Guy Debord *La Société du spectacle*, qui nous éclaire sur le maniement de la peur comme méthode de gouvernement. Cette crise nous a permis de constater que nous n'étions toujours pas à l'abri de ces excès, comme elle a souligné de façon un peu plus nette à quel point les très grandes entreprises qui contrôlent aujourd'hui les domaines numérique, pharmaceutique, industriel et commercial, dans des proportions – et avec une puissance financière – encore jamais atteintes dans l'histoire de l'humanité, constituent une menace pour nos libertés, notre santé et notre bien-être. Les grands équilibres sociaux ne peuvent pas dépendre de décisions prises en fonction de leurs seuls intérêts mercantiles.

Pour échapper à un destin funeste, l'enjeu majeur des prochaines années sera donc, à mon sens, de trouver des solutions à cette hyperpuissance concentrée entre des mains dont la priorité restera toujours le profit, au détriment de toutes les autres valeurs qui fondent la société.

– 18 –

L'ARMÉE DES OMBRES

« Celui qui combat peut perdre,
mais celui qui ne combat pas a déjà perdu. »
BERTOLT BRECHT

Durant la crise Covid, le mot « guerre » a été prononcé très tôt, par le Président lui-même – le fameux « nous sommes en guerre » –, avec un impact pour le moins anxiogène. L'IHU, lui, a tout de suite été comparé à un vaisseau amiral. J'avais d'ailleurs fait une vidéo sur la chaîne YouTube de l'IHU pour présenter mon état-major.

Aussi démesurée que puisse sembler cette assimilation inquiétante pour une épidémie somme toute peu meurtrière quand on soigne les patients, n'oublions pas que tous les soirs le directeur général de la santé, Jérôme Salomon, énonçait en direct le nombre de morts et le nombre de malades à la télévision, ce qui a eu pour effet immédiat de faire monter et d'entretenir le sentiment d'angoisse dans la population.

Les guerres ont toujours été des moments extrêmement révélateurs de ce que sont les individus au fond d'eux-mêmes. On peut alors voir s'exprimer la vraie nature de l'Homme. Elles permettent au pire d'émerger, mais aussi au meilleur. Ainsi, se dévoilent les individus soudain mis à nu. Durant cette « guerre », c'est donc sans surprise que j'ai été témoin de trahisons, de comportements indicibles auxquels j'avais heureusement été préparé depuis mon enfance par la lecture de Plutarque et par des parents qui avaient risqué leur vie dans les réseaux de résistance. Mais je dois dire que, comme eux l'avaient de la même façon relaté, j'ai pu admirer combien ces situations révèlent aussi le meilleur chez les hommes. Des personnes que vous n'auriez jamais croisées dans votre vie s'avèrent être des âmes fantastiques, de véritables héros, tandis que parmi vos vieux collègues apparemment respectables, vous êtes parfois amené à constater des comportements indignes.

Très tôt, partout sur les réseaux sociaux, des groupes de soutien se sont ainsi créés. Comme pendant la Résistance, des personnes se sont regroupées, sans se connaître ni se concerter, pour finalement constituer des noyaux durs de défense informels. Je n'ai jamais rencontré toutes ces personnes, sauf certaines qui se sont présentées à l'IHU pour nous remercier. En même temps, dans l'ombre, on a aussi vu se constituer de véritables contre-pouvoirs, des réseaux de lutte, que ce soit sur Twitter ou sur Facebook, avec des millions d'abonnés actifs. À part mon compte Twitter que personne n'administre à ma place, je ne suis personnellement pas très au fait des réseaux sociaux et de leurs subtilités. J'ai néanmoins pu comprendre que, jusqu'à cette crise Covid, les *haters* et les *fake med* – autrement dit les *fake news* médicales – régnaient en maîtres sur les réseaux sociaux. Il s'agissait de groupes très structurés et puissants de harcèlement envers certains médecins. Contre ces escouades haineuses, j'ai fédéré sans le savoir cette armée d'anonymes qui ne cherchait ni la gloire ni la reconnaissance, mais l'estime d'elle-même.

C'est le professeur Éric Chabrière, un des chercheurs de l'IHU, qui a été à la pointe de ce combat. Parce que les circonstances l'ont fait général en chef de cette lutte contre le régiment informel qui cherchait à nous nuire et à nous décrédibiliser, y compris en usurpant l'identité de personnalités connues, reconnues et estimées pour répandre leur fiel. Face à ce pilonnage en règle, il nous fallait réagir, sauf à nous laisser déborder par les calomnies et la malveillance et laisser, par notre silence, une longueur d'avance à nos détracteurs. C'est ainsi que nous avons décidé de ne plus laisser faire et de diffuser nous-mêmes, via nos propres outils, l'information que nous estimions utile au public, sans renoncer à manier l'humour. Nous ne souhaitions pas, en effet, laisser la propagande anti-IHU s'installer et circuler dans les esprits, en grande partie déboussolés par la communication infantilisante du gouvernement.

Petit à petit des gens se sont ainsi mis à relayer nos informations, les défendre avec des travaux collaboratifs aussi nombreux que remarquables. Nous avons alors vu émerger des talents incroyables, pour aider les gens qui se posaient des questions devant tant d'injonctions contradictoires à trouver des réponses dans cette nébuleuse médiatique opaque, permettant à l'information de sortir et d'atteindre les personnes qui en avaient besoin. Cette mobilisation spontanée, motivée par la volonté d'éclairer, a permis de relayer les vidéos de l'IHU et celles du monde entier, nous aidant même à corriger et affiner la pensée de l'IHU. Comme je ne connais pas l'immense majorité de ces personnes, je ne peux pas dire quelles étaient leurs motivations pour faire preuve d'autant de force et de courage dans la lutte contre la désinformation et la censure. La plupart sont heureusement restés anonymes, car ceux qui ont osé se dévoiler ont été immédiatement pourchassés, insultés, dénigrés et soumis à des pressions insensées. Et plus ils relayaient l'information, plus ils étaient crédibles et plus ils faisaient preuve d'humour et de distance, plus ils étaient suivis à la trace et malmenés par ceux qui s'étaient auto-investis de la mission de nous détruire ou qui y étaient poussés par l'atmosphère hostile entretenue à notre égard. Souvent au détriment de leur temps personnel et de leur vie privée, ces personnes se sont engagées dans un combat pour la vérité, la dignité et la résistance à la folie ambiante qui, au lieu d'apaiser les angoisses légitimes de la population, n'a fait en réalité que les attiser. Avant cet épisode, je ne connaissais rien – ou alors pas grand-chose – aux réseaux sociaux. J'avais conscience du mal qu'ils pouvaient faire, mais je ne me doutais pas que, dans de telles circonstances, ils pouvaient aussi aider les résistants à mettre leurs talents à disposition, quitte à s'exposer gratuitement, par conviction, sans se soucier de l'impact que leur courage aurait sur leur quotidien, sur leurs proches et sur leur carrière, simplement pour rester en accord avec eux-mêmes et avec leurs valeurs. Mais aussi pour l'exemple donné à leur famille, qui restera inscrit dans le marbre pour des générations.

Le talent de ces gens-là s'est aussi exprimé dans leur capacité à dédramatiser la situation, à en rire même, parce qu'ils avaient conscience que la population avait besoin de comprendre, d'être aidée, soutenue et rassurée et non de vivre dans un univers d'insultes, de mensonges, de *fake news* et d'angoisses entretenues.

Quand j'ai appris leur existence, qu'on m'a montré leurs contributions, je les ai nommés « l'armée des ombres » en pensant à Joseph Kessel, comme une évidence. Il s'agit pourtant de parfaits inconnus, des anonymes que je n'imaginais pas capables de capter une large audience. C'est à cette occasion que j'ai découvert – et qu'on m'a expliqué – que sur les réseaux sociaux un compte anonyme pouvait avoir un impact beaucoup plus important que les médias sur le grand public, dès lors qu'il était crédible et occupait le terrain numérique avec assiduité, mesure et compétence. J'ai ainsi vu des comptes anonymes enregistrer plus de 200 000 vues, un chiffre que très peu de journaux dépassent désormais en nombre d'exemplaires vendus. Et mon compte twitter a plus de 950 000 abonnés.

Je tiens d'ailleurs à souligner que même si je n'ai jamais rencontré la plupart d'entre eux, tous ces résistants ont en commun d'avoir risqué beaucoup pour défendre ce en quoi ils croyaient, avec un courage magnifique qui leur a, je l'espère, permis de gagner l'estime d'eux-mêmes et des leurs face à la lâcheté ambiante, à la peur qui gagnait le peuple. Une attitude qui démontre une fois de plus que pour s'accomplir les hommes ont besoin d'être fiers de ce qu'ils réalisent, et de le partager avec leurs semblables.

La crise sanitaire m'en a apporté une preuve supplémentaire, comme elle m'a conforté dans le sentiment que les amitiés de guerre sont plus fortes que les amitiés de paix, qui se nouent aussi facilement qu'elles se défont. Les groupes d'amis Facebook qui nous ont soutenus se sont ainsi comptés par milliers, de même que sur Twitter, où l'on m'a rapporté que des centaines de gens ont pris de leur temps précieux pour défendre une cause, le soin des malades, et en particulier la façon dont nous le mettions en œuvre à l'IHU.

Je ne peux donc que remercier chaleureusement tous ces groupes Facebook et Twitter qui n'ont cessé de nous soutenir, et tous ces anonymes dont je ne connais que le pseudo. Les fidèles soldats de cette armée des ombres que je n'oublierai jamais n'ont cessé jour et nuit de se battre pour que les *fake news* soient débusquées, avec la foi et le courage chevillés au corps, pour nous soutenir contre vents et marées et pour donner une information de qualité. Ces personnes, qui ne revendiquent rien d'autre que l'honneur d'être du côté de ceux qui ne lâchent rien, sont en effet de sacrés personnages. Je leur dis un grand merci, à tous ces héros de la résistance d'aujourd'hui, pour le travail extraordinaire qu'ils ont réalisé. J'espère pouvoir un jour les remercier de leur abnégation et de leur sang-froid dans cette crise folle où les excès de la propagande ont atteint des sommets inédits en temps de paix. Cette parole a pu être portée grâce à tous ces relais et c'est suffisamment extraordinaire pour être souligné.

– 19 –

Place à l'Histoire

« Les nains sapent en silence l'ouvrage des géants. »
Victor Hugo

Trois ans après le début de cette pandémie, l'heure n'est peut-être pas (encore) aux bilans définitifs, mais les différentes étapes de cette crise, les connaissances acquises au cours de cette période et les faits tels qu'ils apparaissent aujourd'hui dans leur vérité crue et nue nous permettent déjà de tirer quelques enseignements. Des leçons qui seront, je le souhaite de tout cœur, utiles à mes collègues et à nos dirigeants pour prendre les (bonnes) décisions lors des crises sanitaires qui ne manqueront pas de survenir dans les années et les décennies futures.

Ma nature, scientifique, intellectuelle et anthropologique, ne me prête pas à avoir des certitudes définitives ni surtout à être capable de tout faire pour prouver que j'ai raison ou de tout faire parce que tous les moyens sont bons pour montrer qu'on a raison. Ce n'est pas mon problème mais ça a été le problème très fréquemment soulevé actuellement dans la reproductibilité scientifique qui est : il ne faut pas vouloir avoir raison.

J'ai passé mon temps à dire à mes étudiants : « Ce sont les résultats inattendus qui sont importants et ce sont ceux qui contredisent votre hypothèse qui sont essentiels. »

Ce scepticisme qui est une de mes marques est devenu criminel pour une part de notre société, en particulier la société dominante, qui a une tendance à tirer vers ce que Hannah Arendt appelait le totalitarisme : vous n'avez pas le droit de penser autrement que ce que je pense car ce que je pense est la vérité. Cette vérité imposée se traduit dans le fait que le scepticisme est maintenant considéré comme une insulte, « eurosceptique », « climatosceptique » définissent des gens qui sont quasiment vus comme des criminels. Or le doute est la base même de l'intelligence, Descartes disait : « *Dubito ergo sum* » parce que je doute je suis, c'est la preuve que je pense. La preuve que je pense est seulement le doute, « *Dubito ergo sum* » vient avant « *Cogito ergo sum* ». Or, j'ai pu voir pendant tout le temps de cette crise des gens qui n'étaient pas dans une réflexion ni dans une perspective de connaissance mais dans une croisade. Les gens que j'ai rencontrés au cours du Covid-19 croyaient savoir ce qu'il fallait faire et pensaient que tous les renégats qui n'adhéraient pas à 100 % à leur croisade – qui n'avait pas de base scientifique, culturelle, ou expérimentale – étaient juste des traîtres qu'il fallait repousser et éliminer. C'est la même chose que l'on a trouvée dans le stalinisme – il faut relire *Le Zéro et l'infini* d'Arthur Koestler – et que l'on a trouvée ultérieurement dans toutes les structures totalitaristes. Pas les dictatures : les dictatures et les tyrannies ne comportent pas la nécessité de l'adhésion à l'idée que l'on a mais demandent l'obéissance. C'est le totalitarisme qui non seulement veut que vous agissiez selon sa loi mais qu'en plus vous pensiez selon sa loi. C'est ce que j'ai vécu quand on a essayé de me contraindre à signer des pétitions ou des déclarations collectives qui ne correspondaient pas à ce que je pensais.

L'observation aussi neutre que possible des humains et le fait de vivre entouré de psychiatres et de discuter de mes interlocuteurs avec mon épouse Natacha m'a appris plusieurs choses. En particulier à écouter ce que les gens disent être ou ne pas être la première fois qu'ils se présentent. Les gens qui disent d'emblée : « Je suis honnête » sont à soupçonner parce que normalement il n'y a pas de raison de penser qu'ils ne soient pas honnêtes. Quand j'ai rencontré le directeur général de l'AP-HM, j'ai mis ce test psychométrique en œuvre en lui parlant de son passé et dans son discours quatre fois est revenu le mot « fasciste ». Ma conclusion – peut-être ai-je tort – est qu'il devait avoir un problème avec cette manière d'être autoritaire et sûr de la vérité, et je n'ai pas été déçu ultérieurement. Cette analyse, je la dois à mon environnement et spécifiquement à ma femme.

*

* *

Pour ce qui me concerne, la première leçon que je retiendrai, c'est qu'il a été très commode pour un gouvernement et de puissants intérêts privés de détourner l'attention du grand public en jetant l'opprobre sur une personne ou un groupe de personnes pour des raisons futiles, sans aucun lien avec le virus et les questions cruciales que sa diffusion posait à l'échelle planétaire. Faute de pouvoir s'appuyer durablement sur des données scientifiques qui finissaient toujours par nous donner raison, nos contempteurs ont ainsi très souvent concentré leurs attaques sur ma personnalité, mes cheveux longs, ma barbe blanche, ma bague à tête de mort ou mes montres en plastique, comme si mon apparence et mes accessoires valaient preuve de mon incompétence et de celle de mon équipe.

Je profite d'ailleurs de cette conclusion pour répondre à une question que peu de journalistes ont finalement osé me poser : pourquoi ce look ?

Tout simplement parce que cela plaît à mon épouse.

Aussi longtemps que j'ai occupé des positions où j'avais un rôle de représentation, notamment à la présidence de l'université d'Aix-Marseille II, je me suis plié aux usages en me rasant tous les matins, en coupant mes cheveux régulièrement et en sacrifiant au rituel du costume-cravate. Mais quand j'ai cessé ces fonctions où, à travers moi, c'est l'image de l'institution que je représentais, la seule personne – à part moi – qui a eu voix au chapitre à propos de mon apparence, c'est ma femme Natacha, la seule à laquelle j'ai toujours été soucieux de plaire. Et comme elle me préfère barbu avec des cheveux longs, sans montre luxueuse au poignet ni chaussures sur mesure aux pieds, je m'efforce depuis plus de quarante ans de répondre à ses désirs plutôt qu'à ceux d'un ministre. Surtout s'il a pris prétexte de cette apparence moins standardisée et impersonnelle que la sienne pour me traiter de « MacGyver déguisé en chaman » et véhiculer sans vergogne le même mensonge que les nombreux journalistes approximatifs auxquels j'ai eu affaire durant cette période. À savoir que j'aurais prétendu « avoir trouvé le remède miracle » – alors que, je le répète, je n'ai jamais prononcé ce mot, pour la bonne et simple raison que je n'ai jamais vu de « remède miracle » tomber du ciel de toute ma carrière – comme l'élixir que le docteur Doxey de *Lucky Luke* « allait vendre de village en village en disant qu'il allait tout guérir ».

Au-delà de ces calomnies ministérielles, j'avoue attendre avec une certaine impatience les explications d'Olivier Véran sur un certain nombre de ses décisions et affirmations, comme l'interdiction faite aux médecins de prescrire de l'hydroxychloroquine sur la base d'une étude falsifiée, l'autorisation « en urgence » du remdesivir contre toute évidence scientifique, ou la prophétie – qu'il espérait sans doute autoréalisatrice – que le vaccin allait à lui seul éradiquer le Sars-Cov-2 de la surface de la planète. Et je ne parle pas de son péremptoire « J'insiste : l'utilisation du masque en population générale n'est pas recommandée et n'est pas utile », ou de ses tentatives pour nous empêcher d'accueillir les patients qui se présentaient à l'IHU pour un test PCR à une époque où le gouvernement prétendait que ces tests étaient très complexes et nécessitaient des laboratoires ultra-spécialisés.

Au bout du compte, une seule question sensée mérite d'être posée au préalable : les mesures prises par le gouvernement et approuvées bruyamment par la presse et un certain nombre de collègues étaient-elles réalistes et justifiées au moment où elles ont été prises ? Pour y répondre, il suffit de reprendre les déclarations des uns et des autres à l'instant T, y compris les miennes et celles des membres de mon équipe, puis de les soumettre à l'épreuve des faits et des résultats effectivement constatés. Pour qui fera ce travail honnêtement, sans parti pris, en ne retenant que les faits et les données publiées, le verdict, j'en suis une nouvelle fois certain, ne sera pas à notre désavantage.

Cette première question tranchée, une deuxième mérite d'être abordée tant elle me semble centrale pour la compréhension de cette crise et des erreurs qui ont été commises, aussi bien dans la façon de l'appréhender que dans les choix qui ont été faits pour tenter de l'enrayer. Cette question, c'est : est-ce qu'on pouvait prévoir ce qu'il s'est passé et est-ce qu'une approche différente préconisée durant cette crise aurait pu permettre de mieux en gérer les conséquences ? En clair, avons-nous eu raison de faire une confiance aveugle à nos responsables politiques et aux devins de la science, ainsi qu'à leurs prédictions issues des modèles mathématiques qu'ils ont construits ? La réponse est clairement non. En conséquence, y avait-il une autre voie, une autre approche possible pour gérer cette crise au mieux des intérêts de notre pays et de sa population ? La réponse est clairement oui. Là encore, il suffit de reprendre ce que j'ai pu dire depuis début 2020 pour constater que ce que je disais, nonobstant les cris d'orfraie qui accompagnaient chacune de mes déclarations, ressemble de très, très près à ce qu'il s'est effectivement passé. Y compris pour ce qui concerne l'hydroxychloroquine, qu'Olivier Véran n'a cessé de dénigrer tout en empêchant une analyse sérieuse, puisqu'il n'a jamais voulu revenir sur sa décision de l'interdire, en dépit du fait que le seul élément sur lequel elle était fondée, c'est le fameux papier du *Lancet* à l'origine du Lancetgate.

Parmi les choses que l'on m'a reproché d'avoir dites contre toute évidence, agitant la menace de plaintes en diffamation ou en parjure devant la justice, je citerai également un fait désormais incontestable – et donc plus réellement contesté, puisque vérifiable à tout moment –, c'est la surmortalité très importante enregistrée début 2020 à Paris et dans l'est de la France, où exerçait d'ailleurs comme urgentiste notre nouveau ministre de la Santé, François Braun. On le constate aujourd'hui : cette surmortalité a été considérable, non seulement par rapport à Marseille, mais aussi par rapport à l'ensemble de l'Europe, comme le montrent les chiffres de la banque de données EuroMoMo (l'acronyme d'European Mortality Monitoring), qui publie un bulletin hebdomadaire de la surmortalité en Europe liée notamment aux épidémies. Pour la surmortalité enregistrée à Paris et dans l'Est les premiers mois de la pandémie, on sait aujourd'hui qu'elle est avant tout la conséquence des défauts de gestion et de recommandations indignes de la médecine, comme celle de ne pas aller voir son médecin quand on se sentait malade. Et comme aujourd'hui on peut comparer les données françaises, les données parisiennes et les données marseillaises de cette époque[11], il n'est pas difficile d'en déduire que j'avais alors raison d'exprimer les plus sérieuses réserves sur les recommandations gouvernementales. Cela n'a évidemment pas plu et, aujourd'hui

11. Giraud-Gatineau Alexandre, Gautret Philippe, Colson Philippe, Chaudet Hervé, Raoult Didier, « Evaluation of Strategies to Fight COVID-19 : The French Paradigm », *Journal of Clinical Medecine*, 30 juin 2021. Raoult Didier, *Carnets de Guerre COVID-19*, Éditions Michel Lafon, 2021.

encore, ceux qui me l'ont reproché aimeraient bien effacer leurs saillies anti-Raoult des mémoires pour ne pas paraître idiots. Pour ce qui est des autres polémiques auxquelles j'ai été associé, il en est une sur laquelle je ne peux m'empêcher d'insister, c'est la vaccination. Parce que c'est à son sujet que l'on a le plus déformé mes propos, au point de me faire passer pour un antivax. Mais aussi parce que ce sont ces propos déformés à dessein qui m'ont valu de subir les attaques les plus violentes alors que, là encore, les événements m'ont donné raison. La seule chose que j'ai faite vis-à-vis des vaccins, c'était d'inciter à la prudence en fonction des données que nous possédions à l'époque et de mes propres connaissances, dans un domaine qui, je le rappelle, relève de la spécialité qui a été la mienne pendant toute ma carrière : l'infectiologie. Que disais-je à l'époque ? Simplement qu'il était très improbable qu'un vaccin, fût-il à ARN messager, permette d'éradiquer à lui seul une maladie dont on savait déjà qu'elle était, au moins en partie, une zoonose, c'est-à-dire une maladie potentiellement épidémique chez les animaux. Donc une maladie qui ne pourrait en aucun cas être maîtrisée en ne vaccinant que les humains. Surtout avec un vaccin qui se focalise sur un seul gène d'un virus par ailleurs très mutagène, alors qu'on ignore la fonction des autres gènes non ciblés par le vaccin. De même, croire qu'on allait pouvoir mettre fin à cette pandémie avec un vaccin contre un virus pas encore fixé comme pathogène humain stabilisé n'a pas plus de sens. C'est pour cet ensemble de raisons qu'au moment où les vaccins ont été disponibles j'ai préconisé de les administrer seulement aux personnes qui présentaient le plus de risques de développer une forme grave et d'aller engorger un peu plus les services de réanimation du pays. À l'époque comme aujourd'hui, je considère ainsi que vacciner tout le monde, y compris les plus jeunes en excellente santé, n'est en rien justifié par la balance bénéfices/risques.

Fin 2022, la nouvelle poussée épidémique a touché beaucoup de monde mais a fait beaucoup moins de victimes que les flambées successives de 2020 et 2021, confirmant ce que je suggère depuis longtemps déjà : que cette épidémie n'est pas très différente de la grippe dans sa dynamique. C'est-à-dire qu'elle produit des variants plus ou moins contagieux, mais le plus souvent de moins en moins virulents. La baisse du nombre de morts peut donc s'expliquer autant par cet aspect que par la vaccination des populations à risques, que j'ai toujours préconisée. Outre cette hystérie difficilement compréhensible autour des vaccins, il est un excès commis dans les grandes largeurs par nos responsables politiques et certains collègues visiblement peu au fait des connaissances en virologie ; un excès qui m'a à la fois surpris et dépité, c'est celui de la surestimation, pour ne pas dire l'exagération désastreuse de la gravité de cette maladie, qui n'a donc tué quasiment que des gens présentant des facteurs de risques identifiables et pour l'essentiel identifiés. Une réalité qui a pourtant été connue très tôt, précisément dès la première flambée épidémique à bord d'un bateau de croisière, puis d'un porte-avions, comme précédemment expliqué.

Étant donné qu'en matière de maladies infectieuses il n'est jamais trop tard pour changer son fusil d'épaule, dès lors que l'on possède les données nécessaires et suffisantes, il est désormais possible d'analyser tout cela à froid, de façon dépassionnée, sur la base des connaissances acquises, vérifiées et incontestables. Une fois de plus, qui s'en donnera la peine constatera alors que je n'étais, dès le départ, vraiment pas très loin de la vérité dans de nombreux domaines. Même sur certains épisodes cocasses, comme lorsque j'avais déclaré que cette épidémie alors naissante ne ferait pas plus de victimes que les accidents de trottinette chez les jeunes. Si l'on considère la part de la population la plus représentée parmi les utilisateurs d'une trottinette électrique, c'est-à-dire les 15-35 ans, et le nombre de morts du Covid dans cette tranche d'âge, j'étais effectivement très proche de la réalité, puisque les trottinettes ont fait 24 morts en 2021 en France et le Covid, sans doute moins de 10 chez les moins de quinze ans. Incontestablement la mortalité en 2022 en trottinette a encore augmenté, avec 34 morts. À l'IHU, nous n'avons eu que deux décès de personnes de moins de 50 ans sur des terrains très à risque en trois ans.

Fin 2022, à l'heure où j'écrivais ces lignes, que constatait-on lorsqu'on consultait, non pas les médias, mais les bases de données comme EuroMoMo ou le John-Hopkins ?

Que l'épidémie continuait, qu'elle n'était toujours pas maîtrisée au sens médical du terme malgré une campagne vaccinale sans précédent dans l'histoire de l'humanité, et que les stratégies mises en œuvre depuis 2020 dans le monde pour empêcher son extension et ses rebonds avaient toutes montré leurs limites. Quand elles n'ont pas carrément échoué comme le confinement strict, qui avait coûté très cher humainement et financièrement aux pays occidentaux en 2020 et 2021 et qui a coûté encore plus cher humainement et financièrement à la Chine, qui s'est obstinée trois ans dans cette voie que j'avais critiquée dès sa mise en place en France en mars 2020. Mes réserves étaient alors purement médicales et je ne me prononcerai pas, aujourd'hui, sur les conséquences de ces confinements dans des domaines où je ne suis pas compétent, comme l'économie, l'équilibre social ou la santé mentale des populations à court, moyen et long terme.

*
* *

En dépit de ces validations a posteriori des conseils que j'ai pu donner ou des déclarations que j'ai pu faire, le travail de sape dont j'ai été la cible s'est poursuivi, même si des centaines de milliers de personnes m'ont déjà témoigné – et continuent de le faire aujourd'hui encore – de la gratitude et de la reconnaissance. Le plus étrange néanmoins, c'est qu'on ait tenté d'utiliser contre moi ce que précisément on me reprochait à propos des supplices que j'aurais fait subir à mes étudiants lors des « *work in progress* » que j'ai évoqués en introduction.

De mon point de vue, ce qu'on me reproche en creux, c'est de compter au nombre des derniers « mandarins » en médecine. Entendez par là un professeur qui a pu pratiquer cette forme d'enseignement certes paternaliste, mais dans laquelle la proximité entre le maître et ses élèves permettait de développer une forme d'école de pensée.

Avec les réformes successives qui ont mis fin à cette relation privilégiée, parce qu'une mode anti-mandarins s'était emparée du personnel politique à partir du milieu des années 1980, on a bien privé lesdits mandarins de leur pouvoir sur leur service au profit des administratifs et des comptables, mais on a surtout substitué un flot continu d'informations déshumanisées à cette relation de maître à élèves. Cette relation a pourtant montré à quel point elle pouvait être féconde, en produisant des générations entières de médecins, de chercheurs et d'enseignants parmi les plus talentueux et les plus prolifiques au monde, ce qui est malheureusement de moins en moins le cas et explique en partie la perte d'influence de la science française à l'international. Laquelle, en plus des erreurs décrites dans les chapitres précédents, a entériné sa déliquescence en mettant à bas une méthode d'enseignement qui a longtemps permis de maintenir le niveau d'excellence du corps médical français et qui reste une des bases du serment d'Hippocrate. Car cette méthode permettait de transmettre non seulement des connaissances aux futurs praticiens, mais aussi des savoir-faire et le savoir-être indispensable à la relation de médecin à malade, cette autre base du serment d'Hippocrate désormais battue en brèche par la vision technocratique et déshumanisée de la médecine qui caractérise le ministère de la Santé et ses agences régionales, les ARS.

Pour ma part, aucun des milliers de malades que j'ai pu soigner n'a porté plainte contre moi auprès du conseil de l'Ordre. En plus de quarante ans de carrière, je n'ai eu que deux problèmes, chaque fois avec un membre de la famille d'une personne décédée. Le premier était un papa désespéré dont la fille était morte dans un accident de la route après avoir écrit dans son journal intime qu'elle avait peur de ne pas réussir à passer sa thèse avec moi. Le deuxième était une dame dont le père souffrait d'une maladie probablement incurable, en plus d'une infection par *Coxiella burnetii* que j'avais traitée. Comme elle en avait le droit, elle avait ensuite consulté un autre médecin, qui avait prescrit un autre traitement à son père. Lorsqu'elle était revenue vers moi, je lui avais dit que je ne pouvais plus prendre en charge son père, parce que je n'étais plus celui qui prescrivait le traitement. Sans doute le lui avais-je dit d'une façon insuffisamment claire ou agréable, toujours est-il qu'elle s'était plainte et c'est à ce jour la seule plainte officielle (sans suite) que j'aie jamais eue de ma vie. Car en dépit des mises en garde solennelles qui m'ont été adressées, je n'ai en effet jamais eu de plainte qui me soit remontée d'une ou plusieurs personnes contre les traitements d'hydroxychloroquine que moi et mes collègues de l'IHU avons prescrits à quelque 30 000 personnes. Je ne compte plus, en revanche, toutes celles qui, parmi elles, nous ont chaleureusement remerciés de les avoir testées puis prises en charge lorsqu'elles étaient malades. Lors de cette crise épidémique, les seuls reproches qui nous ont été faits ont concerné quelques cas de personnes âgées que la réanimation a refusé de prendre en charge, car à certaines périodes les réanimateurs avaient pris la décision de ne pas risquer la saturation de leur service en acceptant des patients de plus de 80 ans dont le bilan complet suggérait de très faibles chances de survie.

Hormis cet exemple, c'est plutôt un trop-plein de malades qu'un trop-plein de critiques auquel nous avons été confrontés au plus fort de l'épidémie. En témoignent les milliers de courriers de remerciement et de félicitation que nous avons reçus à cette période et depuis, ce qui contraste singulièrement avec l'agressivité et les remises en cause permanentes que j'ai eu à subir avec la plupart des journalistes – mais pas tous. Lesquels redevenaient étrangement amicaux dès que les calepins étaient rangés et que les micros et caméras étaient coupés, la quasi-totalité d'entre eux m'ayant demandé de faire un selfie avec moi avant de prendre congé… et de me décrire ensuite comme le diable réincarné dans leur article ou leur sujet. Au bout du compte, j'ai le désagréable sentiment que, parmi mes collègues qui ont participé à cette vaste entreprise de dénigrement, une partie le faisait parce que je dénonçais vigoureusement les conflits d'intérêts qui existaient – et existent encore – entre eux et l'industrie pharmaceutique, et l'autre partie, parce que je disais que le niveau d'excellence atteint par mon équipe n'était guère surprenant puisqu'il était le fruit d'un travail acharné de tous ses membres, et que je me vantais, soi-disant, de mes capacités exceptionnelles, alors que je n'ai évoqué mon QI hors normes (180) qu'à l'occasion d'une visite de journalistes qui faisaient un livre sur moi et qui l'ont rapporté. Mal m'en a pris, car cet aveu a engendré des réactions plus mesquines encore, et pas seulement de la part de mes collègues les plus hostiles. Jusque-là, hormis ma famille proche, c'est-à-dire mes parents, mes frères et sœurs ainsi que mon épouse, personne n'en savait rien, et notre pudeur commune nous interdisait d'aborder ce sujet frontalement. Comme tous les parents, mon père et ma mère s'en étaient d'abord émerveillés, avant de s'en inquiéter au tournant de l'adolescence, au point de me faire subir ces tests dont j'ai déjà parlé. Sans doute cherchaient-ils ainsi à se rassurer – et à me rassurer moi – sur mes véritables capacités, cela n'a pas pour autant eu l'effet d'une baguette magique. Mais au fond de moi, savoir cela m'a plutôt aidé à gérer cette différence. D'autant plus qu'elle n'était pas seulement intellectuelle, puisque j'étais aussi affublé d'une puissance physique tout aussi encombrante. Dès l'adolescence, il m'a fallu apprendre à dompter cette incroyable alliance de deux énergies vitales. Et malgré les efforts que cela m'a demandés tout au long de ma vie d'adulte, je ne suis toujours pas certain d'y être parvenu. Car loin de l'image que certains peuvent avoir de moi depuis le début de cette crise, je suis resté toute ma vie extrêmement réservé sur l'expression de ces capacités, jusqu'à ce que la crise du Covid m'oblige à me positionner pour défendre mon travail et celui de mon équipe. Avant cette pandémie, j'étais au contraire plutôt sur la réserve, ne mentionnant jamais en public ce que j'avais fait, écrit ou réalisé et qui aurait pu paraître trop ou disproportionné pour un seul homme. De même, j'ai toujours minimisé les récompenses, les prix, les distinctions et les honneurs que j'ai reçus dans ma carrière, afin de ne pas paraître écrasant, ne pas gêner, ne pas mettre mal à l'aise… comme si je souffrais du complexe de l'homme trop bien doté.

Quand la pandémie a débuté, une guerre étrange et mortifère a débuté avec elle, celle des ego politiques et scientifiques, chacun essayant de paraître plus fort, plus crédible et plus intelligent que le voisin. Je le dis sans fausse modestie : dans cette guerre de caractères, je ne me suis pas senti concerné. Car nonobstant l'image que je renvoie bien malgré moi, je n'ai pas d'ego surdimensionné mais un ego tout simplement. Et ce n'est pas une manifestation d'ego que de dire que nous ne naissons pas égaux, ce qui me désole. Je suis moi, avec des capacités que je tente de contrôler pour qu'elles ne deviennent pas gênantes dans mes relations à autrui. Mais dans le contexte du Covid, je ne pouvais pas me laisser piétiner, et avec moi tous les membres de l'IHU. J'ai donc pris le parti d'exprimer simplement ce que j'avais à dire d'utile, car je suis d'un naturel franc et direct. Je suis dur et exigeant avec moi-même comme je peux l'être avec ceux en qui je crois, mais je n'ai pas toujours conscience de cette dureté que je m'impose sans l'imposer aux autres, même si mon exigence a d'abord pour objectif de tirer les autres vers le haut, d'en extirper le meilleur pour qu'ils soient fiers d'eux-mêmes et de ce qu'ils font. Quand c'est le cas, je suis heureux pour eux. Car mon intelligence est généreuse et n'est pas autocentrée, et j'ai toujours considéré comme un devoir le fait de m'en servir pour former les apprentis sachants. Je préfère ainsi passer des heures et des jours à former de jeunes étudiants plutôt qu'à m'ennuyer dans les académies où pullulent les ambitieux sans génie.

Tout cela, seuls mes proches en avaient jusque-là conscience, et particulièrement mon épouse Natacha, qui m'a soutenu en toutes circonstances depuis notre rencontre, y compris dans l'adversité et, bien entendu, durant toute cette crise. Parce que je n'ai pas de temps à perdre en vaines lectures ou devant la télévision, je n'ai jamais lu, regardé ou écouté les articles et les émissions qui m'étaient consacrés. Jusqu'à un certain point, c'est elle qui s'en est chargée, et j'admire, sans en être étonné, le courage dont elle a fait preuve pour encaisser sans broncher les tombereaux de calomnies qui ont été déversés sur moi, sur mon équipe et sur l'IHU Méditerranée Infection. Nous avons ainsi formé tous deux une équipe solide et imperméable aux attaques. La résilience dont elle a su faire preuve dans ce contexte délétère m'épate et je ne l'aimerai jamais assez pour lui témoigner toute ma reconnaissance pour avoir tenu bon jusqu'au bout sans ciller, tout en conservant une humeur et une joie rayonnante au quotidien. Je voudrais d'ailleurs dire à tous ceux qui m'ont soutenu et qui m'ont montré des trésors de fidélité et d'amitié qu'ils ne s'inquiètent pas trop pour moi. D'abord, je ne regarde pas la télévision, je ne connais pas les noms de tous ceux qui m'ont insulté ou qui ont dit me connaître sur les plateaux de télévision. Je ne tiens pas à les connaître. En réalité, je me fiche complètement de leur opinion.

Je suis à la recherche de l'estime de moi-même pour me rendre digne de ma famille et des capacités que j'ai reçues au départ. En pratique, ces commentaires et ces critiques sont dans la nature, je m'en moque, et je suis bien convaincu que, moi, je suis entré dans l'Histoire et qu'eux en sortiront.

Avec Natacha, depuis notre rencontre, en 1981, nous avons d'ailleurs toujours fonctionné comme une équipe. Un duo inséparable qui a pris ensemble toutes les décisions importantes qui rythment la vie d'un couple et d'une famille. Ainsi, au mitan des années 1980, alors que je terminais mon stage postdoctoral aux États-Unis, la direction du CDC d'Atlanta, en Géorgie, m'avait proposé un poste très intéressant et très bien rémunéré dans ses équipes. J'en avais évidemment parlé à Natacha, qui ne s'était guère enthousiasmée à l'idée de partir vivre outre-Atlantique, où elle m'avait accompagné pour mes premiers stages. Sacha venait de naître, nous avions l'intention d'avoir d'autres enfants et mon épouse ne souhaitait pas que l'on quitte Marseille pour Atlanta. Elle avait en effet parfaitement conscience du fait qu'en nous installant aux États-Unis avec des enfants très jeunes, nous risquions d'élever non pas des petits Marseillais ou des petits Français, mais de futurs petits Américains qui pourraient à la longue se couper des racines auxquelles Natacha et moi accordons une grande importance. Nous ne voulions pas d'une famille éclatée, nous avions nos parents en France, nous étions proches d'eux, et nous nous vivions comme une famille, pas comme un couple isolé seulement préoccupé par sa carrière. Natacha avait le sentiment que mettre cette distance entre nos parents et nous, même à notre âge, était une sorte d'abandon ; que nous aurions sûrement à les accompagner dans l'âge et je reconnais qu'elle avait raison. Nous avons été là, proches d'eux jusqu'au bout.

Pour toutes ces raisons, j'ai donc décliné cette proposition du CDC pour rester à Marseille et élever nos enfants comme des Marseillais. Un choix qui semble parfaitement leur convenir, puisqu'ils vivent et travaillent aujourd'hui dans la région où ils sont nés et n'ont jamais formulé le moindre regret vis-à-vis des États-Unis et de la vie très différente qu'ils auraient pu y vivre si nous avions dit oui. Il en sera d'ailleurs de même par la suite pour toutes les offres qui me seront faites au cours de ma carrière, aux États-Unis ou ailleurs. Notre attachement à Marseille l'a toujours emporté sur les autres considérations et je n'ai personnellement aucun regret par rapport à cela, car je ne suis pas du tout certain que j'aurais pu faire une plus belle carrière à Atlanta, à Paris, à Washington ou à Londres. C'est aussi pour cela que j'admire Natacha : elle a toujours su ce qui était bon ou pas pour notre famille, sa réussite et son bonheur, quelles que soient les circonstances.

J'ai la même admiration pour nos enfants, Sacha et Lola, qui ont eux aussi encaissé ces attaques avec courage et détermination. Voir son père malmené, dénigré, insulté, menacé, n'est pourtant pas chose aisée. Surtout dans une famille aussi unie et soudée que la nôtre, où les joies et les peines se partagent à parts égales, entre eux et nous. D'abord Sacha, qui conduit une brillante carrière d'enseignant-chercheur en criminologie et sociologie, puis Lola, qui a marché dans les pas de sa mère et de ses grands-parents en choisissant la psychiatrie, perpétuant avec brio la tradition et continuant ainsi de faire grandir la branche des Caïn.

Pour finir, ce sont les notions de temps qui restent les plus importantes pour moi. Dans le temps immédiat la presse et les politiques ont un rôle majeur et un des témoins de ça est que le directeur général de l'Assistance publique de Marseille choisi par Macron est venu pour essayer de détruire mon image, ma crédibilité et ce que j'avais bâti. Un des sommets de cette volonté a été traduit par le fait qu'associé au président d'université, il a demandé à mon successeur d'enlever un tableau me représentant qui m'avait été offert par un grand peintre de talent John Meija, tableau de 2 mètres sur 3 affiché à l'entrée de l'amphithéâtre de l'IHU et qui a dû être décroché parce qu'il insultait l'IHU que j'avais bâti, créé et voulu. Ces gens vivant dans un temps limité ne connaissent rien à l'Histoire. J'ai nommé plus d'un millier de microbes qui sont présents chez les humains, et dont on montre maintenant qu'ils jouent un rôle extrêmement important dans la santé, dans les cirrhoses non alcooliques, dans l'obésité, dans la longévité, dans la sensibilité aux anticancéreux. Je les ai nommés, vous ne pouvez pas dénommer un millier de microbes dont j'ai appelé près de la moitié *massiliensis* (nom d'espèce bactérienne le plus courant au monde qui vient de Massilia, ancien nom de Marseille), *marseillense*, *senegalensis*, et dont tout le monde sait et saura que c'est nous qui les avons baptisés pendant que tous ceux qui m'ennuient actuellement auront disparu dans les poubelles de l'Histoire. Et sans vouloir faire insulte au président de la République, qui semble surestimer son rôle, posez-vous la question du nom des présidents de la République Française sur les cinquante dernières années dont vous vous souvenez. Probablement aucun de la IVe République, et il est vraisemblable qu'au moins deux ou trois de la Ve République échappent à votre mémoire tandis que les découvreurs restent présents dans les esprits et, avec le temps qui passera, du fond des ténèbres, continueront à les narguer.

Remerciements

Le rôle qui a été le mien au cours de cette crise du Covid et qu'ont occupé les membres de mon équipe durant cette période a inévitablement rejailli sur l'ensemble des personnels de l'IHU, qui ont dans leur grande majorité gardé confiance dans le travail que nous faisions, parce qu'ils en constataient tous les jours les résultats. Parmi eux, je tiens particulièrement à remercier les personnes extraordinaires qui travaillent autour de moi depuis des années et qui ont pleinement assumé leurs responsabilités sur le plan technique et administratif, notamment Camille Grosso, Yanis Roussel, Micheline Pitaccolo, Véronique Filosa, Marion Béchet, Ivana Domingo et Cathy Corona.

Je voudrais également dire toute ma gratitude à mes adjoints et chefs de service, Philippe Parola, Michel Drancourt, Philippe Brouqui, Jean-Christophe Lagier, Matthieu Million, Bernard La Scola, Philippe Colson, Hervé Tissot-Dupont, Pierre-Édouard Fournier, Florence Fenollar, Philippe Gautret, Jean-Marc Rolain et Éric Chabrière, que le public a pu connaître à travers la réunion dite de l'état-major, qui se déroulait chaque matin à 8 heures et dont nous avons diffusé des séquences sur notre chaîne YouTube.

À chaque instant, tous ont fait preuve d'un engagement et d'une loyauté sans failles, même dans les pires moments de cette crise, quand l'IHU était attaqué de toutes parts et sans relâche. J'y inclus Pierre Pinzelli, secrétaire général et directeur des ressources opérationnelles de l'AP-HM, qui avait été nommé par Jean-Olivier Arnaud, le précédent directeur général de l'AP-HM. Il nous a constamment aidés et soutenus en termes de moyens, d'équipements, de logistique et de stratégie de gestion des flux. C'est en grande partie grâce à son concours que nous avons pu réaliser plus d'un million de tests PCR, recevoir plus de 200 000 personnes, en traiter plus de 30 000 et en hospitaliser plus de 5 000 à l'IHU.

À toutes ces personnes admirables, j'exprime ma plus profonde reconnaissance. Car c'est grâce à leur engagement que nous avons pu soigner un grand nombre de malades, et parmi eux des gens célèbres et influents qui n'ont pas manqué de nous aider à leur tour quand nous en avons eu besoin, notamment pour pallier l'incompétence de l'État au début de l'épidémie. Je citerai ainsi Alain Arnault, qui nous a permis de nous fournir en gants et en blouses de travail pour éviter que les personnels de l'IHU et de l'AP-HM soient infectés. Je citerai également les dirigeants de la CMA-CGM et de Corsica Linea, qui nous ont donné accès aux masques quand le monde entier en cherchait.

Enfin, je ne remercierai jamais assez toute l'équipe de la Fondation Méditerranée Infection, une petite structure qui porte l'IHU, et sa présidente, Yolande Obadia, qui a été très injustement maltraitée, comme je l'ai déjà expliqué. Même au plus fort de la tempête, toute cette équipe a su garder le cap et je lui dis aujourd'hui mon admiration pour cette solidité à toute épreuve.

Pour conclure, je tiens également à redire ma gratitude aux très nombreux volontaires qui ont proposé leur aide, médecins, personnels soignants non médecins et simples citoyens, dont le soutien a été précieux, de même que celui des malades eux-mêmes et de la population, qui n'ont cessé de nous témoigner du respect et de la reconnaissance.

Table des matières

Directrice d'ouvrage
Huguette Maure
Assistée de
Raphaël Bodilis

Composition :
PRESS·PROD

Imprimé en France par
CPI Brodard & Taupin
en mars 2023

Dépôt légal : avril 2023
N° d'impression : 3051892
ISBN : 978-2-7499-5236-9
LAF : 3325